수치료학
HYDROTHERAPY

수치료학
HYDROTHERAPY

2021년 7월 10일 1판 1쇄 인쇄
2021년 7월 20일 1판 1쇄 발행

지은이 | 신형수 · 김도현 · 김홍래 · 오현주 · 이관섭 · 이우진 · 인태성 · 전용진 외
펴낸이 | 김진환
펴낸곳 | 학지사메디컬
04031 서울특별시 마포구 양화로 15길 20 마인드월드빌딩
대표전화_ 02-330-5188 팩스_ 02-326-0338
등 록 | 2010년 2월 8일 제313-2010-36호
메 일 | hakjisamd@hakjisamd.co.kr
홈페이지 | http://www.hakjisamd.co.kr

ISBN 978-89-6069-943-4 93510

가 격 | 35,000원

수치료학

HYDROTHERAPY

신형수 · 김도현 · 김홍래 · 오현주 · 이관섭 · 이우진 · 인태성 · 전용진 외 공저

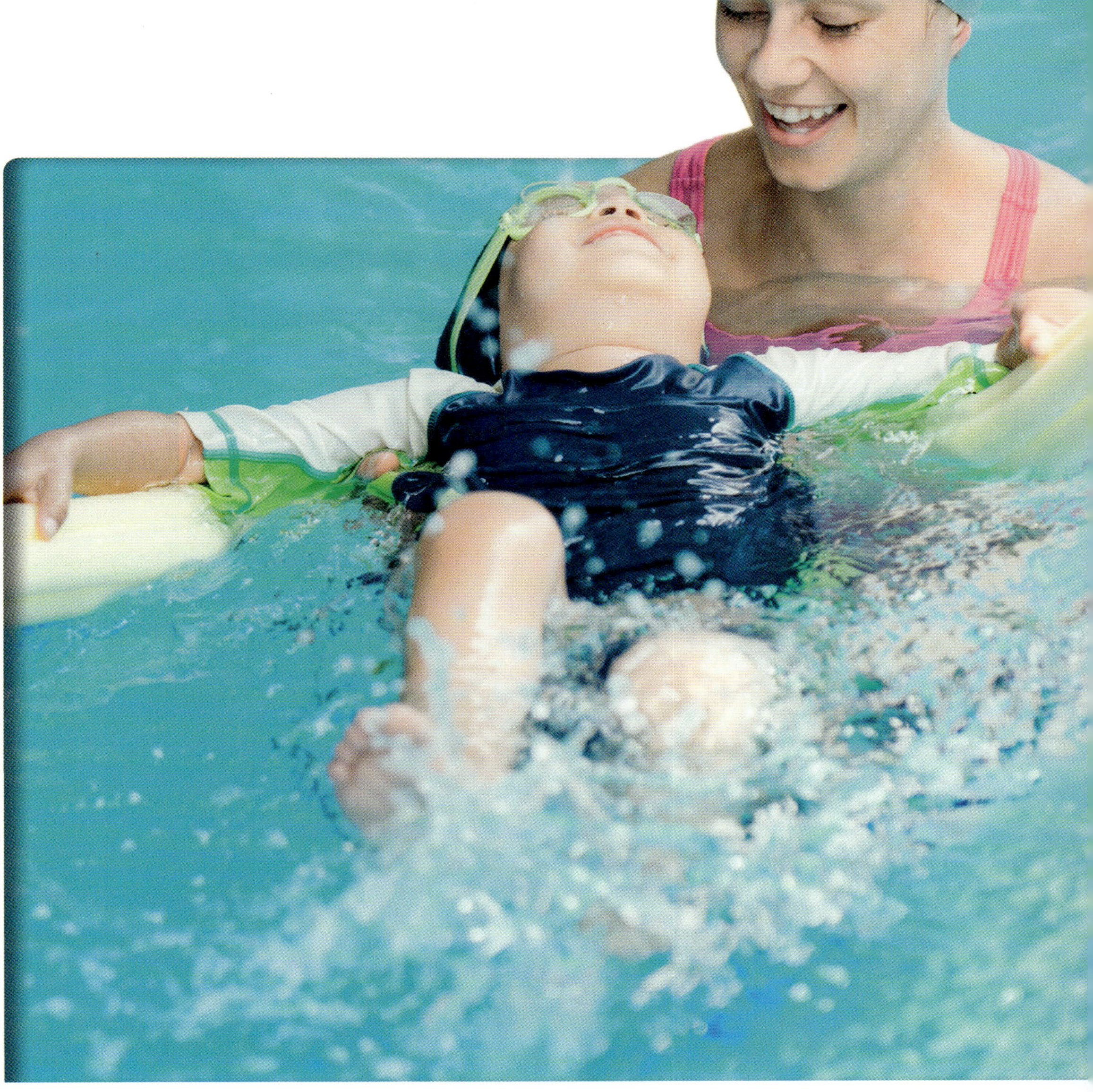

학지사메디컬
HAKJISA MEDICAL

저자소개

대표저자

신형수 경운대학교

편집위원

김도현 안산대학교

김홍래 경운대학교

오현주 (前) 대구과학대학교

이관섭 대구보건대학교

이우진 강릉영동대학교

인태성 김천대학교

전용진 경동대학교

집필진

국중석 선린대학교

김경돈 대구보건대학교

김경태 제주한라대학교

김도현 안산대학교

김동훈 김천대학교

김상진 호산대학교

김성호 신구대학교

김홍래 경운대학교

김희탁 포항대학교

민동기 대구보건대학교

박재효 대구한의대학교

배주한 구미대학교

신형수 경운대학교

오현주 (前) 대구과학대학교

이관섭 대구보건대학교

이우진 강릉영동대학교

이재홍 대구보건대학교

인태성 김천대학교

임상완 포항대학교

전용진 경동대학교

조용호 대구한의대학교

차현규 중부대학교

최석주 대구과학대학교

한슬기 대전보건대학교

머리말

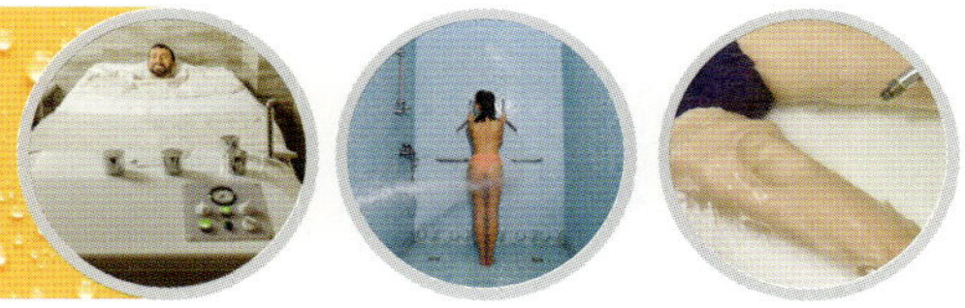

선진국의 경우, 수치료가 임상에서 차지하는 비중이 상당히 높으며, 물리치료사를 포함한 다양한 분야의 전문가들에 의해 발전해 왔습니다. 특히 최근에는 웰빙과 관련하여 사람들의 관심이 높아짐에 따라 수치료의 범위는 더욱 광범위해지고 있으며, 시간이 지날수록 노인인구 및 환자가 증가하고 있는 추세입니다. 결과적으로 수치료의 수요가 더욱 증가될 것으로 사료됩니다. 다만 선진국과 국내의 수치료 환경은 현실적으로 많은 부분에서 일치되지 않으므로, 다양한 논의와 타협 그리고 재저술을 통해 국내 실정에 초점을 맞춰 학습 내용을 기술했습니다.

이 책의 주요 특징은 한국보건의료인 국가시험원의 물리치료사 국가시험 출제항목과 관련된 내용들을 빠짐없이 수록하여 학생들의 국가고시에 도움이 되도록 하였습니다. 또한 수업운영에 맞도록 중요한 핵심 내용을 기술하였고, 최신 자료 반영 및 기존 내용의 오류를 수정하기 위해 심혈을 기울였으며, 교수자와 학습자가 보다 수월한 학습 활동을 할 수 있도록 배려했다는 점이 이 책의 큰 장점이라고 생각합니다. 이 책을 통해 많은 이들이 수치료학을 제대로 이해하고 학습하여 환자들의 삶의 질에 긍정적인 영향을 미치게 되기를 바랍니다.

여러모로 바쁘신 와중에도 이번 교재를 만들기 위해 최선을 다해 주신 교수님들께 심심한 감사의 말씀을 올립니다. 또한 출간과 관계된 모든 분들께서 최선을 다해 주셨기에, 양질의 책이 출간될 수 있었습니다. 저자들을 대표하여 진심으로 감사의 말씀을 드립니다. 다만, 좋은 책이 되도록 노력하였으나 미흡한 점이 많다고 생각되므로, 이러한 부분은 향후 많은 분들의 조언을 바탕으로 지속적으로 수정 · 보완을 하여 좀 더 좋은 책이 되도록 노력할 것이며, 차기 개정판에 반영하도록 하겠습니다.

모쪼록 이 책이 국내 수치료학 발전에 밑거름이 되길 바라며, 이 책을 읽는 독자님들의 지식 함양과 임상 기술을 발전시키는 데 도움이 되기를 희망합니다. 감사합니다.

2021월 7월

대표저자 **신형수**

목차

UNIT 1 수치료의 역사

CHAPTER 01 수치료의 역사

1. 개요 _ 4
2. 중세 이전의 수치료 _ 4
3. 중세 이후의 수치료 _ 6
4. 현대의 수치료 _ 7

UNIT 2 수치료의 기초

CHAPTER 02 수치료의 과학적 배경

1. 물의 화학적 · 물리적 특성 _ 14
2. 열 물리학 _ 24

CHAPTER 03 수치료의 생리적 효과

1. 체액의 생리적 특성 _ 52
2. 물의 생리적 효과 _ 57
3. 수치료의 반사 효과 _ 61

CHAPTER 04 수치료의 원리

1. 물의 치료적 이용 _ 64
2. 수치료의 분류 _ 66
3. 수치료의 위험요소 _ 68
4. 수치료의 주의사항 _ 73

CHAPTER 05 수치료 검사

1. Gibbons-Landis 검사 _ 78
2. 한랭압박 검사 _ 79
3. 한랭과민성 검사 _ 80

UNIT 3 수치료의 적용방법

CHAPTER 06 한랭치료

1. 개요 _ 86
2. 생리학적 효과 _ 86
3. 생물리학적 효과 _ 88
4. 대사 효과 _ 91
5. 적응증 _ 92
6. 금기증 _ 92
7. 한랭치료의 종류 _ 93

CHAPTER 07 치료적 열

1. 개요 _ 104
2. 생리학적 효과 _ 104
3. 온열치료의 적응증 및 금기증 _ 107
4. 온열치료의 기구 및 적용방법 _ 107
5. 공기와 증기를 이용한 수치료 _ 122

CHAPTER 08 완전 침수욕

1. 완전 침수욕 _ 132
2. 미온욕 _ 137
3. 중온욕 _ 139
4. 지속탕욕 _ 141
5. 전신 교대욕 _ 145

CHAPTER 09 부분 침수욕

1. 팔욕 _ 150
2. 발욕/종아리욕 _ 152
3. 고무장갑욕 _ 155
4. 좌욕/엉덩이욕 _ 156
5. 반신욕 _ 161

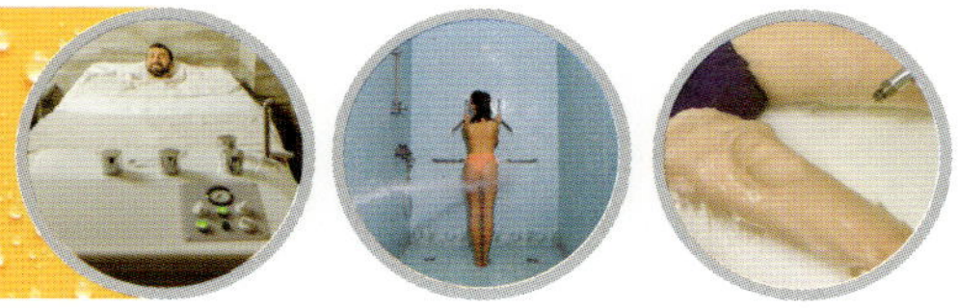

6. 교대욕 _ 163

7. 국소 한랭욕 _ 166

CHAPTER 10 기계적 자극을 동반한 수치료

1. 물의 회전을 이용한 수치료 _ 168

2. 물의 압력을 이용한 수치료 _ 178

3. 도수 마찰을 겸한 물의 적용 _ 186

UNIT 4 수중물리치료학

CHAPTER 11 수중물리치료의 개요

1. 수중물리치료의 정의 _ 198

2. 수중물리치료의 역사 _ 198

3. 수중물리치료의 환경 _ 201

4. 수중물리치료의 원리 _ 204

5. 침수가 심혈관계에 미치는 효과 _ 206

6. 침수가 신장에 미치는 효과 _ 208

7. 수중물리치료의 효과 _ 209

8. 수중물리치료의 장점과 단점 _ 211

9. 수중물리치료의 금기증 _ 212

CHAPTER 12 할리윅

1. 개요 _ 214

2. 역사 _ 214

3. 철학 _ 214

4. 10단계 프로그램 _ 215

5. 할리윅의 치료 적용 _ 227

CHAPTER 13 와츠

1. 개요 _ 230

2. 역사 _ 230

3. 질환에 따른 치료 효과 _ 231

4. 기본/이동 흐름 _ 233

5. 아이치 _ 253

CHAPTER 14 바드라가즈링

1. 개요 _ 268

2. 역사 _ 268

3. 이론적 배경 _ 268

4. 적용방법 _ 271

• 부록 _ 283

• 참고문헌 _ 285

• 찾아보기 _ 289

UNIT 1 수치료의 역사

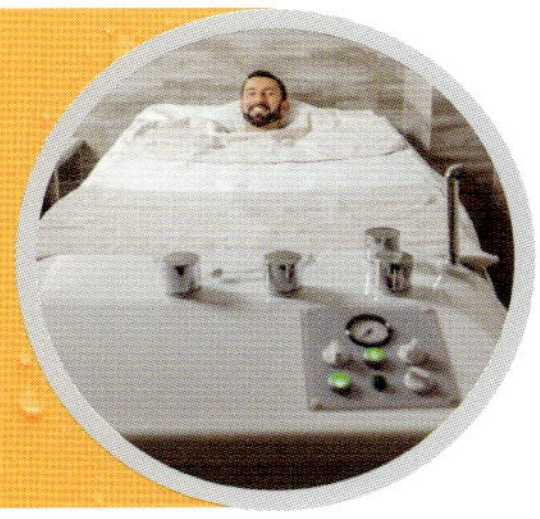

CHAPTER 01 수치료의 역사

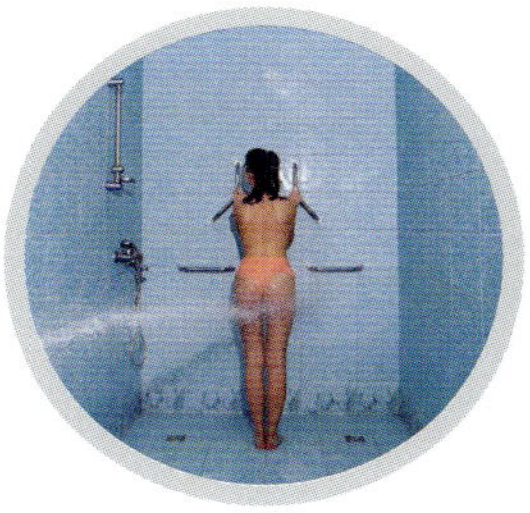

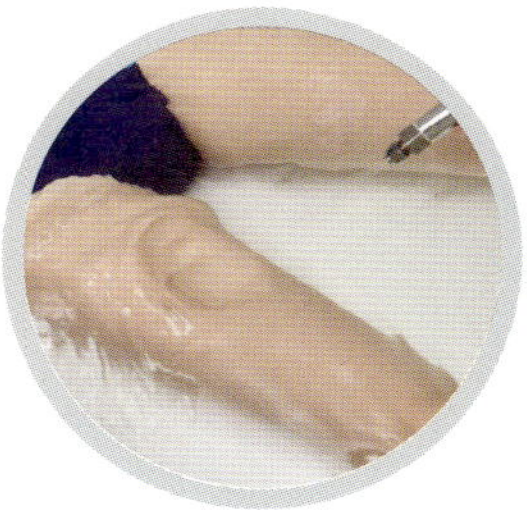

CHAPTER 1

수치료의 역사

History of Hydrotherapy

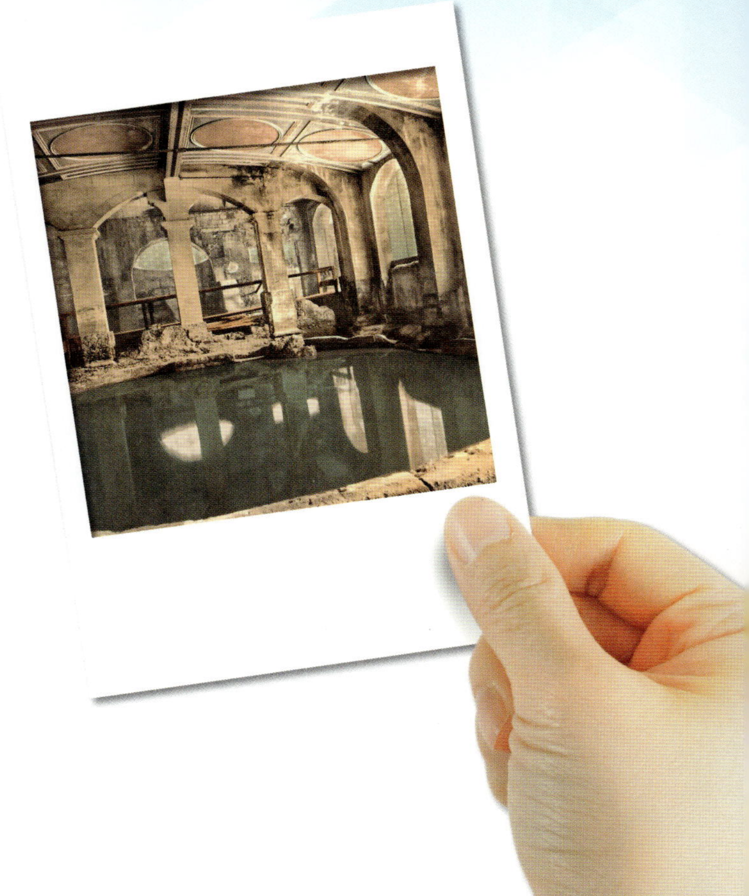

학습목표

1. 수치료의 배경 및 과정을 설명할 수 있다.
2. 바드라가즈링, 할리윅, 와츠를 설명할 수 있다.

주요 키워드

1. 수치료 역사
2. 바드라가즈링
3. 할리윅
4. 와츠

1. 개요

우리는 일상에서 등산이나 격렬한 운동 후의 피로 회복 및 몸이 경직되는 것을 예방하기 위해 목욕을 하고 샤워를 한다. 과거 원시인들은 사냥이나 야외활동을 하다 입은 상처를 물로 씻거나 통증이 느껴지는 부위에 폭포수를 맞으며 통증을 완화시켰다. 이 또한 수치료의 한 행위라고 볼 수 있다. 이같이 수치료는 인류의 역사와 함께 시작되었다고 할 수 있다.

고대에는 여러 문화에서 물이 태양과 함께 종교적 숭배의 대상이 되었고, 피로 해소, 손상 또는 우울증과 같은 치료로서의 힘을 인정받아 왔다.

기록에 따르면 기원전 2400년 위생시설이 설치되었으며, 기원전 1500년 힌두인들이 열을 치료하는데 물을 사용했다는 기록이 남아 있다. 또한 기원전 800년 영국에서는 치유 목적으로 물을 사용하였다.

현대 의학의 아버지로 불리는 Hippocrates는 그리스의 코스 섬에서 처음 수치료를 실시하였으며, 이후 로마인들은 온천도시 바스와 이스라엘의 북부에 위치한 티벨리아스에서 광천욕을 즐겼다. 르네상스 이후 러시아 제국의 표트르 황제와 더불어 독일의 빌헬름 황제 등 많은 유럽의 왕족들이 온천 휴양지에서 수치료를 이용했다.

우리나라의 경우 신라시대에 박혁거세의 목욕에 관한 기록이 남아 있으며, 목욕을 통한 청결뿐만 아니라 미용, 의식의 수단으로 활용되었다. 또한 불교가 전래되면서 목욕재계를 계율로 삼았기에 신라인들의 목욕문화는 많이 활성화되었다. 또한 고려인들은 하루에 3~4회 목욕을 할 정도로 신라인들보다 목욕문화가 널리 퍼져 있었다.

이와 같이 수치료에 대한 기록은 많은 종교의 경전 등에 기록되어 있고, 문학작품, 예술작품, 철학서적, 건축, 유물 등에서도 다양하게 발견되고 있지만 문헌적 기록이 광범위하기 때문에 이 장에서는 중세 이전, 중세 이후, 현대로 구분된 수치료의 역사와 수치료의 근간이 되는 물의 성질 및 특성에 대해 알아보고자 한다.

2. 중세 이전의 수치료

1) 그리스의 수치료

기원전 500년, 그리스의 문명인들은 물을 더 이상 신비스럽고 숭배의 대상으로 보지 않았으며, 신체 치료를 위해 좀 더 적극적으로 사용하기 시작하였다. 그리스인들은 최초로 냉욕을 단독으로 이용하였으며, 몸의 청결을 위하여 몸을 긁는 금속도구를 사용하기도 하였다. 그리스인들은 목욕을 격렬한 운동 후 몸을 청결하게 하거나 또는 연회장에서 철학을 비롯한 지적 토론 전에 정신을 맑게 할 목적으로 이용하였다(그림 1.1).

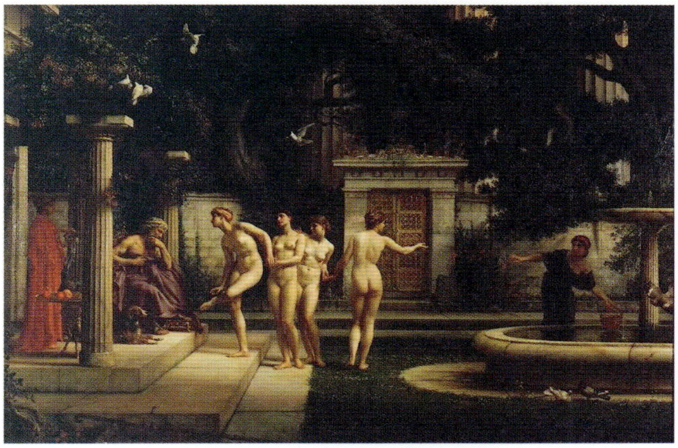

그림 1.1 그리스의 수치료

Hippocrates는 급 · 만성 질환의 치료에 냉욕(cold bath)과 마찰법(friction)을 처방했으며, 열, 염증, 통풍, 류마티스질환을 비롯하여 많은 질병 치료에 물을 사용하였다. 그리고 물의 진정효과를 이용해 정신 혼란(mental disturbance)을 치료하기도 했다. Plato의 제자인 Aristoteles는 아테네에 최초의 서구적인 대학을 설립하였고, 위생(hygiene)을 교과목에 포함시켰다.

2) 로마의 수치료

로마의 수치료는 그리스에서처럼 격렬한 운동 후 사용한 데에서 기원하였고, 치료보다는 주로 위생과 예방의 목적으로 사용되었다. 로마의 목욕탕 시설은 고온에서 미지근한 온도, 매우 차가운 온도까지 온도의 변화를 줄 수 있었고, 상당히 정교하고 넓었으며 주된 사용 목적은 류마티즘, 마비, 부상 등을 치료하는 것이었다. 뿐만 아니라 위생, 휴식, 지식의 교환, 레크리에이션 및 운동을 위한 장소가 되었다(그림 1.2).

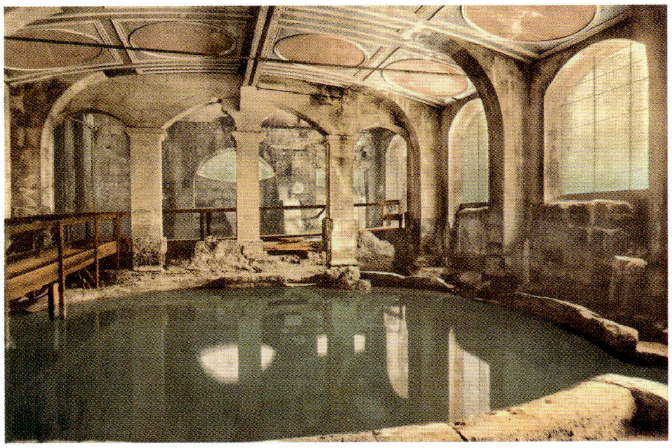

그림 1.2 로마의 공중 목욕탕

특히, 로마의 유명한 건축가인 Vitruvius는 유황욕(약한 근육), 백반천(마비 대상자), 알칼리성 온천수(림프절결핵), 알불라 지역의 온천수(상처 치유)가 효과적이라고 기록하였다. 목욕탕은 건강을 유지하고 질병을 치료할 목적으로 세워졌지만 시간이 지나면서 변질되기 시작했다. 수세기 동안 남탕과 여탕이 엄격히 구분되었으나 로마제국의 말에 가서 목욕탕은 방탕한 장소로 변해갔다. 그래서 목욕탕은 도덕을 중시하는 사람들로부터 혐오의 대상이 되었다. 그러다가 기원 후 138년경 로마의 힘과 영향력이 쇠퇴되고 기독교인들의 정화 노력으로 다시 혼욕이 금지되면서 이러한 태도는 치료 매체로서 물의 사용에 대한 관심이 회복된 15세기까지 계속되었다.

3. 중세 이후의 수치료

1) 존 플로이에

로마 이후 발전을 계속해 오던 수치료는 물이나 열, 햇빛 등을 이용해 치료하는 것을 우상숭배나 이교 신봉과 동일 시 하여 중세 초 교회에 의해 배척되기 시작했다. 그러다가 물을 사용해 치료하는 방법이 영국의 John Floyer 경과 같은 유럽의 일부 의사들에 의해 다시 시작되었다. 특히 "온욕, 냉욕, 미온욕의 바른 사용과 오용에 대한 지식"에 대한 연구발표를 하며 수치료의 올바른 사용법을 강조하였다.

2) 세바스티안 크나이프

독일의 Sabastian Kneipp는 25세에 결핵을 앓았는데, 물과 식이요법을 이용해 스스로 결핵을 치료한 후 자신이 경험한 수치료의 효용성 등을 담은 책을 1886년에 출간하며 수치료 발전에 크게 공헌하였다.

치료 방법으로 수치료, 식물치료, 식이요법, 운동치료, 생활방식 관리의 5가지를 제시하였으며, 이것이 자연의학(naturopathic medicine)의 기초가 되었다.

3) 본 레이덴과 골드샤이더

수치료에서 가장 괄목할만한 것은 그동안 신체의 국소를 대상으로 하던 치료가 수중에서 실시하는 운동으로까지 발전하게 되었다는 것이다. 이것은 수중운동의 여러 가지 장점을 발견한 데에 있었다. 온수 속에서의 수중운동은 1898년 Von Leyden과 Goldscheider에 의해 고안되었으며, 치료용 풀(therapeutic pool)에서의 운동은 1924년 이후로 지금까지 계속 사용되고 있다.

치료용 풀의 사용은 우연한 사건이 계기가 되었다. 조지아 주의 온천에서 한 소년이 휠체어를 타고 가다가 실수로 풀에 떨어졌는데 소년은 물속에 가라앉지 않기 위해 허우적대다가 평소에 잘 움직이지 못하였던 자신의 팔과 다리가 움직여지는 것을 발견하였다. 그 후 그는 풀 내에서 운동을 계속하여 사지의 힘을 기르고 나중에는 보조기를 사용하지 않고 지팡이 하나만을 의지하고도 걸을 수 있게 되었다. 이렇게

해서 풀 내에서의 치료가 발전되기 시작하였고, 몇 년 후인 1924년 미국의 루즈벨트 대통령은 수중운동이 그의 사지장애를 치료하는데 많은 도움이 된다는 것을 발견하여 다른 환자들에게도 도움을 주기 위해 1927년 “Georgia Warm Springs Foundation” 설립에 기여하면서 장애인들의 신체재활을 돕게 되었으며, 이 치료에 수중운동도 포함되어 있었다. 그리고 이러한 사실들이 널리 알려지면서 수중치료에 대한 관심이 더욱 높아지게 되었다.

4. 현대의 수치료

1) 바드라가즈링

바드라가즈의 온천 휴양지는 1930년대에 운동을 위해 사용되기 시작하였다. 바드라가즈링(Bad Ragaz Ring)의 주 목적은 체간과 사지의 안정성을 증진시키고 저항운동을 하는 것이다. 그리고 목, 골반, 발목에 내측 튜브 또는 ‘고리(rings)’를 대어 환자를 지지하기 때문에 이 기법을 링 기법(ring method)으로 표현하였다. 이 기법은 1950년대 후반에 치료사들을 통해 퍼져나갔다(그림 1.3).

2) 할리윅

할리윅(Halliwick)은 1949년에 런던에 있는 할리윅 여학교에서 James McMillan이 개발하였다. 주 목적은 장애인들이 좀 더 독립적이고 안정하게 수영할 수 있도록 하는 것이다. 할리윅 기법은 우선 물속에서 독립 수행을 목표로 하여 자연스럽게 레크리에이션에 참여하는 것을 강조하였다(그림 1.4).

근래에 이 기법들은 미국과 유럽에서 다양한 발달학적 · 신경학적 장애를 가진 소아와 성인 환자들을 대상으로 사용되기 시작하였다.

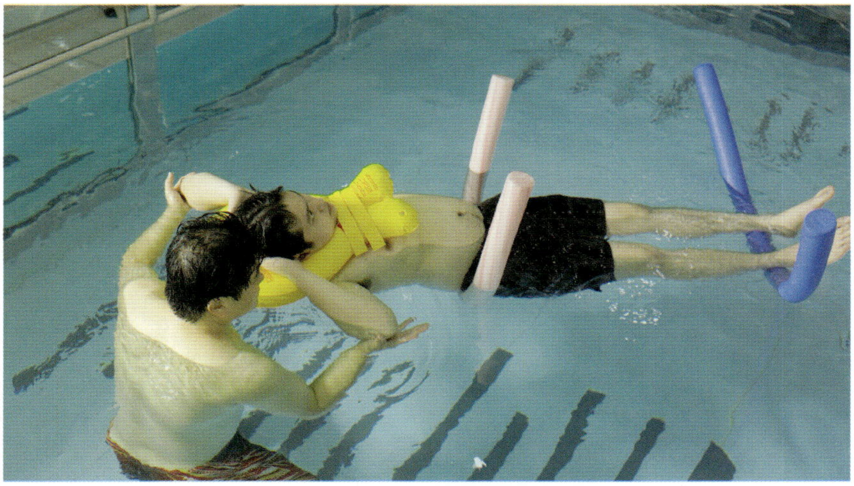

그림 1.3 바드라가즈링

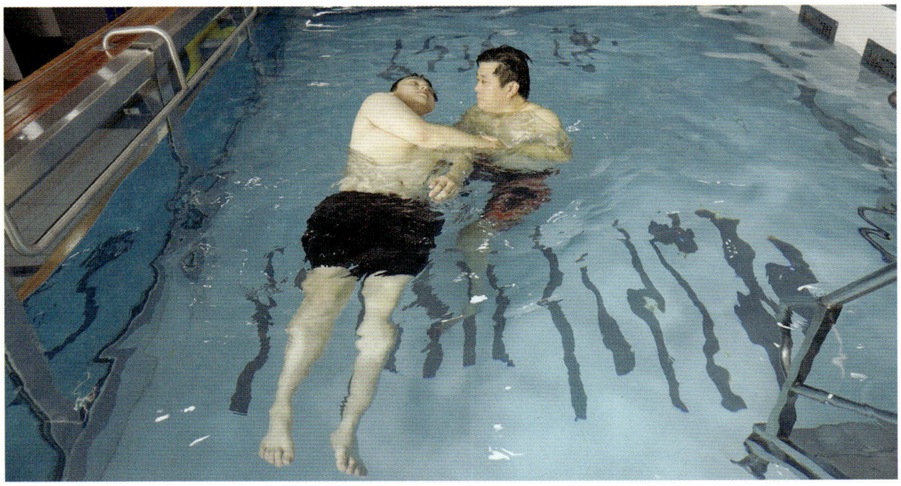

그림 1.4 할리윅

3) 와츠

1980년 Zen Shiatsu가 온수에 사람을 띄워 신장과 운동을 적용하여 연구하면서 대두되기 시작하였으며, 미국 캘리포니아 하빈 온천장에서 처음으로 시범을 보였다.

물에서의 수동 신장, 관절가동술, 복부 지압과 더불어 호흡 연결과 집중은 와츠(Watsu)의 필수요소이다. 이를 어떻게 적용하느냐 보다 누구와 함께 하느냐가 중요하며, 치료사와 환자의 전신이 일치되는 자발적인 행위가 중요하다. 또한 각 단계의 동작에는 명상이 있다.

1980년대 이래로 재활 과정에 환자의 진전을 촉진하거나 일반인의 전반적인 체력을 향상시키기 위하여 물을 사용한 재활, 운동 및 레크리에이션에 관심을 갖고 있는 건강관리 전문가들, 체육교사들, 체력강사들과의 협업 필요성에 따라 국가적 규모의 조직들이 발족되었다.

1990년대에는 물을 사용하고 있는 재활시설의 입원환자와 외래환자들에게 많은 호응을 얻었다. 1990년대 초 이후 세워진 새로운 재활시설에는 몇 가지 형태의 풀을 설치하고 수치료 시설과 장비를 구비하였다. 현재 대부분의 재활시설에는 수치료 시설이 확충되고 있다.

환자 간의 큰 개인차 때문에 수치료는 다른 재활양식과 결합하여 환자 개인의 개별 치료 프로그램으로 사용되고 있다. 환자 치료 계획에서 물을 결합한 치료방법은 큰 효과를 가져다준다. 미국과 유럽의 많은 의사들은 이러한 치료기법을 성공적으로 활용해왔다.

20세기 초반 이후 항생제의 발달과 최신 의학기술에 의한 극적인 치료들이 소개되면서 그 발전이 잠시 주춤하였지만, 약물의 부작용과 수술적 치료의 폐해가 속속 밝혀지면서 수치료는 다시 관심의 대상으로 떠오르고 있다. 국가에 따라 다소 차이가 있긴 하지만 현재 수치료는 물리치료에서 상당히 큰 비중을 차지하고 있으며, 앞으로도 부작용 없는 물리치료의 한 방법으로 더욱 발전될 것으로 기대되고 있다(그림 1.5).

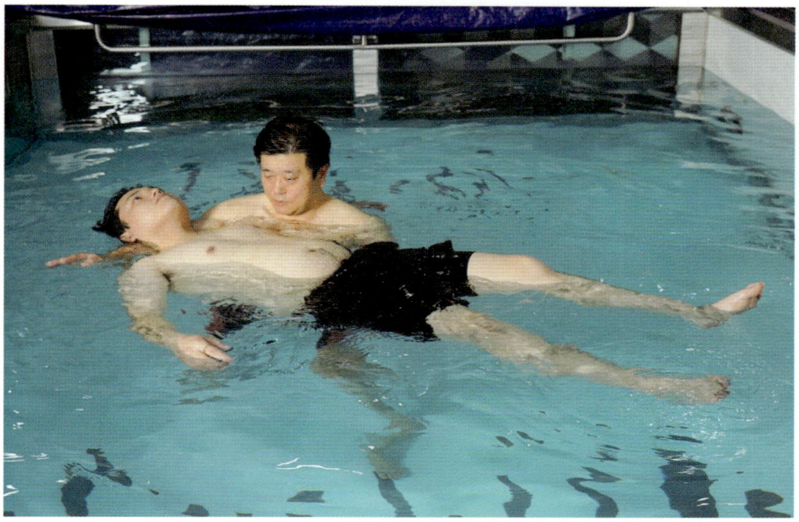

그림 1.5 와츠

UNIT 2 수치료의 기초

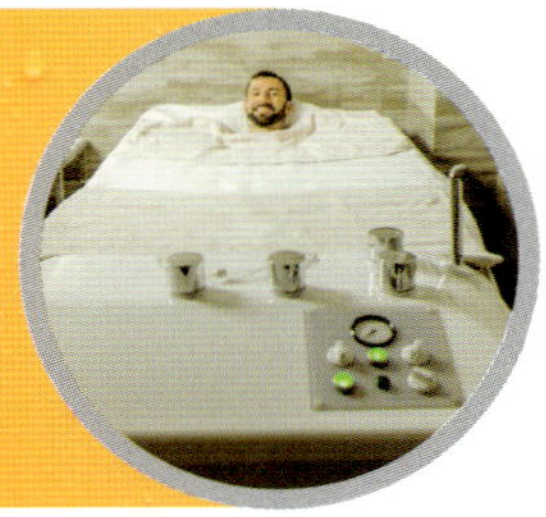

CHAPTER 02 수치료의 과학적 배경

CHAPTER 03 수치료의 생리적 효과

CHAPTER 04 수치료의 원리

CHAPTER 05 수치료 검사

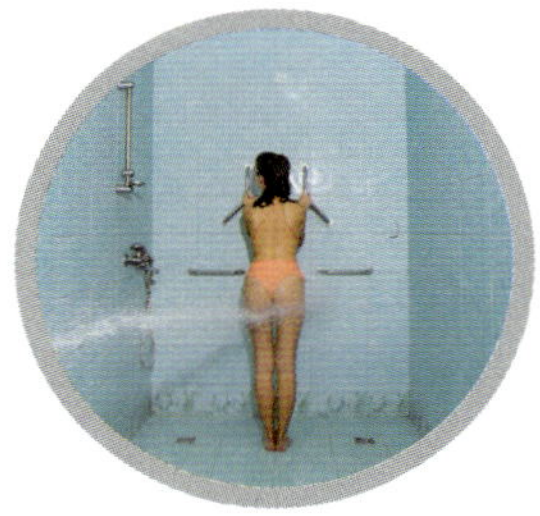

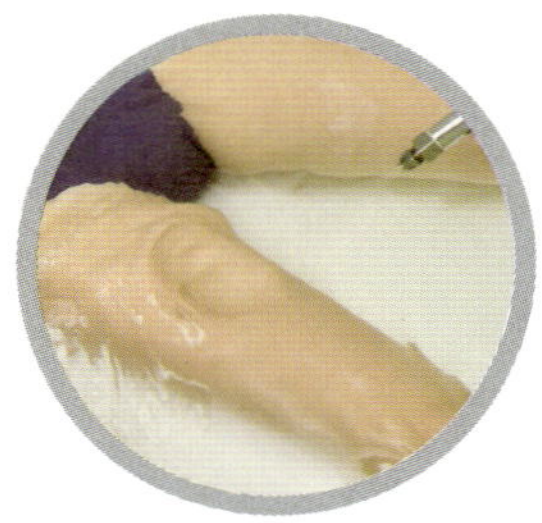

CHAPTER

2

수치료의 과학적 배경

Scientific Background of Hydrotherapy

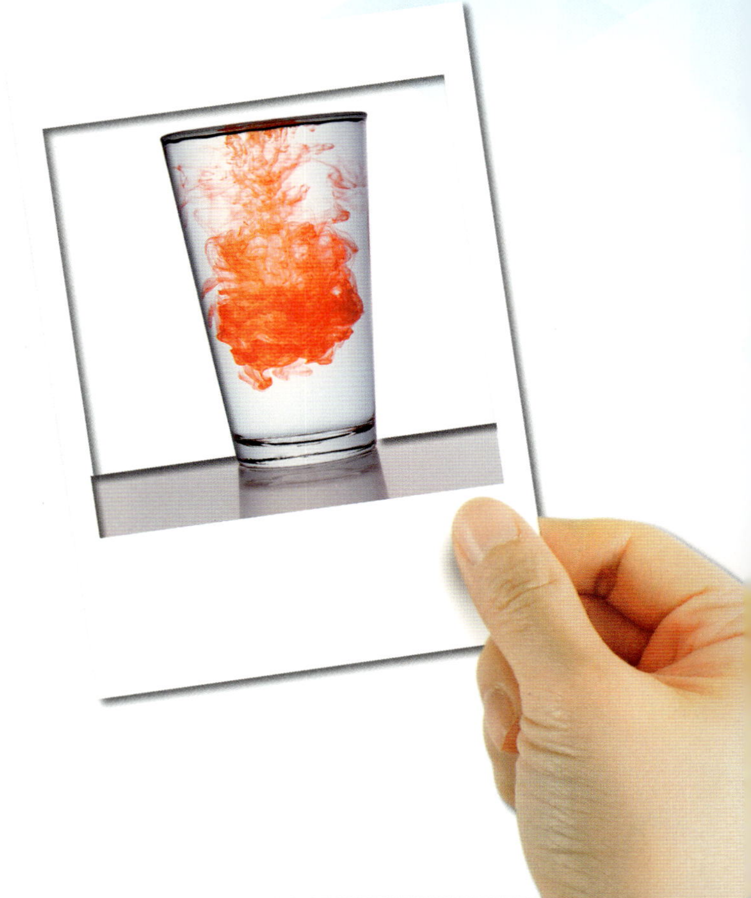

학습목표

1. 물의 특성과 구조를 설명할 수 있다.
2. 수치료에 필요한 유체역학을 설명할 수 있다.
3. 열역학을 설명할 수 있다.
4. 열의 발생과 이동방법을 설명할 수 있다.
5. 열에너지에 필요한 이론과 열에 의한 물질의 상태 변화를 설명할 수 있다.
6. 열용량과 비열을 설명할 수 있다.

주요 키워드

1. 물의 화학적 · 물리적 특성
2. 유체역학
3. 열역학
4. 열전달
5. 열조절

1. 물의 화학적 · 물리적 특성

물을 치료적 수단으로 이용하기 위해서는 물의 특성을 잘 이해하는 것이 중요하다.

1) 물의 화학적 특성

(1) 물 분자의 구조

물 분자는 산소원자 1개와 수소원자 2개의 공유결합으로 이루어져 있다. 산소원자는 전기음성도가 크기 때문에 전자와 쉽게 결합하고, 수소는 상대적으로 전자와 쉽게 결합하지 못하는 가장 작은 원자이다. 산소와 수소의 성질 때문에 물 분자는 공유결합을 하는 전자가 좀 더 산소원자 쪽으로 끌려오게 되는데, 이것을 극성 공유결합이라 한다. 전자가 불균등하게 분포되어 있는 분자를 극성분자라 하며, 물 분자는 극성분자에 포함되어 있다. 물 분자는 산소-수소결합에 존재하는 전자의 분포가 동일하지 않고 비대칭적으로 분산되어 있으며, 이러한 현상을 극성(polar)이라고 한다. 극성에 의해 전하가 서로 분리되어 있는 분자를 쌍극자(dipole)라고 한다. 물 분자는 쌍극자에 해당되며 결합 각도는 104.5°이다(그림 2.1).

① 수소결합

산소, 질소, 불소, 염소 등과 같이 전기음성도가 큰 원자와 공유결합을 하고 있는 수소원자에 또 다른 전기음성도가 큰 원자가 가까이 가면 그 사이에 수소를 매개로 하여 새로운 결합이 생기는데, 이것을 수소결합이라고 한다. 극성 공유결합에 의해 물 분자를 구성하는 수소와 산소는 전하를 띠고 분극되어 있다. 이러한 성질은 가까이에 있는 물 분자 간에 수소결합을 형성하게 한다(그림 2.2). 물 분자의 경우 산소의 비공유전자쌍 각각은 인접한 물 분자와 수소결합을 형성하며, 그 결과 형성된 분자 사이의 결합은 물 분자 사이에 다리 역할을 한다. 수소결합은 공유결합의 특성과 이온결합의 특성을 모두 나타낸다. 그리고 이러한 극성분자 사이의 정전기적 상호작용(electrostatic interaction)은 생물계에서

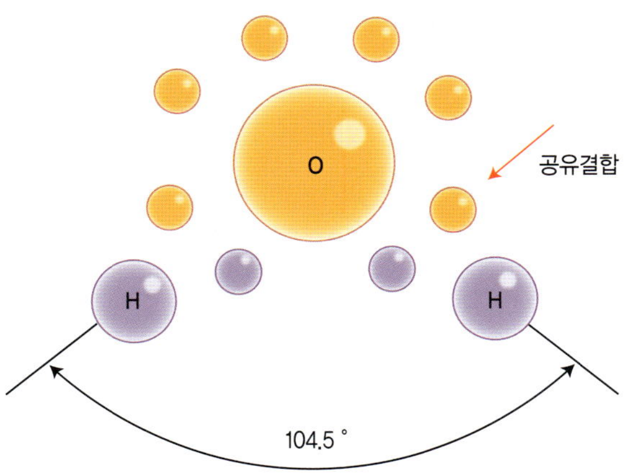

그림 2.1 쌍극자

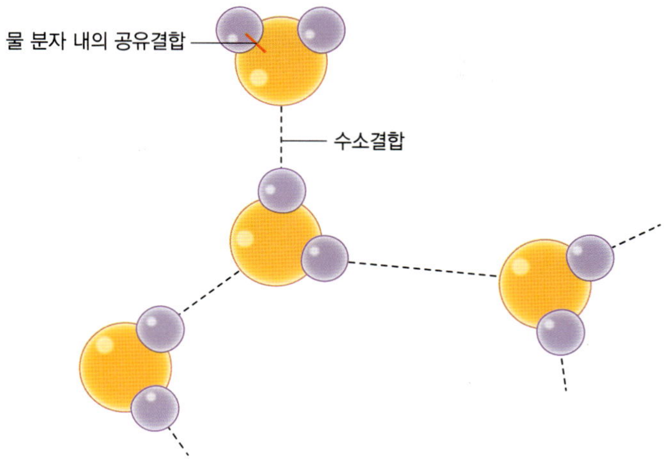

그림 2.2 물 분자 사이의 수소결합과 공유결합

중요한 역할을 한다.

수소결합의 결합력은 공유결합이나 이온결합보다는 훨씬 약하지만 대부분의 비공유결합보다는 더 강하다. 수소결합은 약하지만 물에서 수소결합이 많이 형성될 수 있기 때문에 인체 내에서 생리적으로 중요한 역할을 한다.

수소결합은 결합력이 약하지만 액체 또는 고체 상태의 물에서처럼 수많은 분자들 사이에서 수소결합이 형성될 때는 3차원적 구조의 집합체를 이룬다. 따라서 물을 끓여 기화시키는 데에 다른 물질보다 더 많은 에너지가 소비되는 이유는 물의 수소결합을 끊기 위해서는 많은 에너지를 필요로 하기 때문이다. 수중운동치료에서 응용되는 물의 점성과 표면장력 등의 성질도 대부분 수소결합의 특성 때문에 나타난다.

② 물의 이온화

물 분자는 수소원자 2개와 산소원자 1개가 결합하여 이루어진 분자 구조이며, 화학식은 H_2O이다. 물은 이온화 과정에서 가역적이기 때문에 계속 이온 상태로 존재하는 것이 아니라 수소이온이 물 분자 사이를 빠르게 움직이면서 결합과 이온화를 반복한다. 순수한 물의 경우 이온화 비율이 일정하며 10-7M 정도 이다. pH 정의는 다음과 같으며, 순수한 물의 pH는 7이다.

$$pH = -logM = -log(10-7) = 7$$

물은 아주 제한적으로 이온화되는데, 수소이온(H^+)과 수산화이온(OH^-)으로 이온화된다.

$$H_2O \leftrightarrow H^+ + OH^-$$

물이 이온화하려는 경향을 다음과 같이 표시한다.

$$K_{eq} = \frac{[H^+][OH^-]}{[H_2O]}$$

위의 식에서 괄호가 그어진 것은 H^+, OH^- 및 해리되지 않은 물 분자의 mol 농도이고, K는 해리 상수이다.

(2) 농도의 정의

농도는 일반적으로 용액을 정량으로 표시하는 방법이다. 많이 사용하는 mol 농도는 다음과 같다.

① mol(몰)

물질의 양을 나타낼 때 분자나 원자와 같은 작은 입자는 6.02×10^{23}개의 집단을 단위로 표현한다. 이 단위를 mol(몰)이라 부른다. 이때 6.02×10^{23}개는 아보가드로 수라고 부른다. 탄소원자의 질량은 수소원자의 2배에 해당하므로 12g의 탄소와 수소 1g에 들어 있는 원자의 수는 같다.

액체나 기체가 1mol의 양을 가지면 질량은 그 원자나 분자의 원자량 또는 분자량이 되지만 차지하는 부피는 22.4L로 일정하다. 산소와 이산화탄소 1mol의 양을 보면 산소분자(O_2) 1mol과 이산화탄소 ($C0_2$) 1mol의 양은 질량이 각각 32g과 44g으로 다르지만, 그 부피는 같고 1mol 안에 들어 있는 분자의 수도 같다. 따라서 이산화탄소가 0.5mol이 되면 당연히 분자의 수와 부피는 반으로 줄어든다(그림 2.3).

② mol 농도(M)

일반적으로 많이 쓰이는 용액의 mol 농도는 용액 1L에 들어 있는 용질의 양을 mol로 비교하여 나타낸다. 예를 들어, mol 농도가 0.5M인 소금물은 용액 1L에 0.5M의 소듐 클로라이드가 들어 있다는 뜻이다.

$$\text{mol 농도(M)} = \frac{\text{용질의 mol 수}}{\text{용액의 L 수}}$$

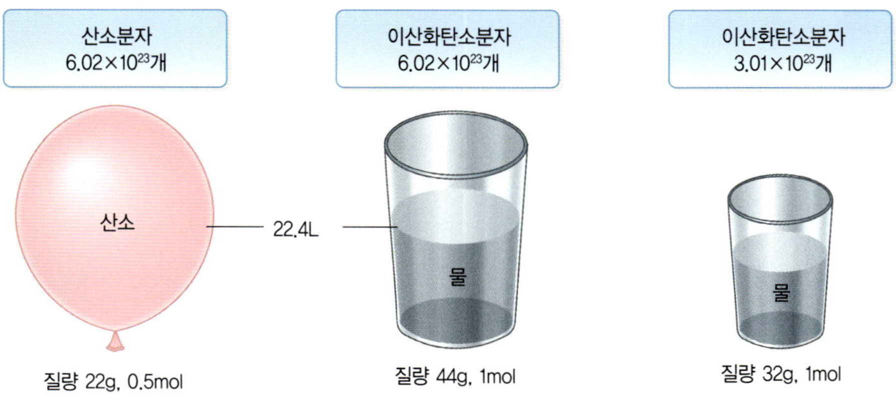

그림 2.3 산소와 이산화탄소의 mol 양 비교

2) 물의 물리적 특성

물은 다른 물질에 비해 압축되지 않는 비압축성 유체이며, 비열이 높고 온도에 따라 밀도가 다르다. 물은 고체 상태일 때 보다는 액체 상태일 때 밀도가 더 높은 특이한 성질을 가진다.

물의 비열은 모든 물질 중에 가장 크며, 이것은 수소결합 때문이다. 비열이 크다는 것은 물의 온도를 올리거나 내리기 위해 많은 에너지가 필요하다는 것이다. 이러한 물의 특성은 생명체에도 적용되는데, 체내에 포함된 물로 인해 체온이 급격히 변하는 것을 막아 주어 체온 조절이 가능한 것이다.

또한 지구의 온도를 일정하게 유지하는 데 큰 역할을 한다. 지구에서 바다의 비율이 70% 정도로 높기 때문에 지구에는 급격한 온도 변화가 일어나지 않고 생명체가 살 수 있는 환경이 형성된다.

(1) 물의 체적 변화

물의 체적 변화는 온도와 밀도의 변화로 나타나는데, 대부분의 물질은 온도가 올라가면 물질이 열팽창을 하여 부피가 늘어나므로 밀도가 낮아진다.

고체에 열을 가하면 액체가 되고 다시 기체가 되는 상태 변화를 일으키는데, 이때 물질의 밀도는 고체보다 액체가, 액체보다는 기체가 더 낮다. 물은 고체 상태인 얼음이 액체 상태인 물보다 밀도가 더 낮다.

0℃ 이하에서 물은 얼음 상태로 순수한 물의 원래 체적의 1.02배가 되는데, 이것은 물의 분자 구조와 얼음의 분자 구조상의 차이에 의해 일어난다. 얼음의 분자 구조에서 육각형 모양의 빈 공간은 얼음의 체적이 물보다 커지고, 밀도는 체적의 증가에 의해 오히려 감소한다(그림 2.4). 이러한 감소는 4℃까지 계속되어 4℃에서 체적은 최소가 되고, 밀도는 최대가 된다. 그러나 4℃가 넘으면 체적은 보통 물질과 같이 증가하는 것을 볼 수 있다.

얼음이 전부 녹아 물이 된 후에도 계속 열을 가하면 물의 체적은 이때에도 일반적인 물질과는 달리 체적이 감소한다. 밀도는 0℃부터 증가하기 시작하여 4℃ 이후부터는 다시 감소하기 시작한다. 물의 이러한 성질 때문에 4℃ 때의 밀도를 물의 밀도(비중) 기준으로 삼는다. 표 2.1은 온도에 따른 물의 밀도를 나타낸 것이다.

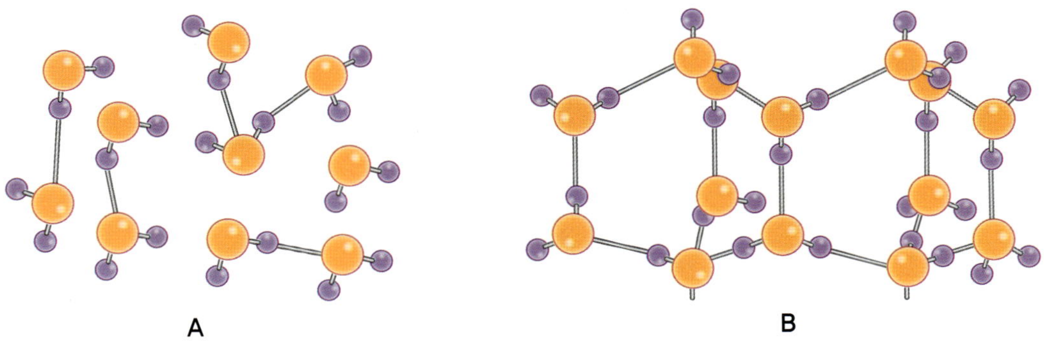

그림 2.4 물과 얼음의 분자구조 A: 물, B: 얼음

표 2.1 물의 온도와 밀도

온도	밀도	온도	밀도
-30℃	0.9839	25℃	0.9970
-20℃	0.9935	30℃	0.9956
-10℃	0.9981	40℃	0.9922
0℃	0.9998	60℃	0.9832
4℃	1	80℃	0.9718
10℃	0.9997	100℃	0.9584
20℃	0.9982		

(2) 압력에 따른 체적 변화

온도에 따른 물의 상태 변화는 압력이 1기압일 때, 수증기, 물, 얼음 등으로 상태가 변화한다. 따라서 압력에 변화가 생기면 물의 체적 변화도 생긴다. 예를 들어, 1기압에서 물이 얼면 부피가 커지지만 압력이 1기압보다 커지면 0℃에서 물이 얼지 않고 부피도 커지지 않는다. 이러한 원리 때문에 얼음에 압력을 가하면 얼음이 녹게 된다.

(3) 비중

비중은 밀도와 같은 개념으로 어떤 물질의 질량과 똑같은 부피의 표준 물질과 질량의 비로 나타낸다. 일반적으로 고체나 액체는 4℃에 1기압의 물을 표준 물질로 삼는다.

물의 비중은 1이고 다른 물질들은 물과의 밀도 비에 따라 비중이 결정된다. 예를 들어, 얼음의 비중은 0.92로 물보다 밀도가 작고 알루미늄은 비중이 2.7로 물보다 크다. 따라서 얼음은 물에 뜨고 알루미늄은 물에 넣으면 가라앉는다(표 2.2).

표 2.2 금속의 비중

금속	비중	금속	비중
금	19.29	수은	13.65
은	10.5	철	7.786
구리	8.93	알루미늄	2.70

(4) 점성

유체에는 분자 사이에 서로 끌어당기는 힘을 점성이라고 하며, 유체분자 사이의 상대 운동은 내부 마찰력에 의해 방해를 받는데, 이를 점성 마찰이라 한다.

팔이나 다리가 물속에서 움직일 때 물의 점성은 저항으로 작용한다. 사지의 움직임이 빠를수록 점성의 저항도 커진다. 따라서 운동속도의 변화는 운동에 대한 저항의 정도 또한 변화시킨다. 동작을 더 빨리 하면 더 큰 저항으로 작용한다. 그러므로 수영장에서 하는 운동을 통해 근력을 증가시킬 수 있다.

(5) 굴절

굴절은 빛이 물체를 통과할 때 경계층에서 꺾이는 현상이며, 빛의 일부는 경계 부분에서 반사되고 통과한 빛은 주행 방향이 변화된다. 굴절은 물체의 특성과 빛의 속도 그리고 광선의 입사각에 따라 굴절률이 달라진다. 따라서 물과 공기의 경계면을 통과할 때 많은 굴절이 나타나게 되므로 침수된 몸통과 다리가 짧아 보이는 것이다. 치료 시 신체가 물속에 있으면 치료사가 환자를 관찰할 때 멀리 떨어질수록 각도 변화가 커지므로 굴절의 차이를 고려해야 한다(그림 2.5).

(6) 표면장력

액체의 중심부에 있는 많은 수의 액체 분자들은 주위의 분자들로부터 모든 방향에서 거의 같은 크기의 인력을 받는다. 그러나 액체 표면의 분자들은 주위 분자들에 완전히 둘러싸이지 않고 옆과 중심부 쪽에 있는 분자에서만 인력을 받기 때문에, 액체 표면의 분자들은 내부 쪽으로 인력을 받게 되어 내부로 끌려 들어가게 된다. 이것을 이기기 위해 표면에 있는 물 분자들은 표면을 따라 서로 끌어당기는 힘이 작용하는데, 이 힘을 표면장력이라 한다(그림 2.6). 모든 액체는 표면장력을 가지고 있지만 물은 다른 액체보다 훨씬 큰 표면장력을 가지고 있다. 표면장력은 액체의 표면을 아주 얇은 탄성막처럼 만들어 그릇 속의 잔잔

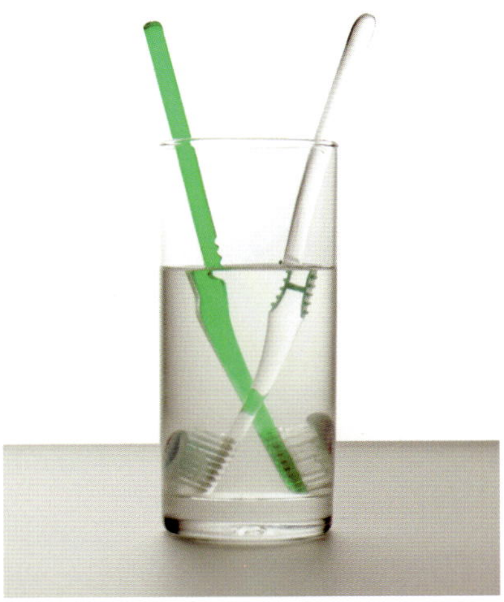

그림 2.5 빛의 굴절 현상

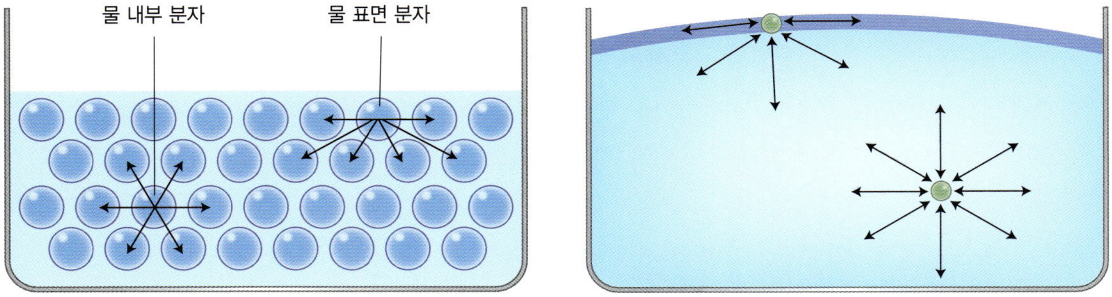

그림 2.6 물의 표면장력

한 물에 바늘이 뜨거나 소금쟁이가 물 표면을 미끄러지듯 다닐 수 있게 만들기도 한다. 표면장력은 액체의 온도 변화에 영향을 받으며, 온도가 상승하면 각 분자의 운동에너지가 커지게 되어 상대적으로 분자 간 인력의 효과가 작아지므로 표면장력 역시 온도 상승에 따라 작아진다. 분자 사이의 인력이 큰 물질일수록 표면장력이 크다. 표면장력과 계면활성제로서의 물은 건열(dry heat)과 습열(moistheat)의 차이점을 설명하는데 도움을 준다.

(7) 계면활성제

계면활성제 또는 표면활성제는 물의 표면장력을 현저하게 감소시키는 물질을 말한다. 물에 기름을 떨어뜨리면 기름방울을 유지하지 못하고 물의 표면에 넓게 퍼진다. 이러한 물과 기름이 서로 잘 섞이게 해주는 것이 계면활성제이다. 계면활성제 분자는 친수성인 극성부분과 소수성(친유성)인 비극성부분이 하나의 분자를 이루고 있다. 물에 계면활성제를 넣으면 물보다 가벼운 계면활성제는 물 표면에서 물 분자 사이에 끼어들어 물 분자 간 상호작용을 약화시키므로 표면장력이 약해진다. 합성세제나 비누 같은 계면활성제는 물의 침투를 훨씬 쉽게 하므로 기름이나 그리스(grease) 같은 물질이 묻은 옷을 세탁할 때 유용하다. 어떤 물체의 표면에 묻은 물은 두께가 얇지만 극성이 매우 강하기 때문에 유연한 막과 접촉할 때 막을 쭈그러뜨리기에 충분한 힘을 갖는다. 예를 들어, 허파 속의 공기주머니막처럼 물 분자와 접촉하고 있는 막들은 물 분자가 끌어당기는 힘에 의해 막이 쭈그러들 수 있다. 그러나 정상적인 상태에서는 이러한 현상이 발생하지 않는다. 이는 II형 허파꽈리세포에 의해서 분비되는 인지질의 혼합체가 허파꽈리막에 존재하며, 물의 표면장력을 감소시키는 계면활성제로 작용하기 때문이다.

3) 유체역학

유체는 일정한 모양을 가지고 있지 않기 때문에 어떤 각도로 힘을 가하는가에 따라 효과가 아주 다양하게 나타난다.

힘의 효과를 객관적으로 나타내는 방법이 압력이다. 움직임이 있는 물은 유체역학이라는 물리적 특성과 유체 흐름의 두 가지 형태인 동역학(dynamics)을 가지고 있으며, 움직이는 물은 유선형(streamline)과 층류 흐름(laminar flow)을 가진다.

소용돌이 흐름(eddy current)은 소용돌이로 불리는 불규칙하고, 작으며, 회전 모양의 원에서 일어나는 유체 흐름이다. 난류의 물은 보다 큰 저항을 만들어 낸다. 안정 상태에 있는 물속에서 움직임은 작은 소용돌이 흐름을 경험하게 되고, 움직임 그 자체로 인해 소용돌이 흐름이 만들어진다. 물의 회전이 많은 회전욕에서 난류 흐름에 대항하는 움직임은 더 큰 저항을 만든다.

(1) 정지유체의 성질

용기에 담긴 유체는 파스칼의 원리와 같이 물속에 들어갔을 때 몸의 모든 부위에 압력이 작용하고, 깊이 들어갈수록 유체의 무게에 의한 압력이 더해져 더 큰 압력을 받게 된다.

① 파스칼의 원리

밀폐된 용기 안에 들어 있는 유체의 어느 한 부분에 압력을 가하면 이 압력은 동일한 크기로 액체의 각 부분에 전달된다는 것이 파스칼(Pascal)의 원리이다(그림 2.7). 또한 유체는 밀폐된 공간 안의 어느 위치에서나 압력이 일정하다. 파스칼의 원리를 일상생활에 적용한 예로는 수리를 위해 차를 들어 올리는 리프트, 포크레인 팔을 움직이는 유압실린더, 자동차 타이어를 교체하기 위해 사용되는 유압식 잭 등이 있다(그림 2.8). 파스칼의 원리에 의하면 수중에서 일정한 깊이에 따라 신체의 모든 표면에 압력이 작용하면 압력은 유체의 밀도와 침수 깊이에 따라 비례하게 된다. 물의 깊이에 따른 치료의 효율성을 기대할 수 있다. 침수 시 적절한 깊이에서 증가된 압력을 통한 치료는 손상에 의한 부종 감소에 효과적이다.

② 아르키메데스의 원리

Archimedes는 "유체 속에 일부 혹은 전부가 잠긴 물체는 유체 속에 잠긴 물체와 같은 부피의 유체 무게만큼의 부력을 받는다."고 하였으며, 이것을 아르키메데스의 원리라고 한다.

수중에서 물체에 작용하는 힘은 중력의 반대 방향으로 작용하기 때문에 침수된 물체는 지상의 동

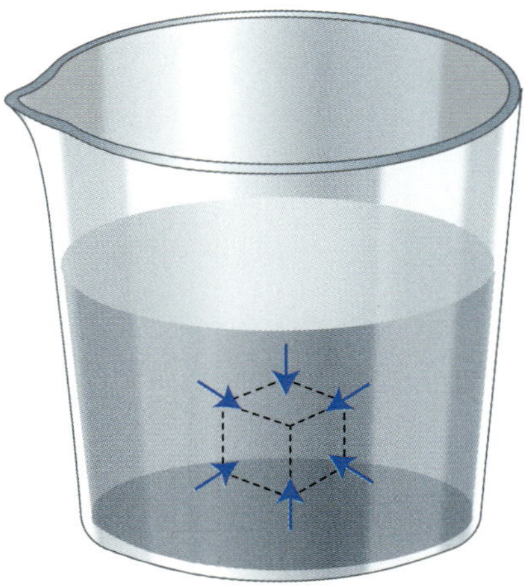

그림 2.7 유체가 육면체에 작용하는 힘

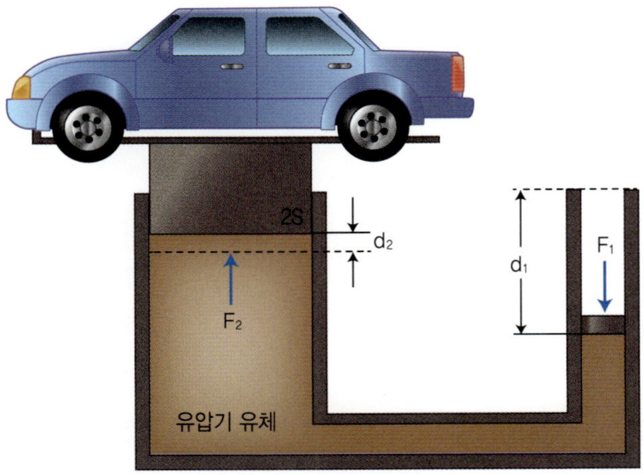

그림 2.8 유압승강기

일한 물체보다 무게가 가볍다. 이때 중력과 반대 방향으로 작용하는 힘을 부력이라고 한다. 부력은 물의 양과 물의 깊이에 비례하여 작용하는 힘이 커진다.

부력의 크기는 유체에 잠긴 물체의 밀도에 영향을 받는다. 밀도가 낮은 물체는 큰 부피에 비해 상대적으로 작은 질량을 가지고 있으므로 중력에 의해 가라앉을 때 더 많은 부피를 차지하기 때문에 더 많은 부력을 받게 된다. 예를 들어, 얼음을 물에 띄우면 대부분의 얼음은 물에 잠기고 일부만 위로 뜨게 된다. 얼음의 밀도가 물보다 약간 작기 때문에 나타나는 현상이다(그림 2.9).

아르키메데스의 원리는 신체가 안정된 상태에서 유체에 담겨져 있을 때, 신체를 대신한 물의 중량만큼 떠오르게 하려는 힘이 발생하는 것이다. 따라서 물보다 비중이 낮은 물체는 대부분 떠오르는데, 그 이유는 물체의 비중이 물의 비중보다 낮기 때문이다. 만일 물에 떠있는 사람의 중력비가 0.96%라면 담겨져 있는 신체의 96%를 물이 충분하게 대신해주는 것으로, 가라앉는 힘인 중력과 떠오르는 힘인 부력이 평형을 이룬다(그림 2.10). 그리고 부력은 신체의 움직임에 대한 보조력이나 저항력, 지지

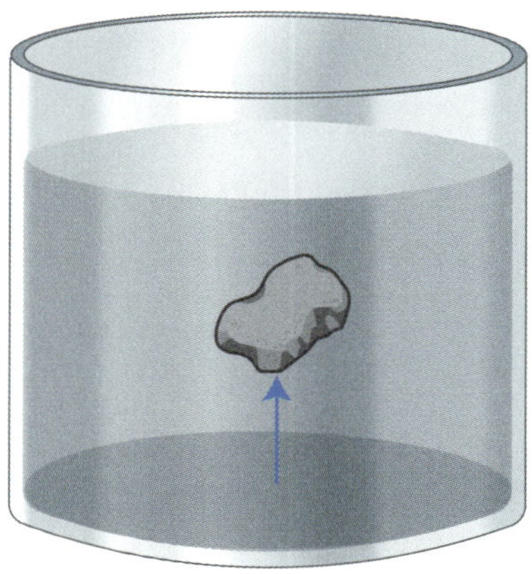

그림 2.9 물의 부력

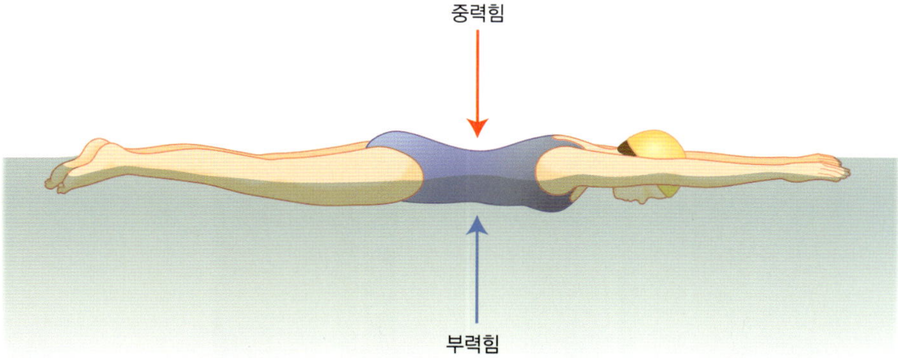

그림 2.10 수면에서 부력과 중력과 비중의 상호관계

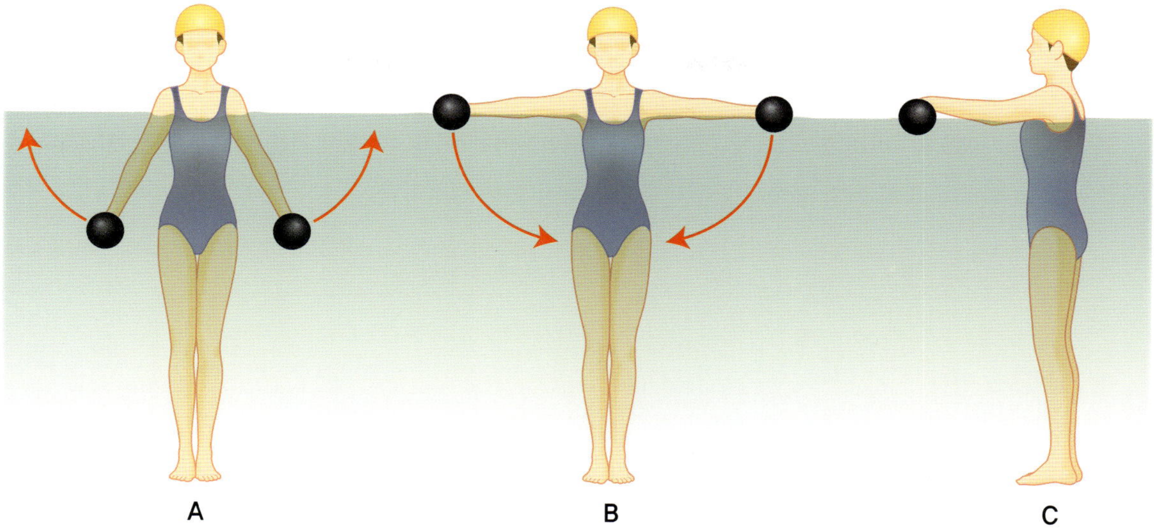

그림 2.11 물속에서 신체움직임에 대한 부력의 작용 A: 보조력, B: 저항력, C: 지지력

력으로 이용될 수 있다(그림 2.11).

물속에서는 제11등뼈가 기준점이 된다. 물의 높이가 제11등뼈보다 높으면 중력보다 부력이 더 강하게 작용하기 때문에(발바닥 전체가 바닥에 닿지 않고 발뒤꿈치가 들리고 까치발처럼 발가락 끝으로 서서 움직이게 되므로 안정성이 떨어짐) 공포를 느낄 수 있으므로 수중치료 시에는 물 높이를 제11등뼈 이하로 조절하는 것이 바람직하다.

(2) 유체의 운동

① 연속 방정식

비압축성의 정상류가 흐르고 있는 관의 단면적이 각각 S_1, S_2이고, 각각 단면적에서의 유체속도를 V_1, V_2라 하면 $S_1V_1=S_2V_2$의 관계가 성립된다. 유체가 관에 흐를 때, 관의 굵은 부분에서는 유속이 느려지고, 가는 부분에서는 유속이 빨라지는 것을 연속 방정식이라 한다(그림 2.12). 유체가 관을 따라 흐를 때, 정상적으로 흐르고 압축되지 않는다면 단위시간에 통과한 유체의 양은 관의 어느 부분에서나 같다.

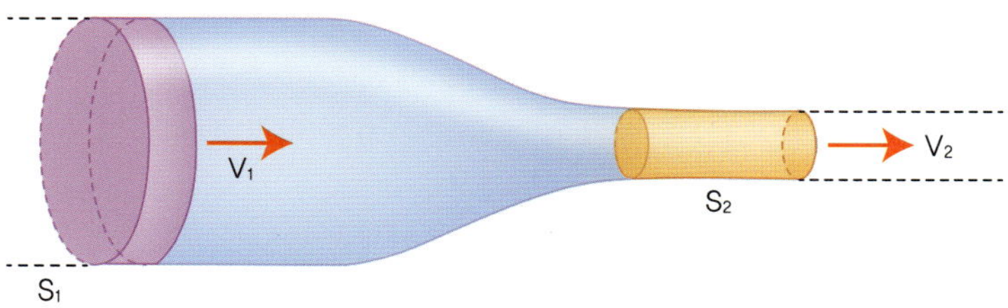

그림 2.12 연속 방정식

② 베르누이 정리

유체가 관을 통해 흘러갈 때, 관의 단면적과 높이, 압력에 따라 관의 각 부분에서 유체가 가지는 에너지의 성질을 정의한 것이 베르누이 정리이다. 어느 한 부위에 있는 유체가 가지는 에너지는 운동에너지와 위치에너지, 압력에 의한 에너지의 합으로 나타난다. 이때, 각 에너지를 단위부피당 에너지 보존법칙에 의해 유관의 어떤 점에서 단위부피당 에너지 합은 일정하다.

$$p + pgh + 1/2pv^2 = \text{일정}$$

③ 스토크스 정리

유체 속을 움직이는 물체는 유체에 의해 저항을 받게 되고, 이때 저항의 크기는 속도와 관계가 있다. 저항의 크기가 속도에 비례한다는 것이 스토크스의 정리이다. 물속에서 빠르게 움직이면 그만큼 더 큰 저항을 받는다는 의미이다.

물에서 빠르게 움직이고자 하면 증가된 저항을 이길만큼 더 큰 힘을 내야 하기 때문에 근육이 더 활성화되어야 한다. 물속에서 빠르게 움직이는 운동은 근력 강화에 도움을 줄 수 있는 반면, 아주 천천히 움직이면 저항이 작아서 저항을 이용한 운동은 될 수 없지만 부력과 함께 저항을 이용하면 능동보조운동에 이용될 수 있다.

④ 항력

물과 공기를 지나갈 때 피부 마찰이 공기보다 물에서 790배 더 증가하므로, 물에서의 운동 수행이 790:1의 비율로 더 많은 양의 에너지가 필요하게 된다. 그러므로 수중운동에 저항운동과 같은 의미를 부여할 수 있으므로, 치료 시 지구력과 근력 강화운동을 조절하는데 도움이 될 수 있다.

액체는 공기와 다른 비중과 점성도의 특성으로 인해 물체가 액체 내에서 움직일 때 액체가 저항처럼 작용한다. 이러한 저항력을 항력이라고 한다. 물체가 액체 속을 움직이는데 필요한 힘은 물체의 속도에 정비례하며, 이때 항력은 속도의 제곱만큼 증가한다. 쉽게 얘기하면 속도가 빠를수록 더 많은 힘이 필요하고 저항은 크게 작용한다는 것이다.

2. 열 물리학

인체에 열을 가하면 여러 현상이 나타나는데 이를 이해하고 환자를 치료한다면 그 효과를 극대화할 수 있다.

1) 온열전달과 열역학

뜨거운 물체에서 차가운 물체로 이동하는 것을 '열'이라 부르고 이 열을 에너지라고 한다. 뜨거운 물체가 더 많은 열을 가지고 있기 때문에 차가운 물체와 접촉했을 때 더 많은 열이 차가운 물체로 이동한다는 것이다. 또한 뜨거운 물체가 차가운 물체보다 더 많은 열을 가지는 것은 물체의 구성원자 또는 분자들의 운동과 관련이 있으며, 원자와 분자의 운동 정도에 따라 더 뜨거워질 수도 있고 덜 뜨거울 수도 있다.

(1) 열

일반적으로 두 물체 사이에 온도차가 존재할 때, 온도가 높은 물체에서 낮은 물체로 이동한다고 생각했으며, 이를 '열'이라 하였다. 하지만 열은 반드시 온도가 높은 쪽에서 낮은 쪽으로 흐르는 것이 아니라, 모든 물체가 온도에 따른 열을 가지고 있으며, 서로 이동하는데 열이 더 많은 쪽에서 이동하는 양이 많기 때문에 온도가 높은 쪽에서 낮은 쪽으로 이동하는 것처럼 보이는 것이다. 열의 본질은 에너지로 알려져 있다.

열의 양을 나타내는 단위는 kcal(칼로리)이며, 1kcal는 14.5℃의 물 1g에 열을 가했을 때, 온도가 1℃ 상승하여 15.5℃가 되는데 필요한 열을 말한다. 현재는 1cal의 양이 너무 적기 때문에 1kcal(1,000cal) 단위를 많이 사용하며, 1kcal를 1Cal라고도 사용한다.

열은 에너지이기 때문에 열을 이용하여 일을 할 수 있어야 한다. Joule은 장치를 고안해서 1cal의 열이 얼마나 많은 일을 할 수 있는지를 실험해 본 결과, 1cal=4.186J에 해당한다는 것을 알아냈다. 이 값을 열의 일당량이라 부른다.

① 열용량과 비열

한 물체에 열을 가하면 그 물체의 온도는 상승한다. 이는 물체 내 분자들의 열운동이 활발해지기 때문이며, 물질마다 그 정도는 다르다. 물질마다 다른 이 변화는 물질의 성질을 의미한다.

■ 열용량

물질에 열을 가하면 나타나는 온도 변화는 가해진 열(Q)에 비례한다. 따라서 열을 가했을 때 일어난 온도 변화인 ΔT의 관계비 C는 $C = Q/\Delta T$ ($Q = C \times \Delta T$)로 정의된다. 이때 값 C를 열용량이라 부른다. 단위는 J/K 또는 J/℃를 사용하며, 열용량은 물질에 따라 다르다. 또한 열용량은 질량과도 관계가 있어서 같은 물질이라도 질량이 다르면 열용량은 다르게 나타난다. 따라서 열용량을 물질의 성질을 나타내는 고유한 값으로 정의하기에는 무리가 있으므로 물질마다 고유한 값으로 표현될 수 있는 비열을 이해해야 한다.

■ 비열

물질의 열용량은 그 물질의 질량에 비례한다. 따라서 단위 질량당의 열용량을 정의하면 물질마다 고유한 값을 가지게 된다. 단위질량당 열용량을 비열용량 또는 비열이라 부른다. 비열은 $c = Q/m\Delta T$이며, 단위는 J/kg · K(kcal/kg · K) 또는 J/kg · ℃(kcal/kg · ℃)를 사용한다.

수치료에서 중요한 역할을 하는 물의 경우, 비열이 1kcal/kg · K로 다른 물질에 비해 매운 큰 편이다. 그 이유는 물이 수소결합을 하고 있기 때문이다. 물은 지구 표면의 약 2/3을 점유하고 있는데, 물의 비열이 크기 때문에 기상현상에 매우 중요한 요소로 작용한다. 즉, 기후의 변화를 서서히 일어나게 하는 완화(조절) 작용을 하고 있다. 예를 들어, 큰 호수의 주위나 해변지대는 여름에 시원하고 겨울에

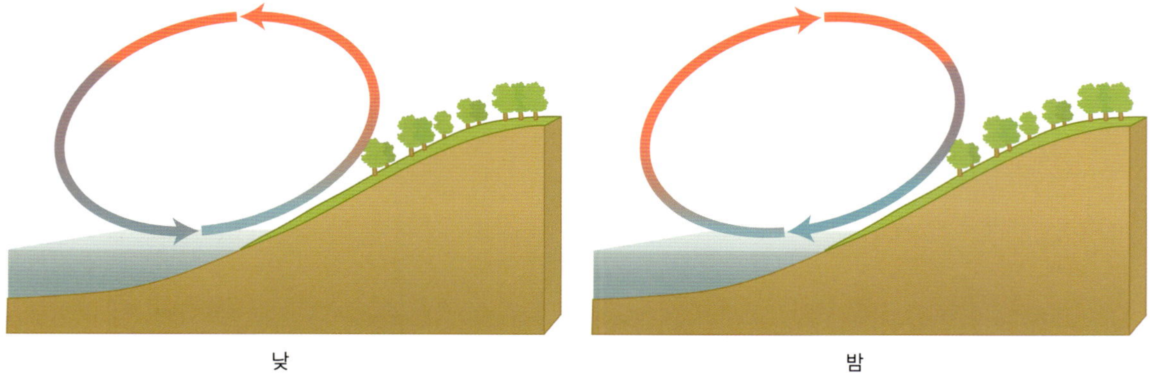

그림 2.13 해수(호수)의 낮과 밤의 기후 변화

표 2.3 물질의 비열

(단위: kcal/kg · K)

물질	비열	물질	비열	물질	비열
알루미늄	0.22	물	1.00	수증기	0.48
금	0.03	해수	0.94	단백질	0.4
은	0.05	얼음	0.50	근육	0.83
동	0.09	수은	0.033	아세트산나트륨(핫팩)	약 0.7
파라핀	0.49	에틸알코올	0.58	-	-
백금	0.03	올리브유	0.47	-	-

비교적 따뜻한데, 이것은 해수(호수)의 상공이나 해상에 수증기가 온도 조절 작용을 하기 때문이다(그림 2.13). 사막 등의 건조한 기후에서 밤에 혹한이 몰아치는 것은 수증기에 의한 온도 조절 작용이 없기 때문이다. 표 2.3은 여러 물질의 비열을 나타낸 것이다.

(2) 온도

온도는 열을 가진 정도를 표현하는 기준으로 뜨겁고 차가운 정도를 객관적으로 나타낸 것이며, 각 나라마다 그 기준이 다르게 사용되어 왔다. 그러나 현대에 들어서 국제적으로 온도의 기준을 통일하고 국제단위계에서는 켈빈온도를 사용하도록 하였다. 온도의 기준은 우리가 흔히 볼 수 있는 물체의 끓는점 또는 어는점과 같은 정해진 상태의 열을 측정해서 정하며, 온도를 측정하는 계기를 온도계라 한다.

① 온도계 눈금

온도계를 만들 때는 누구나 같은 온도를 같은 값으로 읽어야 하므로 기준이 필요하다. 현재 통용되는 온도계는 우리 주변에서 가장 흔하고 친숙한 물을 기준으로 삼았다. 물은 고체, 액체, 기체의 상태로 존재하기 때문에 물의 어는점, 끓는점을 기준으로 하여 온도계를 설계한다. 정확성을 위해 현재는 물의 어는점, 끓는점 외에도 우리가 알고 있는 다섯 가지 이상의 눈금을 이용하여 온도계를 설계한다.

■ **섭씨온도**

온도계의 눈금을 나눌 때 어는점을 0, 끓는점을 100으로 하고, 그 사이의 눈금을 100등분하여 사용하는 온도계 눈금이 섭씨온도이다. 섭씨온도는 1742년 프랑스의 Celcius가 제안하였다. 그의 이름을 따서 섭씨온도의 단위를 clecius(℃)라 정하였다. 따라서 물의 어는점은 0℃이고 끓는점은 100℃이다.

■ **화씨온도**

화씨온도는 물의 어는점의 온도를 32, 끓는점의 온도를 212로 하고, 그 사이를 180등분한 온도체계를 말한다. 이는 1714년 독일의 Fahrenheit가 제안한 것이다. 따라서 이 온도계의 단위는 fahrenheit(℉)이다. 따라서 물의 어는점은 32℉이고 끓는점은 212℉이다.

섭씨온도(℃)와 화씨온도(℉)는 서로 변환할 수 있으며, 해당 공식은 다음과 같다.

$$°C = 5/9(°F - 32) \qquad °F = (9/5)°C + 32$$

■ **절대온도**

절대온도의 단위는 절대온도를 처음 제안한 Kelvin의 이름을 따서 K라고 표기한다. 이론적으로 열이 존재하지 않을 것으로 생각되는 온도 개념의 시작점인 0℃를 온도의 절대영도 0K라 하며, 섭씨온도로는 −273.15℃이다. 절대온도는 온도 눈금 간격이 섭씨온도와 동일하여 온도차를 나타낼 때는 섭씨온도와 절대온도가 같이 사용된다. 절대온도 0K는 섭씨온도 −273.15℃이므로 섭씨온도가 t라면 절대온도 T는 $T = t + 273.15$의 관계가 된다. 물의 어는점은 273.15K이고 끓는점은 373.15K가 된다.

② **온도계**

우리가 사용하고 있는 모든 온도계는 온도에 따른 물리적 특성 변화를 이용한다.

■ **물리적 특성**

- 액체의 부피 변화(수은 온도계와 알코올 온도계)
- 고체의 길이 변화(바이메탈 온도계)
- 일정한 부피에서의 기체 압력의 변화(기체 온도계)
- 일정한 압력에서의 기체 부피의 변화(정압기체 온도계)
- 전도체의 전기저항 변화(저항 온도계)
- 온도에 따른 물체의 색상 변화(체열 측정기)

■ **열팽창을 이용한 온도계**

열을 가하면 부피가 쉽게 변하는 물질을 이용하여 온도계를 만들 수 있다. 대표적으로 알코올 온도계와 수은 온도계가 있다(그림 2.14). 이 온도계는 유리관 안에 알코올이나 수은을 넣고 밀봉한다. 온도를 측정하고자 하는 위치에 온도계를 접촉시키면 열에 의해 내부 물질이 팽창되어 부피가 늘어나서 표

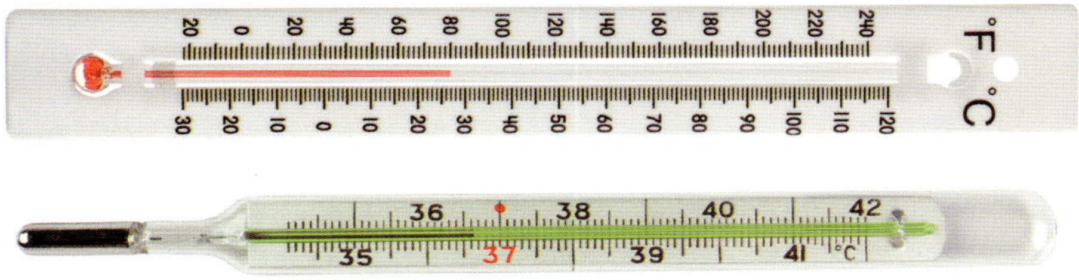

그림 2.14 알코올 온도계와 수은 온도계

면 높이에 변화가 생기는 원리를 이용한다. 이 원리는 열평형 원리와 관련 있다.

병원 등에서는 알코올 온도계보다 수은 온도계를 많이 사용하는데, 수은을 사용하면 불순물이 들어가지 않아 열팽창을 예측하는 데 오차가 적기 때문이다. 또한 측정 온도 범위가 상당히 넓어서 체온뿐만 아니라 다양한 온도 측정에 이용할 수 있다. 수은 온도계의 장점은 비열이 작아서 적은 열에도 쉽게 온도가 올라갈 수 있다는 점이다.

알코올 온도계는 알코올이 무색이기 때문에 색소를 첨가하여 색을 띠게 만들며, 수은 온도계보다 정확도는 떨어지지만 어는점이 낮아서 아주 낮은 온도를 측정할 때 유리하다.

■ **열기전력 변화를 이용한 온도계**

독일의 Seebeck가 발견한 것으로, 종류가 다른 두 금속을 접합시켜 양단을 서로 온도가 다른 상태에 접촉시키면 두 접합점 사이에 기전력이 유도되는 것을 제베크 효과라 한다. 이 원리를 이용하면 온도를 알고 있는 한 점과 온도를 모르는 다른 한 점 사이의 기전력 변화를 통해 온도를 모르는 한 쪽의 온도를 측정할 수 있다. 이 온도계를 열전쌍이라 하며, 두 금속을 연결하면 두 점의 온도차 T1−T2에 비례하는 기전력을 얻을 수 있다.

$$E = k(T1 - T2)$$

여기서 k는 두 금속으로 이루어진 열전쌍의 제베크 상수이다. 금속을 다양한 방식으로 연결하면 여러 종류의 온도계를 만들 수 있다. 열전쌍은 온도에 따른 기전력 변화가 크지 않기 때문에 일상에서 사용하기에는 어렵다. 그러나 두 점의 온도차를 감지하는 데는 알맞은 온도계이다. 열전쌍은 아주 가는 선으로 만들 수 있으므로 생체조직에 이식하여 내부 온도를 측정할 수 있다.

■ **저항 변화를 이용한 온도계**

금속 종류들은 온도가 올라감에 따라 비저항이 증가하여 저항이 증가한다. 물질마다 온도에 따른 저항 변화가 다르므로 용도에 맞게 물질을 선택해서 사용해야 하며, 주로 금이나 백금과 같은 귀금속 종류를 이용한다. 그 이유는 귀금속들이 변형이 적고 부식이 덜 되어 오래 사용할 수 있기 때문이다. 특히 귀금속류는 일반 금속에 비해 온도계수가 높다.

도체가 개발되면서 반도체를 이용한 온도계도 보급되었다. 이는 반도체의 온도가 증가함에 따라

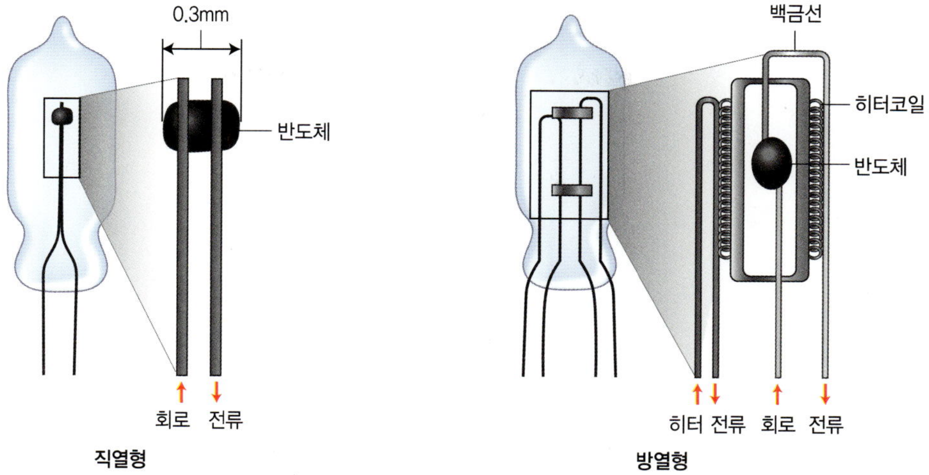

그림 2.15 서미스터의 기본 구조

저항이 감소하고, 반대로 온도가 감소하면 저항이 증가하는 성질을 이용한 것이다. 서미스터(thermistor)라 불리는 반도체 온도계는 크기를 아주 작게 만들어서 생체 내의 온도나 국부 온도 측정에 용이하다. 일반적으로 유리나 주사침에 봉입하여 사용하며, 응답속도가 빠르고 감도도 높다. 이 온도계는 장시간 체온을 측정할 때 적합하다. 그림 2.15는 서미스터의 기본 구조를 보여주고 있으며, 이를 바탕으로 다양한 방법을 이용해 만들 수 있다. 윗부분을 온도 측정 구역에 접촉시키면 온도에 따라 반도체가 반응하여 온도에 따른 전류가 흘러 접촉 부위의 온도를 판단할 수 있도록 만들어져 있다.

(3) 분자의 열운동과 열

물질을 구성하는 원자나 분자들은 연속적으로 복잡한 운동을 한다. 특히, 기체에서는 원자나 분자들이 불규칙적으로 배열되어 있어 무작위로 움직이면 서로 충돌하고 용기벽에 충돌하게 된다. 이 운동은 직선운동뿐만 아니라 회전운동과 진동운동을 병행한 형태로 나타난다. 반면 고체에서는 원자들이 규칙적으로 배열되어 속박되어 있으므로 무작위 운동이 매우 제한되고, 각 원자나 분자는 제한된 공간에서 약간의 진동만 한다. 액체는 기체와 고체의 중간 정도의 운동을 할 수 있다.

물질 내의 원자와 분자들의 운동으로 인해 물질 내 원자와 분자는 운동에너지를 갖게 된다. 물질 내에 존재하는 운동에너지를 '내부에너지'라 하며, 물질 내 입자들의 운동은 '열운동'이라 한다.

(4) 열과 물질의 상태 변화

모든 물질은 조건에 따라 고체, 액체, 기체의 세 가지 상태로 존재할 수 있다. 이 상태는 온도, 압력 등 열적 상태와 관련이 있다. 그렇지만 모든 물질이 세 가지 상태로 존재할 수 있는 것은 아니다. 물은 세 가지 형태로의 변화가 모두 가능한 특이한 물질이다. 수치료에서는 물의 세 가지 상태 모두를 이용하고 있다(그림 2.16).

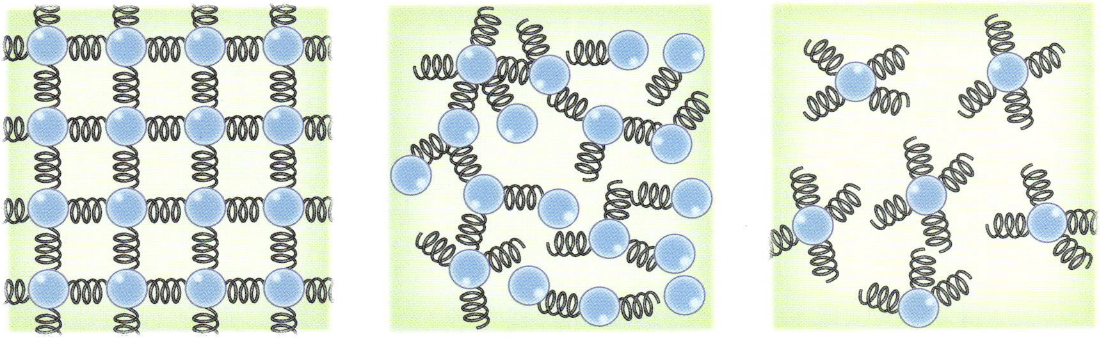

그림 2.16 물질의 상태 변화

고체는 물질을 구성하는 분자들이 서로 강하게 결합하고 있어 일정한 모양을 가지며 매우 규칙적인 배열을 이루고 있다. 또한 분자 사이의 결합이 강해서 외부에서 힘을 가해도 쉽게 변형되지 않는다. 분자 사이의 결합이 강해도 분자와 분자 사이에서는 진동에 의한 분자운동이 존재한다. 이 운동은 열을 받으면 더 심해지고, 분자 사이의 간격이 늘어나기 때문에 부피가 늘어나는 효과가 있다. 한편 액체는 분자 사이의 결합이 다소 약하여 분자 사이의 진동이 더 잘 일어나기 때문에 활발한 분자운동으로 인해 모양이 변할 수 있다.

기체는 분자 사이의 결합 자체가 아주 약해서 분자 하나하나가 거의 자유롭게 움직일 수 있는 상태이다. 따라서 분자 사이에 거의 영향을 주지 않아서 분자가 자유운동을 할 수 있다. 운동하는 기체분자들은 서로 충돌하고 운동 방향이 바뀌기도 하는데 무작위로 운동을 하기 때문이다.

물질은 열을 받으면 상태가 변하며, 구성 입자들의 활발한 운동으로 입자 사이의 거리가 멀어지면서 전체적으로 부피가 늘어나는 것을 열팽창이라 한다. 물질의 질량은 그대로이지만 열팽창에 의해 부피가 늘어나면서 밀도는 낮아져 더 가벼워지는 현상이 나타난다. 열을 더 가하면 입자들의 운동 변화로 인해 물질의 상태가 변하는데, 고체가 액체로, 액체가 기체로 상태 변화를 일으킨다. 이러한 현상을 상변화라고 한다. 고체가 액체로 변하는 현상을 융해라고 하며, 액체가 기체로 변하는 현상을 기화라고 한다. 반대로 열을 빼앗게 되면 기체가 액체로 변화되는 것을 액화, 액체가 고체로 변하는 것을 응고라 한다. 어떤 물질은 고체에서 액체를 거치지 않고 기체로 또는 기체에서 바로 고체로 상태 변화를 일으키는데, 이러한 현상을 승화라고 한다. 그 예로 드라이아이스는 바로 승화현상을 일으키는데, 이 물질은 고체 상태에서 바로 기체 상태로 변하게 된다(그림 2.17).

물질의 상태가 변하는 과정에서 열을 가하면 온도의 변화 없이 상태만 변하게 되는데, 이때 사용된 열을 '숨은열'이라고 하며, 상태 변화를 일으키는 온도나 상태 변화에 필요한 열의 양은 물질마다 다르게 나타난다. 상태 변화를 일으키는 온도나 상태 변화에 필요한 열의 양은 물질마다 다르게 나타나므로 물질의 고유한 특성으로 분류된다.

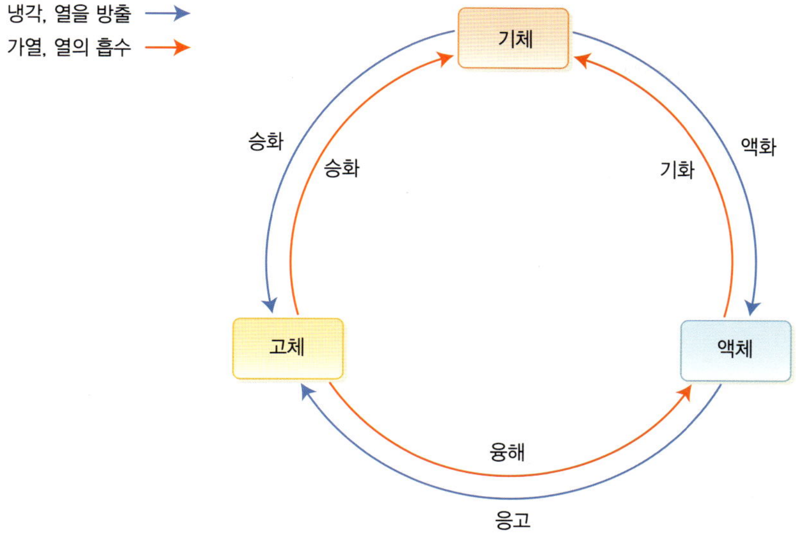

그림 2.17 상태변화와 열의 출입

2) 열역학 법칙

열역학은 열과 일 그리고 복합적인 에너지의 흐름 사이의 관계와 열현상과 자연계 안에서 에너지의 흐름을 다루며, 열에너지를 기계적 에너지로 전환시키는 과정에 대해 연구하는 분야이다. 물리치료에서는 열을 이용하여 치료하는 수치료나 전기치료 등에 필요한 기초 학문이다.

(1) 열역학 제0법칙

열역학 제0법칙은 물체들의 평형과 관련이 있는 법칙이다. 열역학 제0법칙은 A라는 물질이 B라는 물질과 접촉하여 시간이 지나서 열적 평형 상태에 이르고, B라는 물질이 C라는 물질과 접촉하여 열적 평형 상태에 이르렀다면 물질A와 물질C도 서로 열적 평형이라는 법칙이다. 그림 2.18은 서로 다른 비커에 담긴 물의 온도가 같으므로 두 비커는 열적 평형임을 보여준다. 이는 아주 당연한 것처럼 보이지만 수은 온도계는 사람 체온과 접촉하는 것은 유리관이고, 실제로 온도를 나타내는 물질인 수은은 유리관 안에 있기 때문에 직접 사람과 접촉하지 않는다. 따라서 수은의 온도가 사람의 체온과 같다고 말할 수 없지만 열역학 제0법칙의 증명을 통해 온도계를 사용할 수 있게 되었다. 물리치료에서 피부온도와 같은 온도를 사용하는 미온욕은 물과 피부 사이에서 열에너지의 교환이 거의 없는데, 이는 물과 피부의 온도가 같아 열역학 제0법칙에 의해 열에너지의 이동이 없기 때문이다.

(2) 열역학 제1법칙

열역학 제1법칙은 에너지 보존에 관한 법칙으로, 어떤 계통(system)에 열을 가하면 열을 받은 계통은 일을 할 수 있다. 하지만 가해진 열이 전부 일로 바뀌지는 않고 그 열의 일부는 주위를 데우거나 그 계통을

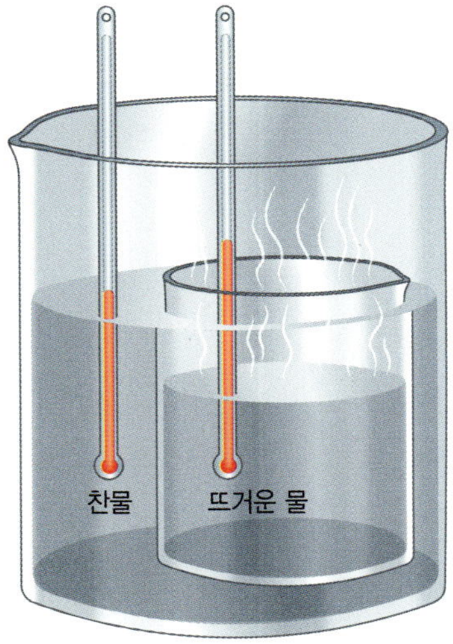

그림 2.18 찬물과 뜨거운 물에서 열의 이동에 의한 열적 평형

데우는데 쓰인다. 예를 들어, 주전자에 물을 담고 끓이면 물이 끓어서 수증기가 발생하고, 수증기는 기체이기 때문에 더 많은 공간을 필요로 하므로 주전자의 뚜껑을 밀어 올린다. 이것은 수증기의 힘(압력)이 뚜껑을 이동시킨 것으로, 일을 한 것이다. 이 과정에서 뚜껑을 밀어 올리는 수증기를 만들기 위해 먼저 주전자와 물이 데워져야 하므로 많은 열이 주전자와 물, 주위의 공기에 가해진다. 주전자의 물이 데워지면 물이 증발하면서 수증기가 주전자 뚜껑을 들어 올리는 일을 하고, 나머지 열은 주전자의 물에 저장된다(그림 2.19). 그러므로 열역학 제1법칙은 어떤 계통의 에너지 증가나 감소는 받은 에너지와 내놓은 에너지의 차이와 같다는 것으로, 에너지 보존법칙의 또 다른 표현이다. 열과 일 이외의 모든 에너지를 그 계통에 가해진 에너지로 간주하며, 계통에 주어진 모든 에너지를 내부에너지라 한다. 예를 들어, 열적으로 완전히 차단된 상태의 물에 열을 가하면 물이 끓어서 수증기가 나오고 수증기가 일을 하면 물은 데

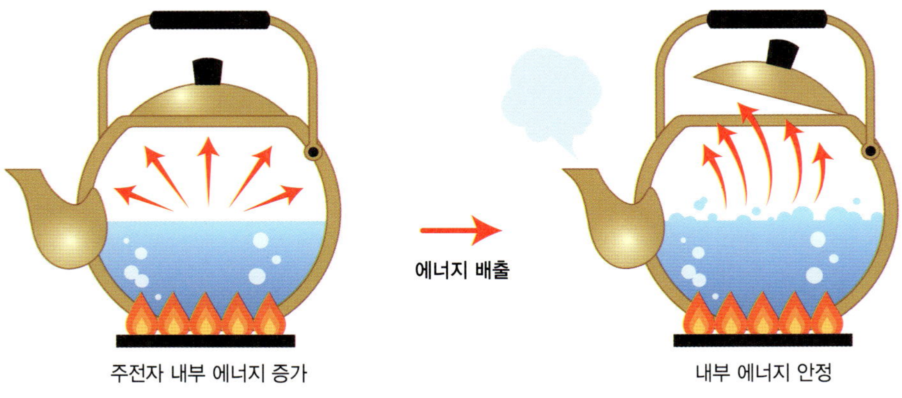

그림 2.19 열역학 제1법칙

워질 것이다. 이때 수증기가 한 일 이외의 물의 온도 상승이 내부에너지 증가로 표현되는 것이다. 따라서 열역학 제1법칙은 $\Delta U=Q+W$로 나타낸다. 여기서 ΔU는 내부에너지의 변화를 나타내며, 내부에너지가 증가하면 양(+)의 부호를, 감소하면 음(−)의 부호를 나타낸다. Q는 가한 열의 양(열량)을 나타내며 W는 열을 받아서 한 일의 양을 $\Delta U=Q+W$로 나타낸다.

물리치료에서 냉습포나 얼음주머니 같이 인체보다 낮은 온도의 냉기구를 사용하면 인체로부터 열을 빼앗아 가게 되어 한랭반응을 일으키고, 온습포나 파라핀욕처럼 피부온도보다 높은 열기구를 사용하면 인체는 이들로부터 열을 흡수하여 온열반응을 일으키게 된다.

(3) 열역학 제2법칙

닫힌 계통에서 열역학은 엔트로피(entropy)에 의해 설명되는데, 엔트로피란 열의 이동과 더불어 유효하게 이용할 수 있는 에너지의 감소 정도나 무효 에너지의 증가 정도를 나타내는 양을 말한다. 이 법칙에 따르면 고온과 저온의 기체가 저절로 혼합될 때나 기체가 진공 내로 확산할 때 또는 연료가 연소할 때처럼 비가역 과정에서 엔트로피가 증가한다(그림 2.20). 예를 들어, 책상 위에 있는 물체가 바닥에 떨어지면 위치에너지가 감소하고 운동에너지가 증가한다. 물체가 바닥에 떨어지는 순간 운동에너지가 모두 열에너지로 바뀌게 된다.

열역학 제1법칙에 의하면 이 열에너지는 다시 운동에너지로 바뀌어서 물체가 다시 책상 위로 갈 수 있어야 하고, 이는 에너지 변화에 있어서 역과정이 성립한다는 결론에 도달한다. 하지만 어느 누구도 그런 현상을 본 적이 없을 것이다. 깨진 그릇이 저절로 붙거나 엎질러진 물이 다시 컵에 들어가지 않는다. 이러한 과정들은 모두 자연의 비가역성을 보이는 것으로, 일의 진행 방향이 한 방향으로만 진행하고 그 역과정이 저절로 일어나지는 않는다는 것이다. 열역학 제2법칙은 내부에너지의 변화 없이 일어나는 열현상은 없다는 것으로 정의된다(그림 2.21).

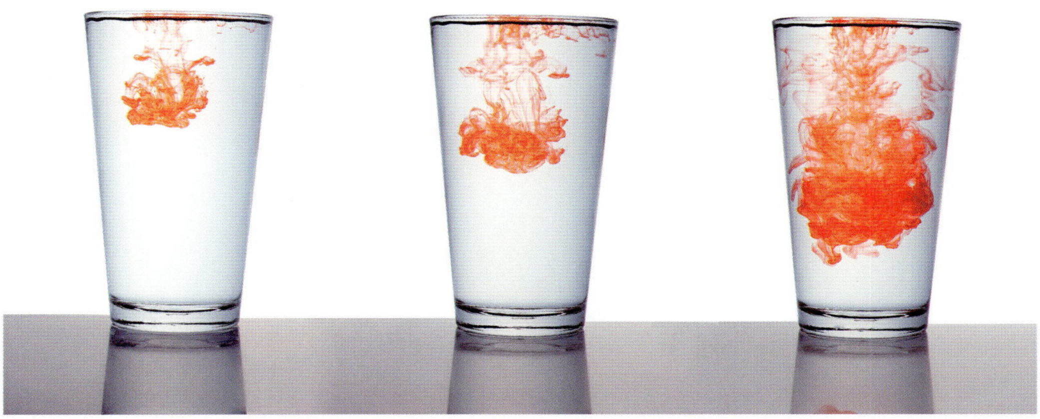

그림 2.20 잉크 분자들의 확산(엔트로피 증가=무질서 증가)

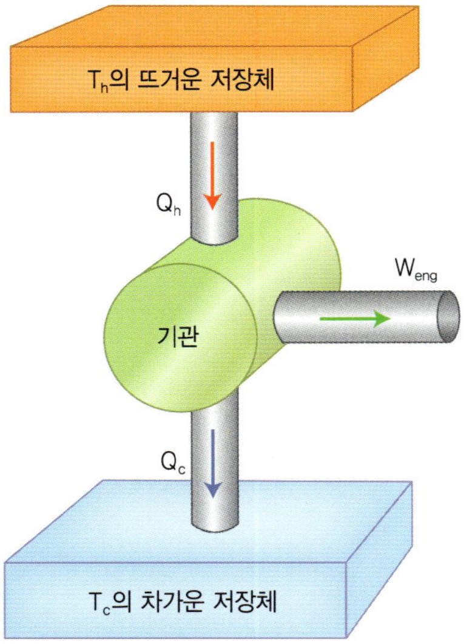

그림 2.21 열기관에서의 일(고온에서 열이 저온으로 이동하면서 일부 열이 일을 하는데 사용됨)

(4) 열역학 제3법칙

온도가 절대영도에 가까워짐($T \rightarrow 0$)에 따라 엔트로피 변화 ΔS는 0이 된다. 외부 조건에 상관없이 온도가 절대영도에 도달하면 엔트로피의 변화는 없어진다. 이 상태에서 계통은 그 크기에 상관없이 가장 낮은 에너지 상태를 가진다. 즉, 열역학 제3법칙은 절대온도가 0에 가까워짐에 따라 계통의 엔트로피는 어떤 일정한 값을 가진다는 것이다. 여기서 일정한 값을 가진다는 의미는 값이 변하지 않게 된다는 뜻이다. 그리고 절대영도에 가까워지면 비열이나 팽창률이 0이 된다는 결론도 얻을 수 있다. 그러므로 열역학 제3법칙은 절대영도에서 계통은 가능한 최소의 에너지 상태를 유지한다는 것이고, 어떠한 열역학 과정을 통해도 절대영도에 도달하는 것은 불가능하다는 것을 의미한다.

3) 열발생

열은 기계적으로 힘을 가해 발생시킬 수도 있으며, 여러 가지 화학반응을 통해 발생시킬 수도 있다. 이러한 열은 치료 목적으로도 다양하게 활용되고 있다. 기계적인 열과 화학반응에 의한 열, 전기적인 열로 구분하고 그에 따른 열발생 원리를 알아보도록 한다.

(1) 기계적인 열

기계적인 열은 물체에 어떠한 힘을 가해 열을 발생시키는 방법이다. 예를 들어, 체온이 떨어지면 몸 떨림으로 열을 생산하여 손실된 열을 보충한다. 이는 체온이 떨어지면 몸의 기능도 떨어지기 때문에 근육에서 마찰을 일으켜 열을 생산하고 손실된 열을 보충하는 것이다.

물체에 힘을 가하면 물체에 변형이 생기고 이때 물질을 구성하고 있는 분자의 배열에 변화가 생기면서 물질을 구성하는 분자들은 외부에서 주어진 자극에 의해 운동에너지가 증가하여 분자 사이의 충돌이나 다른 형태의 변화로 마찰열이 발생한다. 물질마다 정도는 다르지만 마찰은 가장 빠르게 열을 생산하는 방법이다.

(2) 화학반응에 의한 열

화학반응 중 발열반응을 통해서 열을 생산할 수 있는데, 대표적으로 운동을 통한 체온 상승이 있다. 이는 근육 활동으로 발생하는 온도 상승현상으로, 근육에서 화학반응이 일어나고, 이로 인해 발열반응이 나타난다. 또한 연탄이나 나무 같은 물질을 태워도 열이 나는데, 이것을 연소라 한다. 따라서 화학반응에 의해 열이 발생되는 것은 크게 발열반응과 연소로 나눌 수 있다. 겨울에 많이 사용하는 1회용 주머니 난로의 경우, 내부에 화학반응을 일으키는 물질을 넣고 어떤 조건을 가하면 반응을 일으켜 열을 발생시킨다. 화학반응이 끝나면 더 이상 열은 발생되지 않는다. 연료를 사용하는 난로는 연료를 넣고 불을 붙여서 열을 발생시키기 때문에 연소에 의한 열이라고 볼 수 있다. 인체에서는 대사 과정 중 포도당의 산화 과정에서 열이 발생한다.

$$C_6H_{12}O_6 + 6O_2 \rightarrow 6H_2O + 6CO_2 + 2.87 \times 1O^6$$

포도당 1mol을 태우면 2.87×10^6이라는 에너지가 발생하고 이 에너지는 열로 나타난다. 이 열은 우리 몸의 체온을 유지하고 생명을 유지하는 중요한 에너지원으로 사용된다.

(3) 전기적인 열

전기적인 열은 전류가 흐를 때 전선을 따라 운동하는 전자가 저항을 받으면서 생기는 열손실에 의해 발생한 열이다. 이 원리를 이용하여 저항이 큰 물질에 전류를 흘리면 그 물질에는 많은 열이 발생한다. 예를 들어, 전열기를 켜고 전선을 만져보면 조금씩 따뜻해지는 것을 느낄 수 있다. 줄열은 흐르는 전류의 제곱에 비례하고 물질의 전기저항에 비례한다. 전류가 커질수록 줄열은 제곱에 비례하여 증가하는데, 니크롬선과 같이 저항이 큰 물질에 전류를 흘리면 많은 열이 발생하며, 이를 전열기라 한다. 저항(R) 물질에 전류(I)를 흘려주면 그 물질에는 단위시간당 P = i2R(J/s) = 0.24i2R(cal/s)의 열이 발생한다.

물리치료에서 많이 사용하는 핫팩을 구성하는 물질은 열을 오랫동안 잘 보관하는 성질을 가지고 있다. 그러나 그 열은 외부에서 공급해 주기 위해 뜨거운 물이나 전열장치 안에서 데울 수밖에 없다. 어떤 물체를 데울 때 가장 많이 활용되는 것이 전기를 이용한 열이다. 줄열을 이용하여 물을 데우거나 물체를 직접 가열할 수 있다. 물리치료에서 사용하는 파라핀을 데우기 위해 가열하는 장치도 전열기이다. 겨울에 많이 쓰는 전기매트, 전기난로, 다리미 등도 전기열을 이용한 제품이다.

4) 열전달 방법

열은 높은 온도에서 낮은 곳으로 이동하며 기계적 · 전기적 · 화학적인 방법에 의해 발생된 열은 어떤 방법으로든 다른 물질에 전달된다. 열이 전달되는 방법에는 전도(conduction), 대류(convection), 복사(radiation), 증발(evaporation) 등이 있다.

(1) 전도

물질이 직접 이동하지 않고 물체에서 이웃한 분자들의 연속적인 충돌에 의해 열이 전달되는 방식을 전도라 하며, 주로 고체에서 열이 이동하는 방법이다(그림 2.22).

열전도도란 두 물체 사이에 온도 차이가 있을 때, 두 물체 사이에서 일어나는 열에너지의 이동 비율을 말하며, 열류(heat current)라고도 한다. 전도열에서 열전도도의 크기는 두께가 얇은 평판에서 일어나는 경우와 도선과 같이 막대 형태의 두 물체 사이에서 일어나는 경우로 나뉜다.

단면적이 S이고 길이가 l인 금속막대에서 양 끝단의 온도를 각각 T_1, T_2라 하면 이 막대에서 일정 시간(t) 동안 온도차에 의해 전달되는 열의 양(Q)은 다음과 같다.

$$Q = KS\frac{T_1 - T_2}{l}t$$

그리고 열을 가하는 시간에 비례하고 막대 길이에 반비례 한다는 것을 보여준다. 여기서 $(T_1 - T_2)/l$ 값은 인체의 체온 조절을 설명할 때 중요한 값으로 작용한다.

한편 식에서 K는 열전도율(heat conductivity)이라 불리는 상수인데, 열이 전달되는 정도를 나타내는 물질의 고유한 값이다. 열전도율이 큰 물질은 열전도가 잘 된다. 열전도율은 길이가 1m이고 단면적이 $1m^2$인 물질 양단의 온도차가 1K일 때 1초 동안에 전달되는 열의 양으로 정의된다. 일반적으로 금속류는 열전도율이 크고 기체는 작다.

표 2.4는 여러 가지 물질의 열전도율을 나타낸 것이다. 수치료를 할 때 물질의 열전도율을 정확히 알

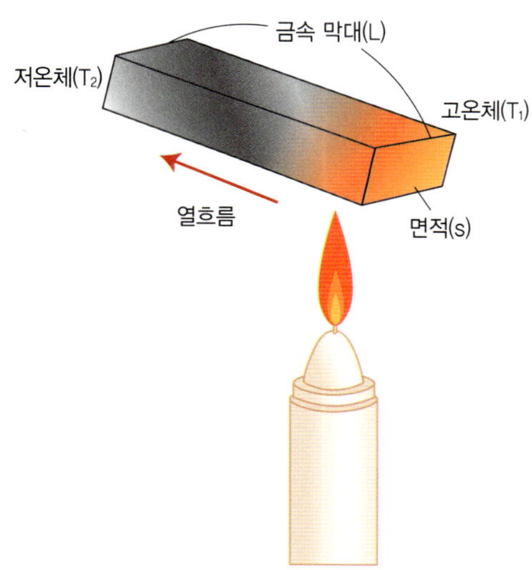

그림 2.22 금속막대에서의 열전도

표 2.4 여러 가지 물질의 열전도율

물질	열전도도(W/m.K)	물질	열전도도(W/m.K)
그래핀	4,800~5,300	콘크리트	1.7
다이아몬드	900~2,300	유리	1.1
은	429	얼음	2.2
구리	400	석면	0.16
금	318	나무	0.04~0.4
알루미늄	237	물	0.6
철	80	알코올, 오일	0.1~0.2
납	35	공기	0.025
스테인리스 스틸	12~45	에어로젤	0.004~0.04

면 좀 더 효과적으로 치료할 수 있다. 표에서 보는 바와 같이 금속류는 대체로 열전도율이 높으나 기체 종류는 열전도율이 낮다. 단열을 목적으로 하는 경우에는 중간에 기체를 채우면 열전도가 덜 되기 때문에 단열 효과에 아주 좋다. 겨울에 두꺼운 옷보다 얇은 옷을 여러 개 겹쳐 입으면 옷 사이에 공기층이 많이 생겨 단열 효과가 크므로, 겨울에는 털옷을 많이 입는다. 우리 몸에서 관류하지 않는 조직의 경우, 공기에 비해서 열전도율이 좋으나 상대적으로 낮다. 따라서 몸 안에서 생긴 열이 전도를 통해 밖으로 배출되거나 외부에서 조직으로 열을 전도시키는 것은 그다지 효율적이지 못하다.

물리치료에 사용되는 파라핀욕(paraffin bath), 소용돌이욕(whirlpool bath), 허바드 탱크(Hubbard tank), 온습포(hot pack) 등은 모두 열전도를 이용한 치료방법이다.

(2) 대류

액체나 기체 상태의 분자가 이동하면서 열을 전달하는 방식을 대류라고 한다. 액체나 기체는 고체에 비해 열전도율이 낮기 때문에 전도라는 열전달방식으로 열을 전달하기 어렵다. 그러나 액체나 기체도 열을 전달할 수 있다. 예를 들어, 주전자에 물을 담고 끓일 때 불을 아래 쪽에 가하지만 위쪽의 물도 뜨거워지는 것을 볼 수 있다(그림 2.23). 또한 방안에 난로를 피우면 난로에서 멀리 떨어진 곳도 따뜻해지는 것을 느낄 수 있다.

주전자의 물은 아래 쪽에 열이 가해지면서 아래의 물이 데워진다. 데워진 물은 열팽창으로 인해 부피가 커지기 때문에 상대적으로 밀도가 낮아진다. 밀도가 낮은 물질은 상대적으로 가벼워져서 위로 올라간다. 열을 가지고 위로 올라가던 물 분자는 주변의 물 분자에 열을 나눠주면서 상승하게 된다. 열을 나눠받은 물 분자 또한 위로 올라가고 상승하는 물 분자가 비운 자리는 주변의 다른 물 분자들이 채우게 된다. 이렇게 되면 아래의 열이 계속해서 위로 이동하게 되는 결과가 나타난다. 물은 계속해서 순환되어 위

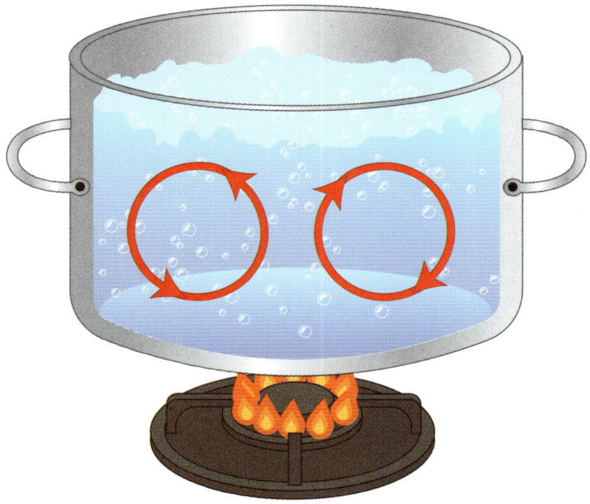

그림 2.23 냄비 안의 물에서 일어나는 대류현상

아래가 계속 바뀐다. 공기의 경우도 마찬가지로, 난로 옆에 있던 공기분자가 데워지고 가벼워져 상승하고, 열을 나누어 주고 다시 내려오는 과정이 반복되는 것이다. 대류가 전도와 다른 것은 전도에서는 열을 전달하는 매질이 움직이지 않고 매질 내 전자들이 열운동을 하여 열을 전달하는데, 대류에서는 매질 자체가 열을 가지고 직접 이동한다는 것이다. 공기의 대류 때문에 날씨가 변하고 난방기나 냉방기의 설치 위치에 따라 열효율이 달라지는 것을 알 수 있다. 온풍기를 천장에 설치한다면 바닥은 늘 차가우며, 에어컨을 방바닥에 설치하면 머리는 늘 후끈거릴 것이다. 냉장고에는 냉각기가 있어서 냉장고 속 온도가 낮게 유지되는데, 냉각기를 바닥에 설치하면 냉장고 효율에 문제가 생긴다. 이처럼 대류는 기체의 열전달과 관련이 있기 때문에 일상생활과 많이 연관되어 있다.

(3) 복사

복사열은 빛과 같은 성질을 가지고 있어 복사선이라고도 한다. 복사선은 전자기파로 다룰 수 있어서 광선이라는 용어와 유사하게 열선이라고도 한다. 물리치료의 적외선 등은 복사열을 이용한 것이다.

복사의 특징은 전도나 대류가 물질을 매개체로 하여 일어나는데 반해, 열이 중간에 다른 매개체를 거치지 않고 직접 이동하는 것이다. 즉, 열이 물질과 관계없이 공간을 통해 직접 전파되는 현상을 복사라 한다. 사람들은 매일 태양에서 오는 열을 받으며 살고 있다. 그렇다면 태양의 열은 어떻게 지구까지 올 수 있을까? 태양과 지구 사이에는 금속막대도 없고 대류를 일으킬 수 있는 공기도 없다. 우주 공간은 거의 비어 있는 진공 상태이다. 복사란 태양의 열과 같이 매질을 필요로 하지 않는 열의 전달방식을 말한다(그림 2.24).

열을 가진 모든 물체는 외부로 열을 낼 수 있는데 그 열이 전달되는 방식이 복사이다. 온도가 높은 물체는 많은 복사열을 내고 온도가 낮은 물체는 적은 복사열을 낸다.

사람도 체온에 해당하는 복사열을 방출한다. 인체에서 나오는 복사열은 의학적으로도 많이 이용된다.

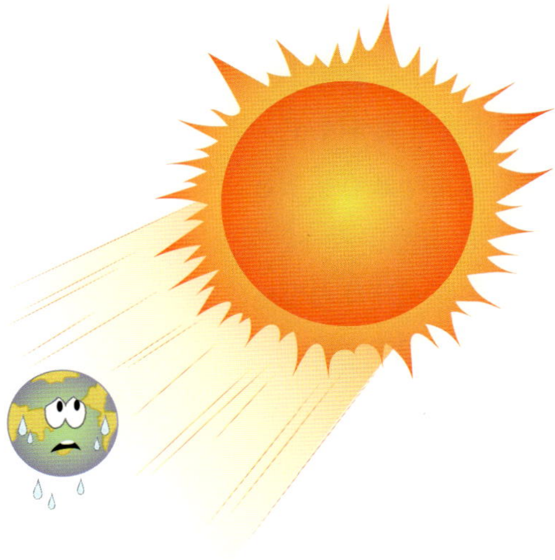

그림 2.24 태양의 복사열

체열 측정기가 바로 인체의 복사열을 측정하는 기기이다. 또한 신체에 어떤 이상이 생겼을 때 생기는 이상발열현상은 체열 분포를 측정하면 알 수 있다.

① 스테판-볼츠만의 복사에너지 법칙

물체가 내는 복사열은 온도와 관계가 있는데 온도가 높으면 복사에너지가 많아진다. 물체가 내는 복사열은 물체의 절대온도의 4제곱에 비례한다. 즉, 절대온도 T인 물체가 내는 복사에너지의 양 E는 E5ə T4이다. 이때 ə는 스테판 상수라 부르고, 그 값은 $ə=5.670\times10^{-8}\,W/m^2\cdot K^4$와 같다.

② 비인의 복사선 파장 법칙

물체가 어떤 온도에서 내는 복사선은 다양한 파장을 가지고 있다. 이때 최대 복사가 일어나는 파장이 물체의 절대온도에 반비례한다는 것이 비인의 법칙이다. 즉, 최대 복사가 일어나는 파장을 λm, 물체의 절대온도를 T라 할 때, 이들 사이에 $\lambda mT=2.898\times10-3m\cdot K$의 관계가 성립한다.

③ 뉴턴의 냉각법칙

시간에 따른 물체의 온도 변화는 그 물체와 물체 주변과의 온도차에 비례한다는 법칙으로, 뉴턴에 의해 주장되었다. 이 법칙은 온도차가 작을 때 근사적으로 적용할 수 있다.

온도가 T인 물체가 온도 Tw인 유체에 놓여 있다면 두 온도차에 따라 물체가 뜨거워지거나 차가워질 것이다. 만일 물체의 온도가 더 높다면 시간이 지남에 따라 물체는 점점 냉각된다. 이때 단위시간당 물체에서 유체로 이동하는 열의 양은 온도차(T－Tw)와 물체의 표면적 A에 비례한다. 따라서 단위시간당 이동하는 열의 양(Q)은 다음과 같다.

$$Q = kA(T - Tw)\ (J/h)$$

이때 상수 k는 열전달계수로 여러 조건에 따라 달라진다. 만일 유체가 움직이고 있다면 정지하고 있는 유체와는 또 다른 값을 가진다. 자연 대류 상태의 공기에서는 약 10정도이나 공기를 강제 대류 시킬 경우에는 약 100, 물의 강제 대류에서는 약 500~3,000 정도의 값을 가진다. 이 값들은 유체속도에 따라서 달라지기 때문에 초기 조건을 이용하여 구해야 한다.

뉴턴의 냉각법칙은 뜨거운 물체를 차가운 물에 넣으면 물체가 얼마나 빨리 식을 것인가를 판단하는 데 중요한 역할을 한다. 또한 시체의 사망시간을 추정하는 데도 적용할 수 있다. 다만 주변의 온도와 사람의 속도 또는 물속이라면 물의 유속 등을 모두 감안하여 판단해야 한다.

(4) 증발

따뜻한 날에 운동을 하면 몸에서 열이 난다. 이 때 몸의 열을 식히기 위해 땀샘에서는 땀을 분비하게 되고 몸의 열이 이 땀을 증발시키면서 배출된다. 운동을 하고 나면 많은 땀이 배출되는데, 이는 몸의 열을 발산시키기 위한 방법이라 할 수 있다. 땀이 나면 몸의 열이 땀을 통해 증발되고 몸에 열이 많아지면 열에 비례하여 땀샘에서 분비되는 땀도 증가한다. 사람은 짧은 시간 동안에 시간당 4L까지도 땀을 낼 수 있는 것으로 알려져 있다. 물론 이 값은 순간적인 값으로 오랫동안 일을 해도 실제로는 시간당 약 1L 정도의 땀을 흘린다. 지속적으로 땀을 흘리면 적당량의 물을 마셔 탈수현상을 방지한다. 즉, 흘러내리는 땀은 열의 이동과는 무관하다고 볼 수 있다(그림 2.25).

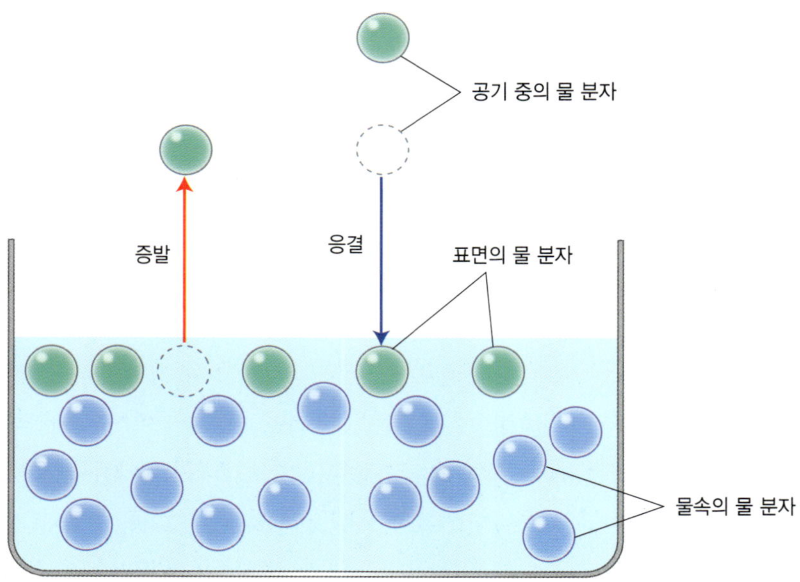

그림 2.25 물 분자의 증발

(5) 온도 조절

인체의 온도는 시상과 고위중추에서 조절한다. 혈액온도를 위한 감각은 시상에서 조절하며, 땀이 나는 조절과 혈관운동, 물질대사가 포함된다.

① 물질대사 조절

인체로부터 열이 손실될 때, 물질대사의 증가를 통해 회복할 수 있으며, 대부분의 형태는 몸을 떠는 것이다. 이러한 것은 교감성 신경계의 흥분에 의해 규칙적인 근육수축을 일으킬 수 있다. 또한 짧은 기간을 지나는 떨림은 열을 빨리 생산할 수 있다. 반면에 오랜 시간 냉에 노출된 경우에는 휴식시간이 두 배가 될 수 있다.

활동 시 열(약 90%)의 대부분은 근육과 피부에 의해서 생산되고, 휴식 시 열(약 70%)의 대부분은 뇌와 몸통의 내장기관에서 생산된다. 또한 증가된 혈류는 산소와 영양분을 필요로 하고, 근수축을 계속 유지하기 위해 활동 시 근육에서 공급받는다.

② 혈관운동 조절

피부 내 혈액흐름은 일반적으로 영양공급적 역할을 받지 않지만, 항상 열 이동체계와 같이 움직인다. 소동맥들은 진피에 생성된 유두층에서 모세혈관 고리를 먹여 살린다. 이것은 작은 정맥망의 소정맥을 경유하여 배출된다. 따라서 약간 깊은 장소는 보다 큰 정맥총에 위치한다. 피부 위에서의 열 이동을 통한 혈액흐름은 소동맥에 의해 피부표면 혈액흐름의 대부분은 조절된다(그림 2.26). 이러한 것은 교감신경계의 조절 하에 있으며, 손, 발, 귀, 입술의 피부 그리고 점막표면의 동정맥문합은 큰 정맥총과 소동맥 사이에 존재한다. 따라서 교감신경계의 흥분에 의한 혈관수축은 정맥 내 혈액의 흐름을 감소시키지만 모세혈관을 통한 영양공급의 혈액흐름은 유지된다.

③ 토리

토리는 동정맥문합부의 작은 소체로 신경이 풍부하게 분포되어 있는 신경-근-혈관체이다. 토리는 일차적으로 손바닥과 발바닥에 분포하여 환경 조절의 실질적인 역할을 담당한다.

토리는 몸의 온도 조절장치이며, 혈액 흐름을 조절함으로써 열손실을 정상화하고 체온을 보존하는 역할을 한다. 예를 들어 몸의 어느 부분이 노출되면 그 부위에 체온을 유지하기 위해 환경온도의 상황에 따라 피부로 흐르는 혈액의 양을 조절하여 열방출의 정도를 조절함으로써 체온을 정상화한다. 일반적으로 혈액은 팔에서 항상 최대량이 흐르고 있다. 따라서 팔은 다리처럼 많은 혈액을 증가시키거나 감소시킬 수 없다.

진피에 있는 토리체의 수는 나이가 들어감에 따라 감소하는 경향이 있다. 토리의 감소나 위축은 노인들이 추위를 느끼게 하는 원인이 되기도 한다.

손과 발의 토리체는 온열치료에서 열에 의한 생리적 변화를 이해하는데 매우 중요하며, 국소 발욕 치료 등에서 혈류량의 변화를 이해하는 데도 도움이 된다.

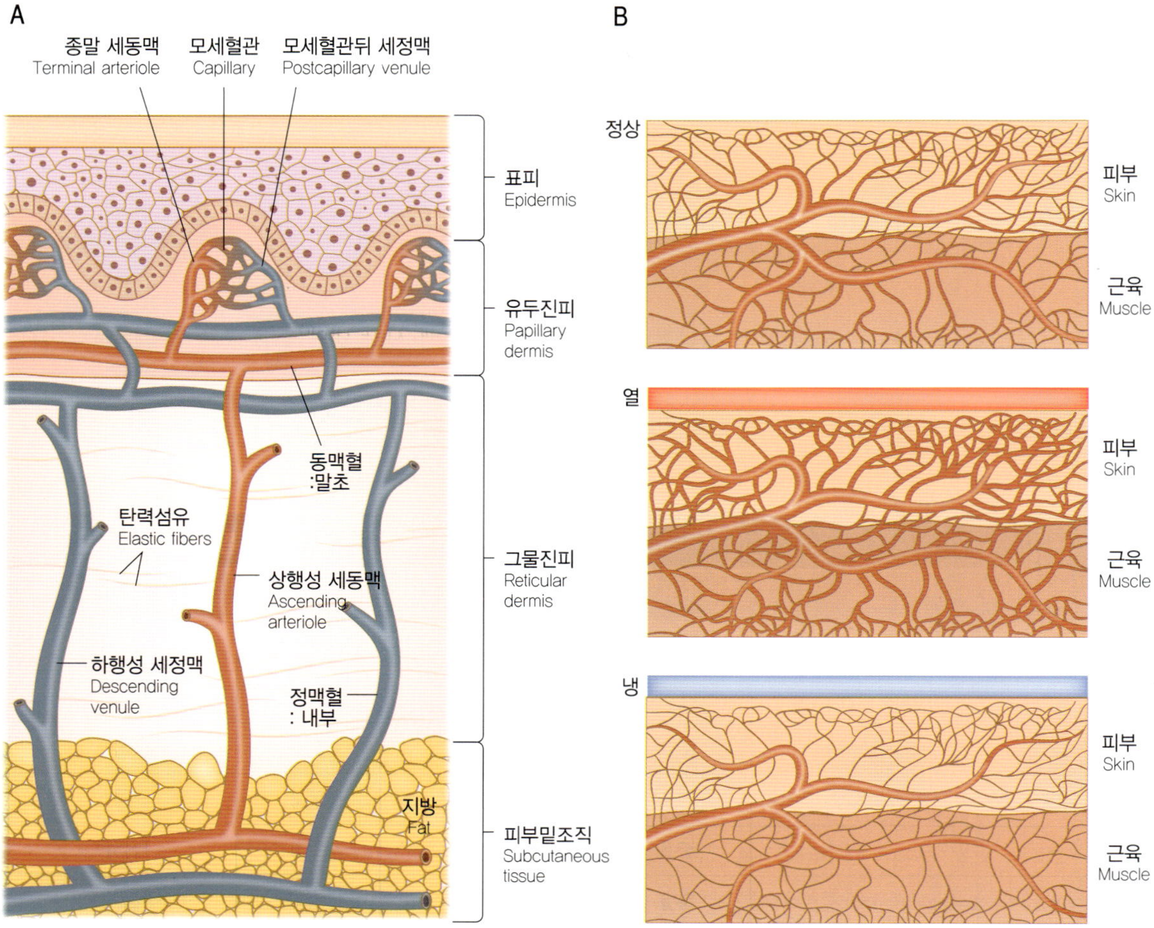

그림 2.26 A: 피부의 혈액 흐름, B: 피부의 열 이동에 따른 혈액 흐름

④ 발한

피부표면에서 땀이 나는 것은 열손실의 효과적인 방법이며, 또한 운동에너지의 범위가 주어질 때, 물분자 에너지의 증가를 이유로 에너지(2.5kJ/g)가 사용된다. 따라서 발한은 높은 운동에너지와 함께 수증기의 형태로 이루어지며, 증발에 의해 피부표면으로부터 멀리 움직인다.

수증기에 의한 열손실에서 반은 피부를 통한 물의 증발이고, 나머지 반은 날숨의 수증기이다. 이는 느낄 수 없고 약 30℃에서는 발한이 작게 변한다. 그러나 높은 온도나 격렬한 운동에 의해 열이 생산될 때, 땀이 발생하고 발한이 증가한다.

(6) 행동적 조절

행동적 조절은 환경에 따라서 온열과 냉감에 따른 반응으로 옷을 입는 것이 그 예이다. 따라서 옷을 입는 것은 따뜻해진 공기의 전도에 의한 열손실을 방지한다(그림 2.27). 예를 들어, 환경에 따라서 담요로 몸을 감싸는 행동은 찬 공기의 움직임을 제한하고 몸의 온도와 가까워지는 것을 알 수 있다.

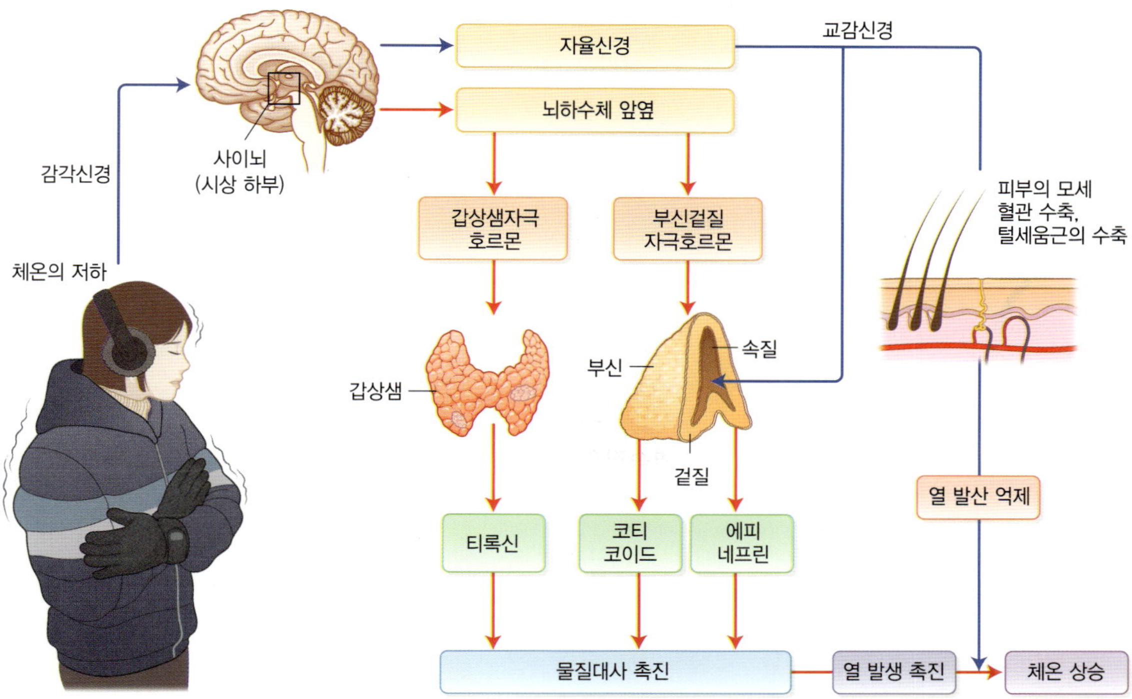

그림 2.27 체온 조절을 위한 반응과 행동적 조절

얇은 옷에 의해 온도격리가 줄어들면 공기 전도흐름이 피부와 가까울 때, 얇은 옷은 복사에 의한 흡수를 감소시킨다. 팬이 공기의 느린 통풍에 적용될 때 차가워짐을 도우며, 뜨거운 환경에서 복사를 피하는 그늘과 같은 행동은 신체온도 조절을 돕는다.

(7) 온도조절중추

온도조절중추는 시상 내에 위치하고 온도 생산의 시작과 기능적으로는 보존적 기전이 발생하여 온도 조절에 효과적이다. 앞시상하부 내 열감각 신경원은 혈액온도에 적용받는다. 이는 말초수용기로부터 신호와 함께 전체적 조절을 공급하는 뒤시상하부 내에서 해석된다.

체온이 상승하면 시상하부 앞부분이 흥분하여 땀 분비 증가와 피부혈관을 확장시켜 열을 방출시키며, 체온이 하강하면 시상하부 뒷부분이 자극되어 땀의 배출을 억제하고 피부혈관을 수축시켜 열의 방출을 최소화시킨다.

4) 체열 순환

(1) 혈액 순환

인체의 순환계는 영양을 인체세포에 공급하고 대사산물이나 이물질을 제거하는 역할을 하며, 혈액, 림프, 혈관과 림프관 그리고 심장이 여기에 해당된다. 수치료는 혈관에 다양한 영향을 미치며, 혈액을 특정 부분에서 다른 부분으로 이동시키기 때문에 순환계를 이해하는 것이 중요하다.

순환계 펌프는 혈액을 몸의 중심에서 팔다리로 분출하여 혈액과 림프액을 중력에 역행해서 심장으로 되돌리는 역할을 한다. 따라서 심장, 큰 동맥, 근골격(호흡근 포함), 큰 림프관이 있는 민무늬근육이 여기에 해당되고, 4개의 근육성 방(chamber)으로 된 심장은 일차적 펌프로 혈압을 증가시킬 정도의 강한 수축력으로 허파와 대동맥으로 혈액을 내보낸다. 사람의 심장은 매일 약 100,000번 정도의 펌핑을 하는데, 확장기 시 휴식할 때 들어오는 혈액의 1/2 정도를 펌프하고, 격렬한 운동을 할 때 들어오는 혈액의 3/4 정도를 펌프한다. 이와 같이 심장은 몸의 요구도에 대해 매우 민감하게 반응한다.

큰 동맥들도 심장과 함께 작은 펌프로 작용하고, 탄력조직과 근조직으로 되어 있는 혈관의 동맥벽은 혈액량으로 인해 늘어나게 되며, 심장에 의해 혈관이 펌핑된 후, 고무밴드처럼 원상태로 복원된다. 이것은 간헐적으로 주름이 잡혀 있어 혈액이 연속적으로 흐를 수 있도록 하며, 혈액을 다른 곳으로 밀어 올리는 작용을 한다.

심장으로 돌아오는 혈액과 림프액은 뼈대근육의 작용에 의해 펌핑된다. 장딴지근육의 수축과 이완 시 정맥이나 림프관의 속공간(lumen)은 쥐어짜면서 닫히게 되고, 근육이 이완하면서 흡입 효과가 발생한다. 이러한 작용은 정맥내 혈액과 림프액을 앞쪽으로 밀어내 유속을 증가시키며, 혈액의 정체를 예방하는 작용을 한다. 따라서 정맥과 림프관에 있는 판막은 역류현상을 방지한다. 근육 펌프가 존재하지 않는다면 다리로 내려간 다량의 혈액은 심장으로 되돌아오지 못한다. 그리고 들숨 시 호흡근의 작용으로 가슴안의 압력은 복부내 압력보다 낮아지며, 이로 인해 심장으로 정맥혈을 끌어올리는 흡입작용을 하게 되고, 큰 림프관벽에 있는 민무늬근육이 수축할 때 림프액을 심장으로 수송하는 역할을 한다.

인간의 몸이 평형 상태에서 벗어나면 순환계는 목적성 반응과 협응성 반응을 계속해서 만들어낸다. 사람이 피를 많이 흘릴 경우 피부와 같은 인체의 특정 부분에 있는 혈관은 수축하여 혈액 흐름을 감소시키고, 뇌, 심장, 간 그리고 신장과 같은 중요한 부위의 혈액 흐름을 증가시킨다. 이는 신체의 시스템이 단독으로 작용하지 않고 혈관과 펌프에서 발생하는 변화들이 신경계를 통해 메시지를 전달받아 반응하기 때문이다.

혈관의 미세구조를 살펴보면 동정맥문합이 있으며, 동정맥문합은 동맥으로부터 정맥으로 혈액이 직접 이동하여 피부의 열 조절에 관여한다. 동정맥문합부의 구조는 코일 형태로 동맥과 정맥 모세혈관이 직접 연결되어 있으며, 민말이집 교감신경섬유에 의해 지배받고 있다. 신경지배에 의해 동정맥문합부가 폐쇄되면 혈액은 모세혈관을 통해 흐르게 되어 피부를 통해 열을 방출시키는 역할을 하며, 반대로 개방되면 혈액이 직접 동맥으로 흐르게 되어 열을 전달한다.

5) 인체 열변화

(1) 체온

체온 건강이란 인체의 효율적인 열조절 시스템에 의해 내외적으로 열손실과 열생산에 대한 능력을 유지하여 체온이 일정하게 유지되고 있는 것이다. 열 항상성 과정은 심부온도의 순환적인 변화가 외부의 큰 온도 변화에도 불구하고, 중재적인 제한으로 ±2℃를 유지하는 온도 조절양식이라 할 수 있다. 그러므로 약 37℃의 정상체온을 기준으로 심부온도가 39℃를 초과하면 고체온이라 하고, 35℃ 이하이면 저체온이라 한다. 휴식하거나 자연적인 환경에서 신체는 온도리듬에 따라 심부온도가 좁은 범위(±0.3℃) 내에서 조절되어 유지된다.

피부표면은 환경과의 열교환을 통해 열손실과 열생산 사이의 균형을 지속적으로 유지하여 적정 체온을 유지한다.

① 심부온도와 피부온도

인체는 심부온도(중심온도)와 피부온도(표층온도)의 두 가지 열 영역으로 구성된다. 심부온도는 시상하부의 온도조절중추를 통해 일정한 수준으로 조절되지만 인체와 환경 사이를 경계하는 피부온도는 큰 변화를 가지고 있다. 심부온도가 37℃ 주위의 좁은 범위 내에 유지되도 단순히 고정되어 있다고는 볼 수 없다. 해부학적 심부온도의 변화는 뚜렷하다. 예를 들어, 뼈대근육, 심부혈관과 간기관은 다른 조직보다 더 높은 대사성 열생산을 하므로 더 높은 열을 생성한다.

일상생활에서 심부온도의 변화 리듬은 매우 뚜렷하나 생물학적 리듬 중 가장 안정적인 것에 해당한다. 체온은 이른 아침에 가장 낮고 저녁에 가장 높아서 변화 범위는 대개 성인에서 0.5~1.5℃ 정도로 나타난다. 체온 변화는 식사, 활동, 수면 그리고 주위 온도와 같은 외적 요소에 영향을 받는다.

피부온도는 인체표면의 넓이, 차갑고 따뜻한 상태, 식사와 신체 활동 그리고 실내온도에 따라 다르다. 주위 온도가 24℃인 편안한 환경일 때 심부온도는 37℃를 유지하고, 발가락 피부는 27℃, 팔과 다리는 31℃, 이마는 34℃이다(그림 2.28).

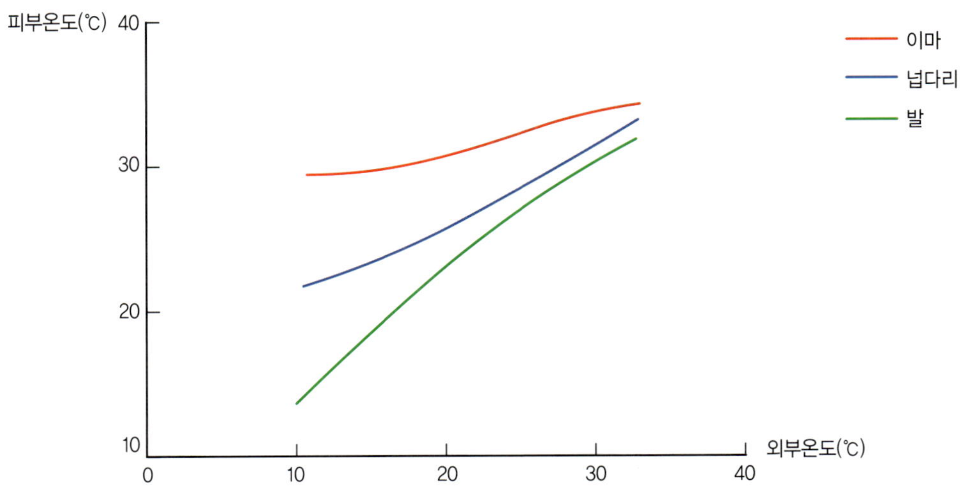

그림 2.28 외부온도에 의한 피부온도

(2) 체온 측정

심부온도는 수은유리 체온계로 입안에서 측정한다. 최근 전자체온계가 널리 이용되지만 측정범위가 증가하면 수은 체온계보다 빠르지 않고, 정확도가 낮다는 단점이 있어 보편적이지는 않다. 입안온도 측정은 일상에서 흔히 사용되며, 평균 범위는 34.2C~37.6℃이다. 입안온도 측정 시 호흡, 음식 섭취 그리고 냉온수 음용 등과 같이 입의 조직이 따뜻하고 차가운 외부 환경에 영향을 받았다면 체온계가 상승되는 오차가 발생된다.

임상적 · 실험적으로 곧창자온도 측정이 가장 널리 사용되는데, 심부온도를 보다 더 정확히 측정할 때 실질적 자료를 제공해주며 입안온도보다 평균 0.5℃ 더 높다. 예를 들어, 냉수마찰욕에 따른 하지의 차가운 혈액이나 능동적 활동에 따른 근육 내 혈액이동은 곧창자온도 측정에 영향을 줄 수 있다.

소변온도는 심부온도 측정에 사용되나, 50~100mL 또는 더 많은 양의 소변이 배출되는 것은 오히려 체온을 하강시키는 작용을 할 수 있다. 그리고 정확하고 빠른 기록을 위해 고막온도 측정도 사용하고 있다. 그러나 따뜻한 환경이나 귀가 축 늘어지면 다소 정확도가 떨어지는데, 이는 바깥귀길에서 차가운 귓바퀴까지 열이 전달되기 때문에 오차가 생기는 것이다.

인체는 차가운 환경에 노출될 때 열손실을 감소시키기 위해 말초혈관을 수축시킨다. 차가운 환경에서 말초혈관수축은 몸통보다는 팔 · 다리에서 강하게 일어나는데, 그 이유는 손과 발은 몸통에 비해 열손실율이 25%로 크기 때문이다(그림 2.29). 따라서 팔 · 다리의 말초혈관수축으로 발생된 혈류량 감소는 체열 손실량을 줄인다. 일반적으로 따뜻한 환경에서 말초조직으로 이동했던 혈액이 정맥을 따라 되돌아 올 때 표층정맥(superficial vein)을 따라 되돌아오는 혈류 열교환방식(current heat exchange)을 따른다. 그러나 차가운 환경에서는 동맥 가까이에 있는 심부정맥을 따라 흐름으로서 동맥혈의 열을 받아 심부로 이동시키므로, 이러한 작용을 역류 열교환(countercurrent heat exchange)이라 하며, 혈류속도가 느릴수록

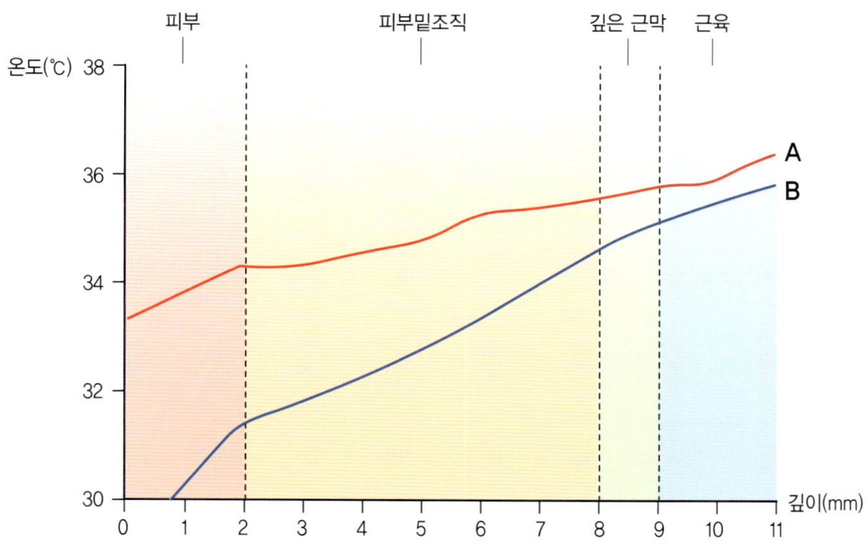

그림 2.29 피부와 심부조직의 온도 A: 따뜻한 환경, B: 차가운 환경

열교환율은 높다.

6) 열조절기전

(1) 체온 조절계

체온 조절은 시상하부의 중추성 온도수용기와 피부의 말초성 온도수용기에서 감지된다. 온도수용기(peripheral thermoreceptor)에서 감지된 온도정보는 감각신경을 따라 체온조절중추가 있는 시상하부에서 통합된 후 몸신경, 자율신경, 내분비계를 통해 혈관, 땀샘, 부신 등의 효과기전을 통해 열생산과 열손실이 활성화되는 음성되먹임고리기전(negative feedback loop system)을 따른다.

시상하부의 중추성 열수용기들은 심부온도를 감지하여 감각신경을 따라 시상하부의 체온조절중추로 전달하며, 말초성 열수용기들은 피부온도에 대한 정보를 감각신경을 따라 시상하부의 체온조절 중추로 전달한다. 말초성 열수용기는 Aδ섬유와 C섬유로 구분되며, Aδ섬유는 냉각정보를, C섬유는 냉각과 온각 정보를 감각신경으로 보낸다. 냉각수용기가 온각수용기에 비해 10~15배 많은 이유는 한랭에 대한 피부의 체온하강을 방지하려는 주작용 때문이다.

중추성 온도수용기는 앞시상하부에 많이 분포하고 있으며, 온각수용기와 냉각수용기의 비율은 50:1로 체온 상승에 민감한 반응을 보인다. 이것은 뇌 온도가 상승할 때 억제시키려는 주작용 때문이다. 체온이 상승하면 앞시상하부에서 반응기전을 작동시켜 열손실을 주도하므로 앞시상하부를 열손실중추라고도 한다. 열손실에 대한 반응기전으로는 말초혈관확장, 발한작용 등으로 열손실 반응을 촉진시킨다. 그리고 체온이 하강할 때는 뒤시상하부가 반응기전을 작동시켜 열생산을 주도하기 때문에 뒤시상하부를 열생산

표 2.5 체온 조절을 위한 반사기전

자극	감수기	체온 조절반사	효과
추위	뒤시상하부 온도감수기 피부, 냉점	• 근육의 긴장 증가	열생산 증가
		• 떨림	
		• 공복	
		• 노르에피네프린 및 에피네프린의 분비 증가	열손실 감소
		• 피부혈관 축소	
		• 털세움	
더위	앞시상하부 온도감수기 피부, 온점	• 피부혈관 확대	열손실 증가
		• 땀분비(발한) 증가	
		• 호흡수 증가(헐떡임)	
		• 근육의 긴장 저하	열생산 감소
		• 식욕 감퇴	

중추라고 한다. 열생산에 대한 반응기전으로는 말초혈관수축, 떨림, 발한억제작용, 털세움근작용 등으로 이를 통해 열생산 반응을 촉진시킨다(표 2.5).

시상하부와 피부에서 전달된 온도에 대한 정보는 감각신경을 따라 체온조절중추에 전달되어 통합 분석되는데, 기준값(set point)보다 낮으면 열생산기전이 활성화(촉진)되고 기준값보다 높으면 열방출기전이 활성화되어 그에 따른 반응기 기전(effector mechanism)이 활동하게 된다. 그 결과 체온이 기준값에 가까워지게 되면 음성되먹임고리기전을 통해 체온조절중추의 기능이 다시 억제된다(그림 2.30). 피부온도에 대한 정보는 심부체온의 변화를 예측하여 체온 조절에 대한 작용을 촉진시켜 줌으로써 심부체온 유지에 관여한다.

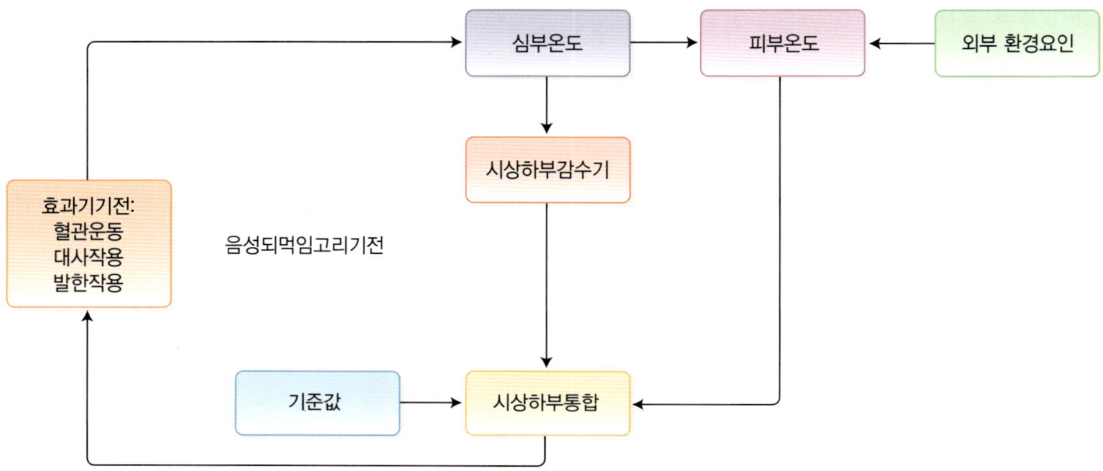

그림 2.30 체온 조절계의 음성되먹임고리기전

(2) 이상체온

체온조절기능은 정상이지만 열 자극이 감당할 수 없을 정도로 크거나 체온조절기능에 이상이 생기면 체온은 정상범위를 벗어나게 된다. 체온이 정상범위를 벗어나면 신진대사와 관련된 여러 가지 효소들에 영향을 주어 인체에 심각한 손상을 일으킬 수 있다. 따라서 온열 및 수치료 시 체온이 정상범위에서 벗어나면 원인을 찾아 신속하게 대응하는 것이 필요하다.

체온조절중추인 시상하부는 기준값을 정해 두고 기준값보다 낮으면 열생산기전을 활성화시키고 기준값보다 높으면 열손실기전을 활성화시킨다. 그러므로 뒤시상하부는 심부온도가 37.1℃ 이하가 되면 열생산중추를 활성화시켜 열생산을 일으켜 온도가 내려가는 것을 억제하므로 37.1℃를 열생산의 기준값이라 한다. 심부온도가 36.7℃ 이상이 되면 앞시상하부는 열손실중추를 작동시켜 열손실을 일으켜 더 이상의 온도 상승을 억제하므로 37.1℃를 열손실의 기준값이라 한다.

① 저체온증

겨울철 해난사고나 주위 환경온도가 낮아 인체의 열생산량이 열손실량보다 낮아지면 체온이 급격하게 하강하여 저체온증이 유발된다. 저체온증은 주위 환경온도가 낮아질 때도 발생하지만 차가운 물에 빠졌을 때 더욱 쉽게 나타난다. 물은 공기보다 열전도도가 25배 크며, 비열이 약 1,000배 정도 크기 때문에 한랭에 노출되거나 물속에 맨몸으로 노출될 경우 피부로부터 매우 빠르게 열손실이 발생한다. 따라서 15℃ 이하의 물속에 침수될 시 2시간 내 사망확률이 50% 이상이다. 죽음에 이르지 않더라도 저체온증에 빠지게 되면 신체적 작업능력 뿐만 아니라 지적 활동 및 정신적 사고력이 저하된다.

알코올의 섭취가 증가함에 따라 혈중 농도가 증가하여 혼수상태에 빠지고 점차 중추신경 체온조절중추의 활동을 억제시킨다. 또한 혈관운동의 긴장도 감소와 떨림유발억제 등이 초래되므로 알코올 중독 환자에게 저체온증은 매우 중요하게 고려해야 될 사항들이다.

② 고체온증

심부체온이 정상 이상으로 올라갈 경우를 고체온증이라고 하며 인체에서의 열생산량이 열손실량보다 높아지면 체온이 빠르게 상승하면서 고체온증이 나타난다. 원인은 마라톤과 같은 장시간의 운동이나 고열에 장시간 노출, 중추신경의 열손실기전이상 등이 있다. 신경과 근육의 변화, 심리적 변화, 심장기능장애, 말초혈관으로 혈액공급장애 등으로 인해 열피로(열허탈증), 열사병 등이 발생할 수 있으며, 이로 인해 사망에까지 이를 수 있다.

열피로는 고온환경에 장시간 노출되었을 경우에 발생할 수 있으며, 심한 발한으로 인한 몸의 수분이나 염분의 소실은 저혈압, 뇌산소 부족 등을 야기시켜 현기증, 두통, 급성 신체적 피로감을 일으켜 일시적으로 쓰러질 수도 있다. 이러한 증세가 나타나면 서늘한 곳으로 장소를 옮기고 적절한 휴식을 취한 후 물과 염분을 충분히 섭취해야 한다.

열사병은 고온다습한 환경에 오랜 시간 노출되어 체온 조절에 이상이 있을 경우 발생된다. 증상으로는 현기증, 오심, 구토, 발한정지에 의한 피부 건조, 허탈, 혼수상태 등이 있으며, 체온이 40℃ 이상 오르게 될 경우 혼수상태에 빠질 수 있으므로 환자의 옷을 시원한 물로 적시고, 의식에 이상이 있을 경우 병원으로 이송한다.

③ 열

체온 조절의 기준값이 높아져서 체온이 상승한 것을 열(fever)이라고 하며, 체온이 높아진 기준값에 도달할 때까지 이러한 반응은 계속된다. 열은 체온조절기능이 상실된 것이 아니라 증가된 기준값에 맞추어 체온조절을 하는 현상이라고 할 수 있다.

박테리아나 바이러스 감염, 병원균의 체내 침입으로 인해 백혈구가 활성화되면 내인성 발열물질(endogenous pyrogen)인 인터루킨 1(interleukin 1)이라는 열발생 물질이 합성되어 분비된다. 인터루킨은 신체면역계의 중요한 구성요소이며, 뇌의 앞 시상하부에 작용하여 프로스타글란딘(prostagladin) 합성을 촉진시켜 체온 조절의 기준값을 증가시킨다.

건강한 정상 성인의 체온 기준값은 37℃(98.6℉)이며 기준값이 증가하면 정상 체온에서도 추위에 노출된 듯한 생리적 반응을 나타낸다. 증상으로는 말초혈관수축, 떨림, 부신속질(adrenal dedulla)의 에피네프린 분비, 털세움근(arrector pili muscle)의 작용으로 열생산을 증가시킨다(그림 2.31).

감염 상태가 끝나거나 해열제를 복용한 후, 원래 상태로 기준값이 돌아올 때 나타나는 생리적 반응은 더운 곳에 노출되었을 때처럼 말초혈관 확장과 발한현상이 나타나면서 정상 체온으로 돌아오게 된다.

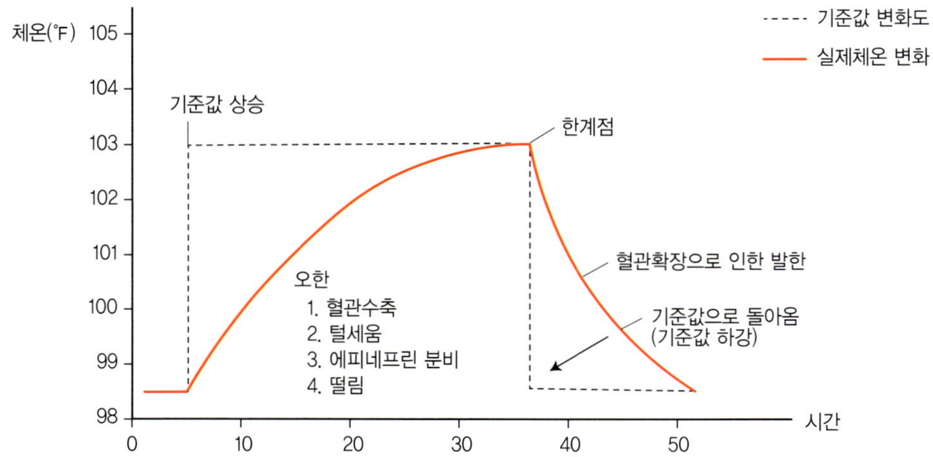

그림 2.31 열의 기전

CHAPTER 3

수치료의 생리적 효과

Physiological effects of hydrotherapy

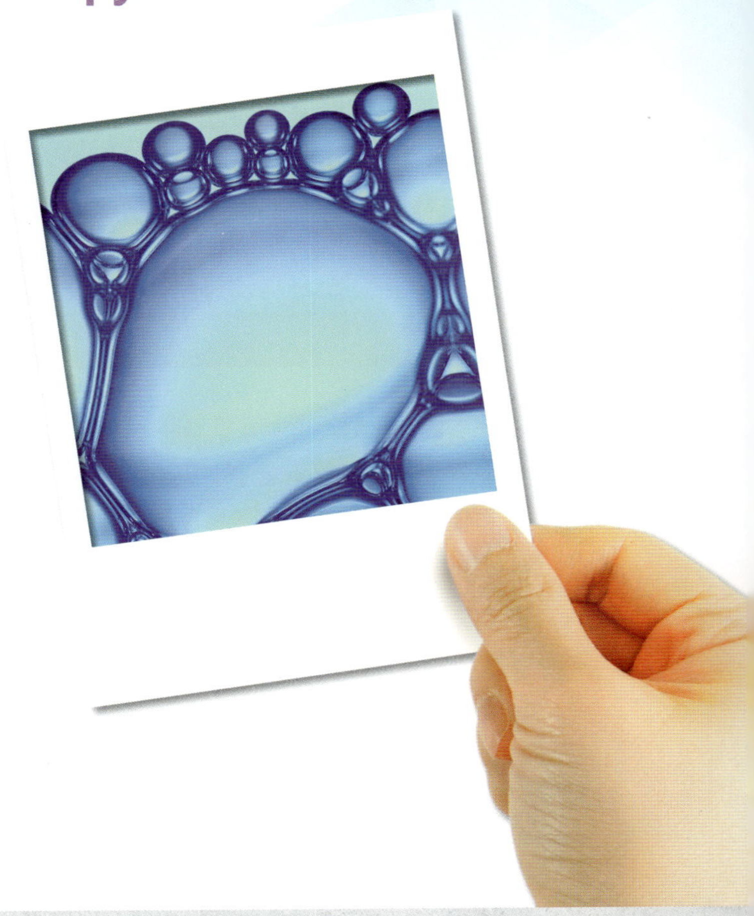

학습목표

1. 체액의 생리적 특성을 설명할 수 있다.
2. 물 적용의 생리적 영향을 설명할 수 있다.
3. 물 적용의 반사적 효과를 설명할 수 있다.

주요 키워드

1. 삼투압
2. 등삼투
3. 고삼투
4. 저삼투
5. 작용과 반작용

1. 체액의 생리적 특성

인체의 액체성분을 체액이라고 한다. 체액은 성인 남성을 기준으로 체중의 약 60%를 차지하고 있으며, 그중에서 세포내액은 40%, 세포바깥액(세포외액, ECF)은 20% 정도를 차지한다. 세포바깥액은 혈장 5%와 사이질액 15%로 구성되어 있다. 이 비율은 나이, 성, 비만 정도에 따라 다르며, 개체는 나이가 들수록 지방이 증가하면서 수분의 비율이 점차 낮아진다. 일반적으로 여성이 남성보다, 노인이 젊은 연령층의 사람보다 수분의 비율이 낮다고 보고되었다(표 3.1).

- 세포내액: 성인 남성을 기준으로 체액의 40%를 차지하는데, 세포안쪽과 세포바깥쪽은 서로 다른 구성요소를 함유하지만 근본적으로 세포내액과 세포바깥액의 조성과 농도는 대체로 비슷하다.
- 세포바깥액: 세포 밖에 존재하는 모든 체액을 세포바깥액이라 하는데, 성인 남성을 기준으로 체액의 20%를 차지하며, 두 개의 분획인 사이질액과 혈장으로 나뉜다. 혈장은 수분이 이동할 수 있는 모세혈관의 막구멍을 통해 사이질액과 통하고 있으며, 세포바깥액에서 단백질을 제외한 거의 모든 용질은 이 막구멍을 통과할 수 있기 때문에 혈장이 사이질액보다 단백질 함량이 높은 것을 제외하고 거의 같다.
  *용질(solute): 용매(溶媒)에 용해하여 용액을 만드는 물질

표 3.1 체액의 구성 분포

체액구획	체액량 백분율(%)	체중 백분율(%)	
		성인 남성	성인 여성
세포내액	60	40	30
세포바깥액	40	20	20
- 사이질액	30	15	15
- 혈장	10	5	5
총 체액	100	60	50

1) 체액 평형

체액 평형의 필수요소는 염분 평형의 조절에 의한 세포바깥액량 조절과 수분 평형 유지를 통한 세포바깥액 삼투몰 농도의 조절이다. 체내 총 나트륨양의 변화가 세포바깥액량의 변화를 가져오고, 이에 따라 동맥 압력이 변화된다. 체액에 녹아 있는 물질들은 대부분 Na, K, Cl, Mg 같은 전해질과 포도당, 아미노산과 같은 물질인데, 세포내액은 세포바깥액에 비하여 K, Mg, 인산염과 단백질이 많고, 세포바깥액은 상대적으로 Na, Cl, HCO_3, Ca와 같은 물질이 많이 함유되어 있다. 혈장은 세포바깥액에 비해 단백질이 많이 존재하며, 사이질액 삼투질 농도의 80% 정도는 Na와 Cl에 의해 형성된다.

(1) 물의 섭취와 배설 균형

물의 섭취 변화가 크더라도 그만큼 배설이 조절되어 전체 체액의 용적이 늘거나 줄지 않는 항상성을 유지한다. 인체의 수분 평형은 물의 흡수와 배출이 동일할 때 유지되며, 수분 평형을 조절하는 곳은 시상하부로, 갈증 중추가 물 섭취를 조절하고, 콩팥이 물의 배출을 조절하여 체액의 양을 일정하게 유지시킨다.

① 물의 하루 섭취량

인체의 물 흡수는 음료와 음식을 통해 섭취하는 것과 당이 산화되면서 합성되는 것이 있다. 전자는 하루 2,100mL 정도이며, 산화로 합성되는 대사량은 하루 200mL 정도이다.

② 물의 하루 손실량

- **불감 손실**

피부나 기도의 물 증발로 인한 물의 손실량은 하루 700mL 정도에 달하며, 피부를 통한 손실량은 하루 300~400mL, 숨쉬는 과정에서 기도의 지속적인 물의 손실량은 하루 300~400mL에 이른다.

- **대변을 통한 손실**

정상적인 경우 대변을 통해 하루 100mL 정도의 물 손실이 나타난다.

- **콩팥을 통한 손실**

콩팥을 통한 소변의 배설은 물 배설의 가장 중요한 경로이다. 물과 전해질의 섭취와 손실 사이의 균형 유지에는 콩팥의 배설 조절 기능이 가장 중요하다. 콩팥은 물과 전해질 배설량을 조절하여 섭취량과 정확히 일치시킬뿐 아니라 병적 상태에서는 지나치게 손실된 물과 전해질의 회복이 일어나도록 한다.

2) 세포내외액 간 체액 교환 및 삼투 평형

(1) 삼투

생체 내부에 존재하는 막은 일반적으로 반투과성막으로써 이온, 단백질 등 전하를 띠거나 크기가 큰 입자들은 통과시키지 않고, 무극성인 지질(lipid)이나 작은 분자(산소, 이산화탄소 등)는 통과시킨다. 물 분자의 경우, 아쿠아포린(aquaporin)이라는 통로단백질이 세포막에 존재하여 그 도움으로 자유롭게 세포막을 드나들 수 있다. 반투과성막을 경계로 물질의 농도가 서로 다를 때 물 분자의 농도가 높은 곳에서 낮은 곳으로(또는 용질의 농도가 낮은 곳에서 높은 곳으로) 물이 이동하여 용질의 농도가 같아지는 현상을 삼투(osmosis)라 한다. 설탕과 같은 용질이 세포바깥액에 첨가되면 물의 농도가 세포내액 쪽이 높아지므로 물은 세포내액으로부터 세포바깥액 쪽으로 재빨리 확산하여 세포내액과 세포바깥액의 물 농도가 같아진다. 반대로 세포바깥액에서 용질이 제거되고 따라서 물의 농도가 높아지면 이제 물은 세포바깥액으로부터 세포내액 쪽으로 확산한다. 즉, 용매의 농도 차이에 의한 용매의 이동을 삼투라 하며, 삼투를 일으키는 용질을 삼투질이라고 한다(그림 3.1).

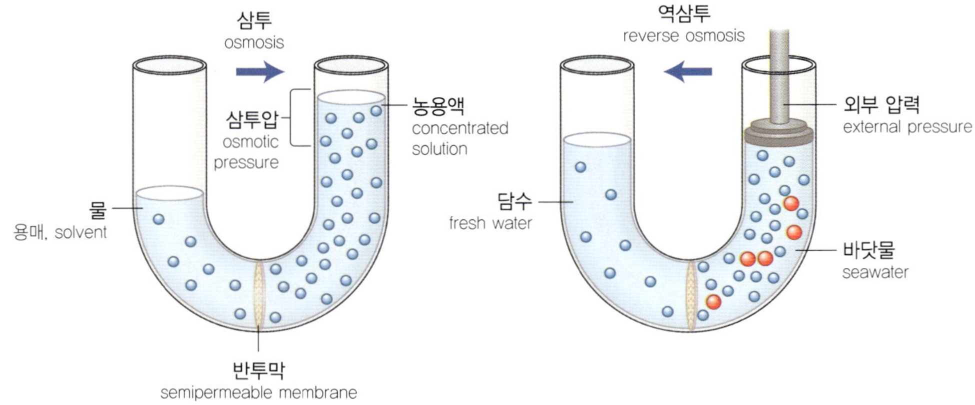

그림 3.1 삼투 농도에 따른 수분의 이동

(2) 삼투압

물 분자가 선택적 투과막을 통과하는 삼투는 물의 이동 방향과 반대 쪽에서 압력을 가하여 막을 수 있다. 이때 삼투를 막는데 필요한 압력을 삼투압(osmotic pressure)이라 한다. 용액의 물 농도가 낮고 용질 농도가 높을수록 삼투압이 높다. 삼투를 일으키는 용질을 삼투질이라고 하는데, 삼투질의 농도는 Osm/L로 나타내며 1Osm/L는 용액 1L에 1mole의 삼투질을 나타낸다. 체액의 삼투 농도 사이질액과 혈장에서 총 삼투 농도의 80% 가량은 Na^+와 Cl^-이온에 의하며, 세포내액의 삼투 농도의 절반은 K^+이온에 의한다. NaCl 용액의 경우, 0.9%일 때 체액의 삼투 농도와 거의 일치한다. 인체세포 중 하나인 적혈구를 0.9%의 NaCl 용액 속에 넣으면 적혈구세포 내의 삼투 농도와 적혈구 밖의 소금물의 농도가 같기 때문에 삼투는 일어나지 않아 적혈구의 부피 변화가 없다. 이와 같은 용액을 등장액(isotonic solution)이라고 한다. 등장액은 혈액 내에 주입할 수 있는데, 이것은 세포내액과 세포바깥액 간의 삼투 평형을 깨뜨릴 위험이 없기 때문이다(그림 3.2).

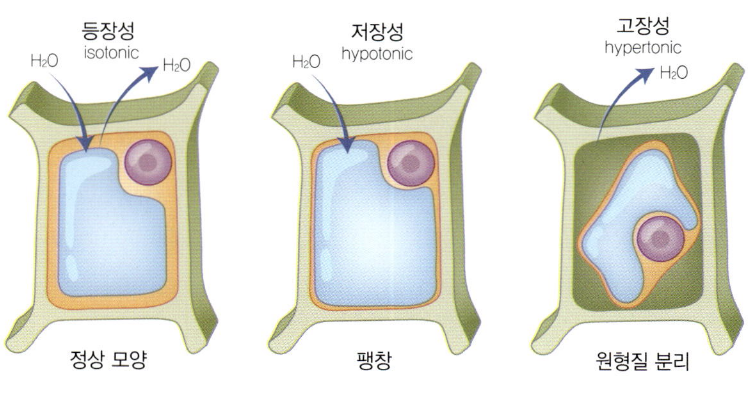

그림 3.2 반투과성막을 경계로 한 삼투현상

3) 체액의 조성량 및 구획의 변화

(1) 등삼투성 팽창

NaCl은 주로 세포바깥액을 구성하는 성분으로, 세포바깥액의 양이 증가하기 때문에 동맥압 또한 증가한다. 등삼투성 팽창(isosmotic expansion)은 세포바깥액의 양은 증가하나 세포바깥액 및 세포내액의 Osmol 농도는 변화가 없다. Osmol 농도가 변하지 않으므로 세포바깥액과 세포내액 사이의 수분 이동은 없다. 혈장단백질 농도와 헤마토크리트는 생리식염수만 주입했기 때문에 감소하고 적혈구의 축소 또는 팽창은 없다. 동맥압이 상승하며 세포바깥액의 용적이 증가하며 부종(edema) 등이 이에 해당한다.

*헤마토크리트(hematocrit, HT, HCT): 혈액 중에 차지하는 적혈구 용적을 %로 표시한 것

(2) 등삼투성 축소

고삼투성 팽창(hyperosmotic expansion)은 NaCl이 세포바깥액의 삼투질 농도는 변하지 않고 용적만 감소하는 경우로, 사이질액이 혈관 내로 이동함으로써 세포바깥액의 구획이 축소되는 현상이다. 세포바깥액의 양은 감소하나 세포바깥액 및 세포내액의 Osmol 농도는 변화가 없다. Osmol 농도가 변하지 않으므로 세포바깥액과 세포내액 사이의 수분 이동은 없으며, 혈장단백질 농도와 헤마토크리트는 세포바깥액의 상실로 증가한다. 적혈구의 축소 또는 팽창은 없으며 동맥압과 세포바깥액의 양은 감소한다.

(3) 고삼투성 팽창

고삼투성 팽창(hyperosmotic expansion)은 NaCl이 세포바깥액에 첨가되므로 세포바깥액의 Osmol 농도가 증가한다. 물이 세포내액에서 세포바깥액으로 이동하는데, 세포바깥액의 Osmol 농도와 같아질 때까지 세포내액의 Osmol 농도가 증가한다. 물이 세포로부터 빠져 나오므로 세포바깥액의 양은 증가(체액이 팽창)하고, 세포내액의 양은 감소한다. 혈장단백질 농도와 헤마토크리트가 감소하며 동맥혈압은 증가한다.

(4) 고삼투성 축소

고삼투성 축소(hyperosmotic contraction)는 인체로부터 심한 탈수현상이 있을 때 나타난다. 체액으로부터 용질 소실은 적지만 수분 소실이 많기 때문에 세포내액이나 세포바깥액 모두 감소하지만 삼투질 농도는 증가한다. 땀이 저삼투성(수분 소실이 NaCl 소실보다 많음)이므로 세포바깥액의 Osmol 농도는 증가한다. 땀을 통해 체액이 소실되므로 세포바깥액의 양은 감소하나, 세포내에서 세포바깥으로 삼투질 농도가 같아질 때까지 물이 이동한다. 즉, 땀을 통해 체액이 소실되므로 세포바깥액과 세포내액의 양은 감소하고, 세포바깥액의 Osmol 농도는 증가한다. 단백질 농도는 세포내액의 용적 상실로 인해 증가한다. 헤마토크리트는 증가할 수도 있으나 적혈구에서 물이 혈장으로 이동해 변화되지 않을 수도 있다. 고삼투성 축소는 복사열을 이용한 전신치료 시, 수분의 공급 없이 다량의 땀을 흘렸을 때나 고열환자에게서 피부나 호흡기를 통한 수분 증발이 많은 불감방출현상이 있을 때 나타난다.

(5) 저삼투성 팽창

저삼투성 팽창(hyposmotic expansion)은 소변으로 물을 제거할 수 있는 능력을 초과할 정도로 물을 과도하게 섭취했을 때 나타나는 현상이다. 이뇨호르몬과 항이뇨호르몬부적절분비증후군(SIADH)을 가진 환자가 수액요법을 받았을 때 소변의 희석이 나타나지 않아 전 체액이 희석되는 현상이 나타난다. 저나트륨혈증이 있으면 과도하게 흡수된 수분이 세포바깥액에서 세포내로 이동하므로 세포 팽창이 일어난다. 단백질 농도는 감소하나 헤마토크리트 수치에는 변화가 없다. 삼투질의 농도가 떨어지고 세포바깥액과 같은 비율로 팽창되어 결국 전 체액구간이 팽창된다.

(6) 저삼투성 축소

저삼투성 축소(hyposmotic contraction)는 체액에서 물보다 용질이 더 많이 소실되어 체액의 삼투질 농도가 감소되는 경우에 나타나는 현상으로, 세포바깥액은 축소되지만 세포내액은 오히려 팽창된다. 부신기능부전 환자의 경우, 세포바깥액으로부터 NaCl이 다량으로 요중에 배설되어 세포바깥액의 삼투질 농도가 낮아짐으로써 농도가 더 높이 유지되어 있는 세포내액 쪽으로 물이 이동하게 되어 세포내액의 팽창을 가져오게 된다. 단백질 농도와 헤마토크리트는 높아지고 혈압은 떨어진다(표 3.2).

표 3.2 체액 구획의 변화

체액량 변화 형태	체액구획 변화					세포바깥액내 농도 변화				임상 사례
	ECF	ICF	수분 이동	Na$^+$	단백질 농도	Osmol 농도 ECF	Osmol 농도 ICF	Hct	혈압	
등삼투성 팽창	↑	0	0	0	↓	0	0	↓	↑	부종, 등장성 식염수 주입
등삼투성 축소	↓	0	0	0	↑	0	0	↑	↓	콜레라, 설사, 화상, 출혈
고삼투성 팽창	↑	↓	ICF → ECF	↑	↓	↑	↑	↑	↑	NaCl 중독, 고농도의 NaCl 섭취
고삼투성 축소	↓	↓	ICF → ECF	↑	↑	↑	↑	0	↓	과도한 발한, 열, 당뇨병, 요붕증, 불충분한 수분 섭취
저삼투성 팽창	↑	↑	ECF → ICF	↓	↓	↓	↓	0	↑	과도한 물 섭취, SIADH
저삼투성 축소	↓	↑	ECF → ICF	↓	↑	↓	↓	↓	↓	NaCl의 상실, 부신기능부전(애디슨병)

* ECF: 세포바깥액, ICF: 세포내액, Hct: 헤마토크리트

2. 물의 생리적 효과

1) 물 적용에 따른 생리적 효과

물 적용에 따른 근육반응, 신진대사 및 혈관반응 등을 생리적 반응이라고 한다. 이러한 생리적 반응에 영향을 주는 수치료의 인자로는 물을 적용하는 방법과 치료실의 온도, 물의 온도, 치료시간, 환자의 신체적 조건, 환자의 나이, 환자의 준비운동 여부, 복사의 강도와 깊이, 호르몬과 혈관의 화학적 조절, 피부나 조직의 비열, 밀도, 열전도도, 조직의 흡수계수와 전기적 성질 등이 있다. 물을 전신에 적용할 때 물의 온도에 따라 생리적 변화가 나타날 수 있는데, 온수의 적용은 근육의 이완, 동맥내 장력의 감소, 맥박수의 증

표 3.3 물 적용 시 인체의 반응

부위	한랭수		온수	
	작용 효과	반응 효과	작용 효과	반응 효과
심박수	수축으로 갑작스럽게 감소	수축으로 서서히 증가	증가	감소
혈압	처음에는 상승, 부분적 하강	혈관 긴장도 증가로 상승	처음에는 상승	하강
위장	활동과 염산 분비 증가	-	염산 분비와 활동 감소	-
콩팥	충혈, 활동 왕성		활동 감소	
체온	단시간 열생산 증가	장시간 열생산 감소	단시간 열생산 감소	장시간 열생산 증가
신진대사	기초대사율 증가	-	대사율 증가	-
혈액수	증가		적혈구 감소, 백혈구 증가	
혈관	수축(심부혈관확장)	확장	확장	수축
허파	헐떡거림	심호흡 증가	빠르고 얕은 호흡	호흡률 감소

표 3.4 물 적용시간에 따른 인체의 효과

적용	1차적 효과	2차적 효과
한랭수를 짧게	• 말초혈관수축 • 오한, 떨림 • 맥박수 증가, 호흡률 증가, 심박수 상승 • 피부온도 하강, 피부 창백 • 내부온도의 미세한 증가	• 말초혈관확장 • 피부의 발적과 유연성, 따뜻함, 이완 • 맥박수 감소 • 호흡률 감소 • 내부온도의 하강, 심박수 감소
고온수를 짧게	• 근육이완, 동맥압 감소, 맥박수 증가 • 얕은 호흡, 체열생산의 감소, 체온 하강	• 혈압 상승, 심박수와 혈류량 증가 • 수의근과 불수의근의 수축력 자극 • 촉각기능 저하

표 3.5 물 적용범위에 따른 인체의 효과

적용	국소적(부분적) 효과	전신적 효과
한랭수 적용	• 혈관수축 • 국소 순환 저하 • 모세혈관벽의 백혈구 이동 감소 • 조직의 대사 감소 • 혼몽(benumbness), 마취	• 생리적 기능 감소 • 전신적 신진대사 저하, 체온 저하 • 심박수 감소, 순환 저하 • 호흡률 감소, 피부감각 둔화 • 근활동 둔화, 소화 지연 • 전신감각 둔화
온수 적용	• 혈관확장, 대사율 증가, 백혈구수 증가 • 모세혈관 투과성 증가, 부종 형성 • 신진대사의 대사물 감소 • 콜라겐 조직의 탄력성 증가, 근긴장 감소 • 근경련 감소, 통증 감소 • 신경전도속도 증가, 신경의 통각 결여와 진정 • 정맥과 림프관 배액 증가	• 체온 하강 • 맥박수 감소 • 호흡률 감소 • 혈압 하강

가, 얕은 호흡, 체온 생산의 감소현상 등이 나타난다.

온수는 경직(spasticity) 감소, 물렁조직의 이완, 통증 감소에 효과가 있고, 순환의 증가로 인해 손상 부위로 영양물질의 이동을 증가시켜 피부의 상태 개선과 손상 부위의 치유를 가속화시킨다. 일반적으로 냉수 적용에서는 긴장성 반사 효과, 온수 적용에서는 이완성 반사를 얻을 수 있다. 물을 인체에 적용할 때 적용온도에 따라 생리적 효과가 나타나는데, 이것은 체온을 조절하기 위해 나타나는 인체의 항상성 조절기전이라고 볼 수 있다(표 3.3). 또한 물은 적용시간에도 영향을 받고(표 3.4), 적용하는 범위의 넓이에 따라 국소적으로 나타나는 효과와 전신적인 효과도 있다(표 3.5).

(1) 순환계

냉수를 신체표면에 적용하면 말초혈관의 수축으로 인해 혈액이 심부조직으로 이동한다. 이는 뼈대근육에 많은 혈액을 이동시키게 되며, 짧게 적용하였을 경우 말초혈관이 반사작용에 의해 확장되어 혈액의 양 및 흐르는 속도가 정상보다 증가된다. 심장은 혈액 흐름에 대한 말초혈관의 저항을 극복하기 위해 심장박동력이 증가되어 심부조직혈관의 혈압을 증가시키므로 초기보다 심장박동력이 더욱 커진다. 혈액은 심부조직의 혈압 상승으로 인해 빠른 속도로 심부조직에서 말초혈관으로 이동하는데, 이것은 안정 시보다 더 많은 양이다. 압주욕이나 마찰과 같은 기계적 자극은 2차적인 말초혈관확장을 일으킨다. 냉수를 길게 적용하였을 경우에는 혈관에서 가벼운 마비 증세가 나타나는데, 이것은 혈액 흐름이 지연된 결과이다.

고온수를 짧게 적용하였을 때에 혈액은 짧은 시간 동안 말초혈관으로부터 밀려나갔다가 곧이어 혈관확장이 일어나 심부조직으로 유입된다. 이러한 현상을 통해 심부조직의 울혈 제거가 가능해진다.

(2) 혈액

전신냉욕 후에는 적혈구와 백혈구가 순환하는 혈액 중에 더욱 많이 나타난다고 보고되었다. 온열에 의해 체온이 올라가면 백혈구는 1~2시간 동안 25~30%가 감소하나, 그 후에 증가하여 5~9시간 후에는 최고 80% 이상에 달하는 경우도 있다. 또한 적혈구수도 증가하고, 혈색소도 O_2의 수요 증대에 따라 증가한다. 산소결합능력은 증가하나 오히려 산소포화도는 저하되고 동맥과 정맥의 산소포화도의 차이는 줄어든다. 열에 의해 호흡수는 증가하고, 허파의 CO_2압이 감소하므로 혈액의 pH는 높아지며, 혈당치는 상승되고 비타민 B_1이 파괴된다.

(3) 호흡

냉욕은 처음에 피부와의 온도차로 인한 충격현상으로 급한 호흡을 하게 되는데, 그 후에는 호흡수가 증가하고 호흡률이 정상보다 커진다. 고온욕은 이와 비슷하게 처음에는 헐떡거림이 발생하나 계속해서 호흡률과 호흡의 깊이가 증가한다. 온욕은 호흡수가 증가하나 호흡운동의 범위는 좁다.

(4) 근육뼈대계

단시간의 냉욕은 수의근과 불수의근의 긴장도와 에너지 및 기능의 수용능력을 증가시키고 동시에 열을 생산하고 산화를 증가시킨다. 그러나 냉을 장시간 적용하면 강직과 떨림, 기능의 수용능력 감소를 초래한다.

온욕은 피로 · 흥분, 근육의 이완기능과 수용능력, 긴장도를 감소시킨다. 팔다리근육에 대한 단시간의 고온은 흥분작용을 나타내나, 38~40℃로 장시간 가온하면 진정작용이 나타난다. 중추성 마비, 요통 등의 병적 상태에서 볼 수 있는 경련성 반사적인 구축에 대한 근긴장도를 저하시키는 작용이 있다. 긴장도가 높아지면 통증이 생기고 이것은 순환장애를 유발할 수 있는데, 온열은 긴장을 제거하고 통증을 개선하는 데 효과적이다. 35℃보다 따뜻한 물에 신체분절을 침수하면 심부온도가 상승한다. 이로 인해 비정상적 근긴장과 경련이 감소한다.

(5) 피부

마찰이나 압주욕 등의 방식으로 인한 기계적 자극은 2차적인 혈관확장을 도와주지만 장시간 냉수를 적용하면 이에 대항하는 작용이 일어나서 반사적으로 혈류의 저지반응이 일어난다.

냉수는 피부의 창백과 수축 그리고 소름이 생기고 뒤이어 발적이 생긴다. 온수에 침수하는 것은 피부혈관을 이완시킨다. 말초혈관의 온도 상승으로 인해 말초혈관의 확장과 투과성이 증가하고, 이로 인해 히스타민과 프로스타글란딘을 포함하는 염증물질이 방출된다. 또한 온도 상승에 의한 땀 분비를 유발한다.

(6) 신경계

급격한 단시간 냉욕은 지각신경에 뚜렷한 작용을 나타낸다. 차가운 물을 이용한 샤워는 중추신경을 자극해 정신을 상쾌하게 하고, 온욕은 진정 효과를 일으킨다. 극단적인 냉욕이나 매우 뜨거운 열욕은 피부신경 끝의 감각신경을 자극하여 자극 효과를 나타내는데, 이것은 적용속도와 적용시간, 적용되는 부위의 넓이에 영향을 받는다.

장시간의 입욕은 감각을 감소시키고 통증을 경감시킨다. 장시간 열욕은 장시간 냉욕보다 더욱 통증을 경감시킨다. 따뜻한 물로 인해 신체가 가온되면 피부혈관이 이완되고 말초혈관은 확장된다. 이것은 혈관 민무늬근육이 아드레날린계 물질에 대한 반응으로 일어난다.

온수는 신경계에 자극을 가함으로써 통증을 분리하는데, 감각입력의 자극은 더욱 크고, 빠른 섬유를 따라 전해지고 통증 섬유보다 더 큰 전도도를 가진다. 결과적으로 환자의 통증보다 온도감각이 먼저 전달되어 통증인지가 차단된다(관문조절설).

(7) 신진대사

10~24℃의 냉수욕은 기초대사를 증가시키고 산소흡수량을 증가시킨다고 알려져 있다. 기계적 자극이 냉수욕과 겸해지면 더 큰 효과가 나타난다. 그러나 더 차가운 물은 국소 신진대사를 저하시킨다. 온욕은 체온을 상승시키고 신진대사를 증가시킨다. 급격한 고온 적용 시에는 안정 시보다 신진대사가 25~35% 정도 증대된다. 반트 호프의 법칙(Van't Hoff's law)에 따르면 체온 1℃ 상승에 13%의 신진대사율이 증가하며, 10℃ 상승으로 신진대사율은 2~3배(20~30%) 증가한다.

(8) 발한(땀 분비)

고온욕의 경우 심한 발한을 초래해서 30~60분 사이에 약 2~3L의 땀을 배출한다고 알려져 있다. 체온 조절을 위한 발한은 교감신경의 작용으로 이루어지며, 고온 상태가 계속되면 익숙해짐에 따라 발한능력은 증가되나 장시간 고온에서 발한량은 감소된다. 온열로 피부지방의 활동이 활발해지고 동시에 분비된 땀으로 그 지방은 피부표면을 덮게 된다. 대량 발한 시 NaCl의 1일분비량은 20g 정도이며, 혈청 중 염소가 감소하여 경련을 초래하는 경우도 있다. 또한 수분, 비타민C의 손실로 무기력함과 질병에 대한 저항력이 약화되므로, 특히 전신 온열치료 시에는 수분, 염분, 비타민C의 공급을 필요로 한다.

3. 수치료의 반사 효과

1) 개요

반사(reflex)는 의지와 관계없이 자극에 대해 일정한 반응을 기계적으로 일으키는 현상으로, 인체의 특정 부위에 온열이나 냉을 적용하면 피부표면에 즉각적인 반응뿐만 아니라 신경지배를 통해 신체의 다른 부위에서도 반응이 나타나도록 할 수 있다. 이러한 방법은 몸내장반사(somatovisceral reflex)에 의한 표재반사(superficial reflex)로, 장기와 연관된 반사대가 피부, 근육 등 분절조직에 발생하기 때문이다. 따라서 병변과 관련된 몸의 반사대를 파악하여 적절한 자극을 주면 그에 따른 반사반응이 나타난다. 예를 들어, 얼음주머니를 심장앞부분(precordial area)에 적용하면 심박수는 느려지고 심박동력(heart force)이 증가된다. 또 고온습포를 복부에 적용하면 내장 활동과 내장혈류가 감소되고 위산(gastric acid) 분비도 억제된다. 이와 같은 효과들은 피부표면에 있는 들신경(afferent nerve)에서부터 시작된 자극들이 뒤신경뿌리(dorsal nerve root)를 통해 척수에 연접되는 반사활(reflex arc)을 형성함으로써 이루어진다. 척수에 전달된 자극들은 날자율신경섬유(efferent autonomic nerve fiber)에 연접되고, 다시 앞척수신경뿌리(anterior spinal never root)와 함께 척수를 떠나 백색교통가지(white ramus communicans)에 의해 분지되어 자율신경절로 들어간다. 신경절 내에서 자극은 연접을 통해 다른 기관으로 이동하거나 지배하는 기관으로 향하고, 일부는 회색교통가지(gray ramus communicans)를 통해 척수신경줄기(spinal nerve trunk)로 되돌아와 각각의 목적지로 전달된다.

2) 적용방법과 부위에 따른 반사 효과

(1) 적용방법

물을 이용한 분절반사치료는 물의 온도와 역학적 자극을 이용한다. 따라서 물의 온도에 따른 생리적 효과를 근거로 적용하며, 자극 효과를 얻기 위해서는 고온수나 냉수, 한랭수를 사용하며, 진정 효과를 얻기 위해서는 중온수나 미온수를 사용한다.

적용방법에는 온도의 생리적 특성을 이용하는 냉습포나 온습포 적용 또는 열과 기계적 자극을 함께 이용하는 강력한 분무욕이나 압주욕 등이 있다. 이 외에도 거친 수건이나 솔 등을 이용하여 피부를 자극하는 냉 마찰을 적용할 수 있다.

(2) 적용온도와 부위

① 부위에 따른 한랭의 장시간 적용 시 반사 효과

- 동맥 위: 동맥가지의 수축
- 코 위, 손과 목 뒤: 코점막 혈관의 수축
- 심장: 심박수 감소와 심박출량 증가
- 배: 내장기관의 운동과 혈류의 흐름 증가 및 위산 분비 촉진

- 골반: 골반기관들의 근육 자극
- 갑상샘: 갑상샘 주위의 혈관수축과 기능 감소
- 손과 머리: 뇌혈관수축
- 급성 손상 시 관절과 윤활주머니: 혈관수축과 통증 완화
- 타박상이나 염좌: 혈관수축과 부종, 조직의 출혈 등의 감소와 통증 완화

② 부위에 따른 한랭의 단시간 적용 시 반사 효과

- 약 30초 정도의 온몸 한랭 적용 시: 온몸의 말초혈관수축
- 얼굴이나 손, 머리: 정신 활동 증가
- 앞가슴: 심박수와 심박출량 증가
- 압주욕: 내장기관의 활동 증가

③ 부위에 따른 온열의 장시간 적용 시 반사 효과

- 한쪽 다리: 반대측 팔 · 다리의 혈관확장(동맥혈관 검사 방법 시 적용)
- 배: 내장기관의 활동과 혈류의 흐름 감소 및 위산 분비 억제
- 골반: 골반장기기관의 이완과 혈관확장 및 월경혈류량 증가
- 명치 부위: 심박수 증가와 심박동력 감소 및 혈압 하강
- 가슴: 가래배출 증가
- 몸통: 요관과 쓸개관 이완
- 등의 콩팥 부위나 앞쪽 아랫배: 소변량 증가

(3) 적용시간

한랭과 온열은 기술한 바와 같이 다양한 신체적 · 정신적 변화를 가져 오는데, 이들 효과는 적용방법이나 적용온도에 따라 차이가 있다. 한랭과 온열에 의한 자극 효과는 피부와 물의 온도, 적용속도, 적용되는 피부의 면적 등에 따라 좌우되며, 물과 피부의 온도차가 클수록, 적용하는 속도가 빠를수록 그리고 적용되는 면적이 크면 클수록 자극의 효과는 일반적으로 커진다.

건강한 사람의 피부온도는 평균적으로 약 33.8℃ 정도이기 때문에 한랭수(cold water)나 서열수(very hot water)를 처음 적용하였을 때는 비슷한 자극 효과가 나타난다. 한랭지속욕(cold still bath)을 실시할 경우에는 1차적으로 말초혈관이 수축하거나 오한, 떨림, 맥박수와 호흡률의 증가와 같은 작용현상이 나타나고, 시간이 경과되면 근긴장과 내장기관의 활동 증가, 신진대사 등이 증가되어 말초혈관이 확장되거나 피부의 홍조(redness), 온감(warmth), 근육이완, 호흡률과 맥박수의 감소 등이 일어나는 반응(reaction)현상이 나타난다.

CHAPTER 4

수치료의 원리

The fundamentals of hydrotherapy

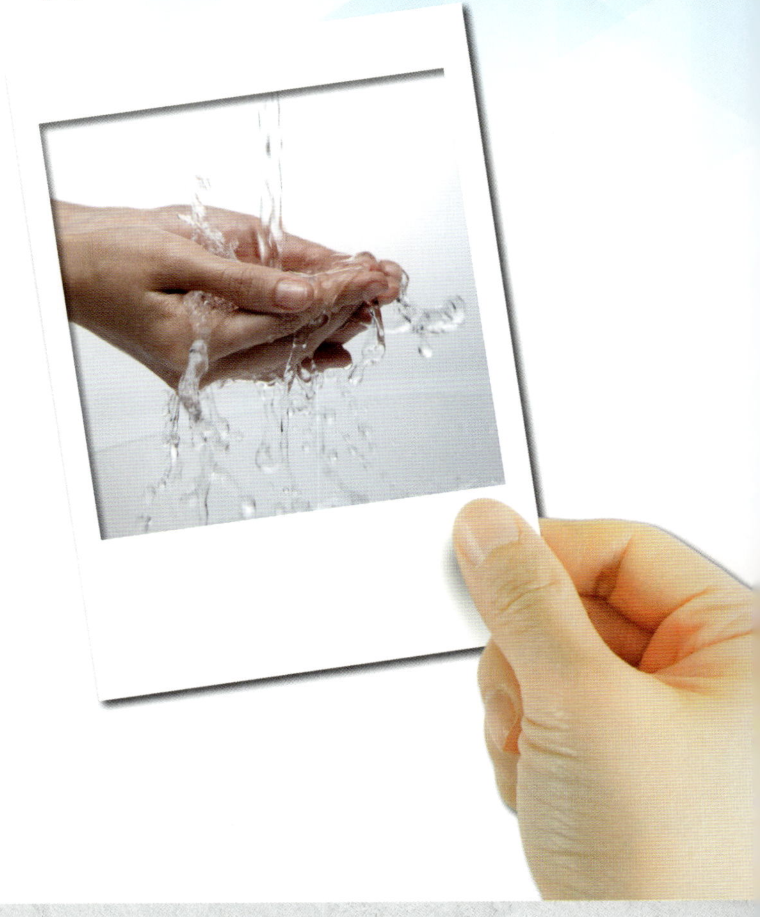

학습목표

1. 물의 치료 효과를 설명할 수 있다.
2. 온도에 따른 수치료의 적용방법을 설명할 수 있다.
3. 물의 적용방법에 따른 위험요소를 설명할 수 있다.

주요 키워드

1. 자극 효과
2. 열 경련
3. 열 쇠약
4. 열사병
5. 히스타민
6. 대뇌부종

1. 물의 치료적 이용

사람들은 고대부터 현재까지 인체의 통증을 줄이는 방법으로 물을 사용해 왔다. 타박상이나 화상에는 차가운 물을 사용하며, 관절이 뻣뻣하거나 근육의 통증이 심할 경우에는 따뜻한 물을 사용한다. 이러한 물의 치료적 효과는 물의 여러 가지 형태, 즉 고체, 액체, 기체의 성질을 이용하여 피부에 접촉하거나 물을 섭취함으로써 내장기관을 통해 흡수하여 신경이나 감각수용기를 거쳐 자극 반응으로 나타낸다. 물을 통해 인체에 나타나는 현상은 물의 온도나 형태, 자극시간과 주위의 환경온도에 따라 달라지며, 환자의 신체 기능에 따라 차이가 있을 수 있다. Baruch Simon(1908)은 물 사용에 따른 치료 효과를 다음과 같이 분류하였다.

1) 물의 치료 효과

(1) 자극 효과

물을 인체에 적용 시, 물과 피부의 온도차가 클수록 나타나는 반응을 자극반응이라 한다. 예를 들어, 수험생이 졸릴 때 차가운 물로 세안을 하는 경우가 이에 해당된다. 자극 효과에 해당되는 수치료법으로는 관주, 염수욕, 상자욕, 관장, 세정, 한랭욕, 고온욕, 한랭 및 고온 분무욕, 한랭 및 고온 압주욕, 염마찰, 시이트욕, 와류욕이 있다. 앞서 언급된 수치료 적용 시, 피부온도와 적용하는 물의 온도차가 커야 한다.

(2) 진정 효과

진정 효과는 피부온도와 적용하는 물의 온도차가 작을 때 중온(37.3~38.9℃)에서 나타나며, 이때 신경적 흥분이 가라앉는 효과가 있어 신경정신과 분야에서 사용된다. 불면증 환자에게 적용하면 평온하게 잠을 잘 수 있다. 진정 효과의 수치료법으로 염수욕, 상자욕, 지속욕, 나우하임욕, 중온 분무욕, 산소욕, 온욕, 습지찜질 등이 있다.

(3) 강장 효과

수술 후나 기타 질병이 있는 환자들은 면역력이 저하되는 경우가 많다. 이때 냉수와 온수를 번갈아가면서 인체에 적용하면 환자의 체력을 회복시키는 좋은 요소가 될 수 있다. 강장 효과의 수치료법으로는 압주욕, 염수욕, 상자욕, 한랭욕, 한랭 분무욕과 압주욕, 교대욕(contrast baths), 나우하임욕, 염마찰, 스코치식 압주욕(scotch douches, 냉수와 온수를 교대로 사용하는 압주욕의 일종), 시이트욕, 와류욕 등이 있다.

(4) 이뇨 효과

인체를 차가운 물에 침수시키면서 얼음물을 마시면 혈액이 몸의 중심으로 이동되어 신장 기능을 활성화시키므로 소변량이 증가하게 된다.

(5) 발한 효과

뜨거운 물로 목욕하였을 경우, 땀이 배출(발한)되어 피부의 노폐물이 제거되는 효과가 있다. 발한 효과의 수치료법으로는 염수욕, 상자욕, 고온욕, 온습포, 사우나 등이 있다.

(6) 토제와 하제 효과

다량의 미온수를 마시면 위(stomach)에 있는 물질들을 토해내게 할 수 있다. 예를 들어, 병원 중환자실(intensive care unit, ICU)에서 독극물을 마신 환자의 응급처치에 사용된다. 그리고 관장을 통해 적용하면 장의 연동작용이 촉진되어 내장 속에 정체된 대변 등을 배설시킬 수 있다.

(7) 대사작용 증진 효과

열은 효소의 생물학적 반응과 화학적 흡열반응을 증진시킨다. 인체의 효소는 39~43℃ 사이에서 1℃씩 증가할 때마다 약 13%의 대사활동율이 증가된다. 이러한 효소의 대사활동율은 45℃까지 계속 증가한다. 그러나 45℃를 넘으면 효소의 단백질 성분은 활동률이 감소하고 변성되어 약 50℃에서 완전히 중단된다.

(8) 방부 효과

끓는 물에서 나오는 수증기가 피부표면에 닿게 되면 수명을 다한 표피세포를 부드럽게 하여 각질 연화에 도움을 주며, 모공을 확장시켜 모공의 피지 및 노폐물을 배출하여 세정 작용 및 병원성 미생물의 발육과 그 작용을 제거 또는 정지시키는 효과가 있다.

(9) 해열 효과

물과 신체의 온도차에 의해 이루어지며, 인체의 중심온도보다 약간 낮은 온도(35~37.8℃)에서 적용한다. 해열 효과의 수치료법으로는 수건을 물에 적셔서 사용하는 마찰 세척, 세정, 장시간의 미온욕, 습지 찜질, 알코올 마찰 등이 있다.

(10) 발열 효과

치료적 목적을 위하여 인위적으로 열을 발생시키거나 체온을 상승시킬 때 나타나는 효과로, 발열 효과의 수치료법으로는 염수욕, 상자욕, 고온 침수욕(hot immersion bath), 고열 모포찜질(hot blanket packs) 등이 있다.

(11) 진통 효과

병 · 의원에서 가장 많이 사용하는 치료법이며, 대표적으로 핫팩, 아이스팩 등이 있다. 통증을 줄이기 위한 목적으로 사용되며, 진통 효과의 수치료법으로는 습포(compresses), 상자욕, 엘리어트 치료(Elliott treatment, 미국 산부인과 의사인 Elliott에 의해 개발된 방법으로 질 내에 고무주머니를 삽입하고 지속적으로 온수를 순환시켜 치료하는 골반염증 치료법), 고온습포(fomentations), 온찜질, 허바드 탱크(Hubbard tank), 얼음주머니(ice bags), 관주(affusion), 초욕(paraffin baths), 온열이나 고온의 압주욕 또는 분무욕, 와류욕 등이 있다.

(12) 국소 마취 효과

얼음을 사용하여 신체조직을 냉각시키거나 차게 하면 피부에 있는 감각수용기는 일시적으로 자극에 대한 감지능력을 상실하여 약품에 의해 마취된 것과 같은 효과를 나타낸다.

(13) 이완 효과

스트레스로 인해 초조하고 산만해진 마음을 진정시키고 싶다면 36℃ 정도의 미지근한 물로 목욕을 30분 정도하면 효과적이다. 노인과 유아는 높은 온도에서 목욕하면 혈관이 과도하게 팽창하거나 수축되어 오히려 피로해질 수 있으므로 미지근한 물에서 하는 것이 좋다.

(14) 피부 노화 예방 효과

물을 이용한 피부 노화 예방 방법으로는 물을 자주 마셔 수분을 보충해 주는 것과 피부가 좋아하는 온도의 물로 세안하는 것이 대표적이다. 노화가 되면 체내의 수분이 줄어든다. 특히 20대가 지나면서부터 피부의 습도를 자연적으로 유지해 주는 땀샘과 기름샘의 기능이 저하되고, 피부의 표층도 얇아져서 피부가 습기를 유지하는 기능이 약해진다. 따라서 매일 충분한 물을 마셔 소변과 땀으로 소모되는 수분을 충분히 보충해야 한다. 피부에 가장 좋은 온도는 38℃ 정도로 이는 반신욕을 할 때에도 피로회복에 좋은 온도로 알려져 있다.

2. 수치료의 분류

수치료는 온도, 적용부위, 적용방법, 목적, 물리 · 화학적 동인 등에 의해 다음과 같이 분류할 수 있다.

1) 온도에 따른 분류

- 냉(cold applications)
- 중온(neutral applications)
- 고온(hot applications)
- 온–냉 교대(alternate hot and cold applications)
- 점진적인 온도 상승(applications of slowly increasing temperature)

2) 적용부위에 따른 분류

- 전신(general applications)
- 국소 또는 부분(local or partial applications)
- 외적 적용(external applications)과 내적 적용(internal applications)

3) 적용방법에 따른 분류

- 침수치료: 욕조(immersion bath), 풀(pools)
- 분무욕과 압주욕(spray and douches)
- 세정과 관장(irrigation and enemas)
- 관주와 마찰세척(affusions and ablutions)
- 찜질, 습포, 고온습포(pack, compresses, fomentations)

4) 치료 목적에 따른 분류

- 진통(anodynic procedures)
- 해열(antipyretic procedures)
- 항경련성(antispasmodic procedures)
- 배설 촉진(eliminants)
- 발열(pyrogenic procedures)
- 진정과 수면(sedative and hypnotic measures)
- 자극과 강장(stimulating and tonic measures)
- 발한(diaphoretic procedures)
- 이완(relaxation)

5) 사용된 물리 · 화학적 동인에 따른 분류

- 열수(hydrothermal water): 목욕 등
- 유체동력학적(hydrokinetic): 세정, 수중에어로빅(aquaerobic), 수중운동, 수중트레드밀(underwater treadmill)
- 수화학적(hydrochemical): 산소욕(oxygen baths), 이산화탄소욕(carbon dioxide baths)
- 열수와 유체동력학적 혼용: 압주욕이나 와류욕
- 수화학적 · 동력학적 혼용: 염마찰(salt rub)
- 열수와 수화학적 혼용: 유황욕(sulfur baths)
- 열수 · 동력학적 · 수화학적 혼용: 약품을 첨가한 와류욕

6) 적용온도에 따른 분류

수치료 적용 시 사용되는 온도는 학자마다 약간의 차이가 있지만, 일반적으로 수치료의 안전 하한선은 4.4℃이며, 안전 상한선은 43.3~46.1℃이다. 수치료에서 사용되는 온도는 개인적인 차이가 있기 때문에 절대적인 제한온도의 범위를 결정하는 것은 매우 어려우므로 일반적인 치료 안전온도의 범위를 정한다.

3. 수치료의 위험요소

물의 물리적 · 화학적 원리를 이용한 수치료는 비교적 위험요소가 적지만 잘못 적용하였을 경우에는 환자에게 좋지 않은 영향을 미칠 수도 있다. 그렇기 때문에 다음의 내용을 충분히 숙지해야 한다.

1) 고온 환경에 노출되었을 때 발생하는 장애

(1) 열 경련

① 원인

열 경련(heat exhaustion)은 고온 환경에서 심한 근육운동을 하는 경우에 자주 발생하며, 발한에 의한 탈수 및 염분 손실, 대사 노폐물의 축적, 중추신경 및 간 기능에 장애가 발생한다.

② 증상

수의근(voluntary muscle)에 통증성 연축(painful spasm)이 일어나는 것이 특징이며, 현기증, 귀울림, 두통, 구역, 구토, 호흡곤란 등의 전구 증상이 나타난다.

③ 물리적 · 화학적 소견

체온은 정상이거나 약간 상승하지만 38℃ 이상으로 올라가지는 않는다. 맥박은 빠르나 혈압의 변화는 없고 혈액 농축, 요량 감소 및 혈중 염분량의 현저한 감소가 있다. 때때로 일시적인 단백뇨(proteinuria)가 나타나지만 혈당(blood sugar)의 변화는 없다.

④ 치료

바람이 잘 통하는 곳에 환자를 눕히고 신체를 노출시켜 전도와 복사를 통해 열을 방출시키고, 생리식염수 1~2L를 정맥주사하거나 0.1%의 식염수를 마시게 하여 수분과 염분을 충분히 보충해 주도록 한다.

(2) 열 탈진

① 원인

열 탈진(heat exhaustion, 열허탈증)은 고온 환경에서의 신체 노동이나 수치료를 36.7℃ 이상에서 장기간 치료할 경우에 발생하며, 체액의 과도한 소실과 염분 부족, 고온다습한 환경에서 통풍이 되지 않을 때 발생한다.

② 증상

순환부전과 저혈압증은 특히 뇌를 순환하는 혈액의 부족을 초래해 전구 증상으로 권태감, 극도의 소진, 두통, 현기증, 혈압 저하, 귀울림, 구토를 일으키며, 체온은 정상이거나 약간 떨어진다. 심부온도는 38.9℃ 이상으로 높은 반면에 피부표면의 온도는 정상이거나 오히려 약간 내려간다. 맥박은 심박출량의 감소로 인해 약하나 빠르고, 혈압은 하강하는데, 특히 이완기 혈압(diastolic pressure)이 하강한다. 혈당치는 감소하나 그 밖의 혈액 및 소변에 현저한 변화는 없다.

③ 치료

시원하고 쾌적한 환경에 머리를 낮게 눕혀서 휴식을 취한다. 응급조치 이후 수일 간은 순환기계에 이상이 나타나지 않는지 주의 깊게 관찰해야 한다. 순환기계 질환과 같은 합병증이 발생하지 않는 한 예후도 양호하여 완전히 회복할 수 있다.

(3) 열 쇠약

① 원인

열 쇠약(heat prostration, 열 피로)은 열과 관련된 질병 중에서 가장 흔한 것으로, 과도한 땀의 배출로 인한 염분 소실과 비타민 B_1 결핍으로 일어난다.

② 증상

현기증, 실신, 오심, 구토, 헐떡거림, 피부가 차고 축축해지며 땀이 나고 얼굴이 창백해진다. 입 언저리가 처지고 무산소혈증, 조직산소결핍증, 열 경련, 강축, 저혈압, 조직온도 하강, 탈수현상, 설사, 근육경련, 두통, 어지럼, 빈맥, 소변량 감소가 나타난다.

③ 치료

환자를 시원한 곳으로 옮겨 생리식염수나 락테이티드 링거(lactated ringers, 등장액으로 물과 전해질로 구성)와 같은 용액을 정맥으로 공급한다. 열 쇠약은 열사병으로 진행될 수 있다.

(4) 열사병

① 원인

열 경련과 열 탈진이 과도한 체온 조절의 생리적 현상에 의한 이차적인 고온장애라고 한다면, 열사병(heat stroke)은 시상하부의 체온조절중추 기능이 소실될 때 일어난다. 열 정체라고도 한다.

② 증상

두통, 현기증, 건조하고 따뜻한 피부, 귀울림, 중심체온 상승, 깊은 호흡 후 얕은 호흡, 권태감, 극도의 소진을 호소하게 된다. 경련, 혼수, 동공확대, 발한 억제, 혈압 상승, 홍조, 빠르고 얕은 맥박, 조직온도와 소변량이 증가하며 결국에는 혼수상태에 이른다.

③ 소견

체온이 41~43℃까지 급격하게 상승하는 것이다. 피부는 고온다습한 환경에서 열사병이 발생하는 경우에는 습하나, 태양 복사열에 의하여 일사병이 발생한 경우에는 땀이 나지 않아 건조하다.

④ 치료

자세는 머리를 약간 높게 하여 차게 해 준다. 체온을 응급적 수단을 통해 빨리 떨어뜨려 줌으로써 체온상승과 체온조절중추의 기능장애 사이의 악순환을 단절시키는 것이 무엇보다 중요하다.

(5) 땀띠

고온다습하고 통풍이 잘 되지 않는 환경에서 피부가 땀에 오래 젖어 있을 때, 홍반성 반점과 수포성 발진이 생기고, 따가운 통감을 동반하는 땀띠(heat rash)가 발생한다.

① 원인

땀띠는 한선의 종말부 또는 상피 부위가 각질파쇄물로 막혀서 한선이 팽창하여 생기는 것으로, 한선 주위에는 원세포(round cell)가 침윤되고 주위 혈관이 확장된다.

② 증상

피부에 조그마한 붉은 반점이 나타나며, 일반적으로 맑거나 우유빛인 액체가 찬 수포로 변하고 주위에는 홍륜이 생긴다. 호발 부위는 아래팔, 앞가슴, 어깨부, 허리, 겨드랑이, 무릎의 후측부이다. 심한 경우에는 어깨와 몸통부가 침범된다. 손바닥과 발바닥에는 생기지 않으며 얼굴에는 비교적 덜 생긴다.

③ 치료

가능한 한 고온 환경을 피하고 통풍이 잘되는 곳에서 피부가 땀에 젖지 않도록 한다. 냉수로 목욕하고 피부를 잘 말린 다음, 칼라민 로션(calamine lotion)이나 아연화분말을 바르면 일시적으로 발진이 약화된다.

(6) 열상 또는 화상

열상(scalding)이나 화상(burning)을 예방하기 위해서는 치료시간과 치료기구의 점검이 필요하며, 또한 환자를 혼자 두고 하는 치료를 금해야 한다.

(7) 열 과민증

열 과민증(hyperthermalgesia, heat intolerance)을 나타내는 환자는 흔하지 않으며, 열 조절기전(heat regulating mechanism)의 혼란에 의해 발생한다. 증상은 극도의 피로나 현기증, 심장의 심계항진, 식욕 저하, 오심, 발작을 나타내며, 치료 시 쉽게 화상을 입을 수 있으므로 주의를 요한다.

(8) 수분 중독

수분 중독(water intoxication)은 더운 환경에서 물을 마실 때 발한으로 인한 과도한 수액 소실에 동반된 나트륨 소실을 대처하지 못해 일어난다. 오심, 구토, 두통과 의식 상태의 변화 같은 증상이 유발된다. 치료는 염분이 많은 식이요법과 생리적 식염수로 정맥로를 확보해야 한다.

(9) 고열 · 홍조와 고비

고열 · 홍조(flush)와 고비(critical)는 체온이 정상온도(직장체온은 0.5~1.0℃ 높음)보다 높게 상승한 것이다. 의복을 제거하고 환자를 대류에 의한 방법으로 열을 소실시켜야 한다. 스펀지 목욕은 인체의 중심 체온을 너무 많이 내리기 때문에 사용하지 않는다.

(10) 심리적 장애

고온 환경에 노출되면 심리적으로 짜증이 나고 지각력과 사고력이 감퇴되어 일상활동에 제한을 받을 수 있다. 지나친 발한으로 인한 탈수는 발한 억제, 맥박수의 증가, 체온의 상승을 초래함으로써 고온에 대한 내성 자체를 약화시킨다. 발한에 의한 수분 손실은 체중의 1.8%를 넘지 않도록 해야 하는데, 이를 위해서는 갈증 여부와 상관없이 일정 시간마다 200~300cc의 물과 염분을 섭취해야 한다.

2) 저온 환경에 노출되었을 때 발생하는 장애

(1) 급성 일과성 염증반응

차가운 공기에 사지의 피부가 노출되면 표재성 모세혈관이 간헐적으로 반응성 혈관확장을 일으키는데, 이것을 수렵현상(hunting phenomenon)이라고 한다. 이러한 혈관확장은 국소조직으로 유리되는 히스타민(histamin) 물질에 의해 일어나는 것으로, 동정맥모세혈관 문합을 통과하는 혈류량이 간헐적으로 증가하면서 발적(redness)이 일어난다.

(2) 참호족 · 침수족

말초의 소동맥과 소정맥이 경련을 일으켜 급성 일과성 염증반응과 비슷하지만, 이어서 모세혈관 소정맥의 확장, 혈관내피 조직의 투과력 증가, 혈액 농축, 적혈구의 정체, 혈소판의 집결이 일어나서 혈액순환이 침체되어 부종을 일으키고, 퇴행성 변화와 괴저(gangrene)가 일어난다.

(3) 동상

극심한 한랭에 노출됨으로써 발생하는 급성 일과성 염증반응으로, 참호족에서와 같이 혈관 변화가 일어나고, 조직 자체가 동결하여 조직이 손상되는 것을 총칭하여 일반적으로 동상(frostbite)이라고 한다.

(4) 한기

한랭의 전신 적용이나 지속적 국소 적용 시 일반적으로 반사적인 혈관수축이 일어나 체표면에 한기(chilling)를 느끼게 된다. 그러나 이때 대상작용이 없으면 현저한 조직적 변화(systemic change)가 일어난다. 이 반응에는 말초혈관수축이나 울혈, 무산소혈증(anoxemia), 백혈구 반응 저하, 조직세포의 식균작용 기능 저하 등이 있으며, 이들 기능의 저하는 인두감염을 가능하게 한다. 환자가 치료 시 한기를 느끼지 않도록 하기 위하여 전신 열치료 시나 국소 열치료 시 환자의 신체를 차가운 환경으로부터 잘 보호해 주고 치료실의 온도는 최소한 24.4℃(76°F) 이상이 되도록 유지해야 한다. 만일 이 온도 이상으로 유지가 어려우면 고온 족탕(hot foot bath) 시와 같은 때에는 환자를 담요 등으로 덮어준다. 또 열치료를 실시한 후 바로 밖으로 나가면 안 되며, 서서히 체온을 낮춘 후에 나가도록 하고 그동안은(체온이 정상으로 돌아올 때까지) 신체를 잘 보호해 주어야 한다.

(5) 한랭에 대한 과민반응

한랭에 과민반응을 나타내는 환자는 침수 때 심한 혈관경련을 일으키며 한랭수에 단 몇 분간도 손을 담그지 못하고 발적(redness)이나 부종, 담마진(urticaria), 국소온도 증가 등이 나타난다. 이러한 환자는 일반적으로 3~6분 정도의 잠복기를 거친 후 조직적 반응의 특색이 나타나는데, 얼굴이 붉어지고 혈압이 갑자기 저하되며, 맥박수가 증가한다. 심하면 실신을 하기도 하지만 일반적으로 이러한 증세는 5~10분 정도 지나면 회복된다. 한랭에 대한 조직적 과민반응은 한랭이 피부에 적용되었을 때 피부에 있는 히스타민과 같은 물질이 증가되어 전신순환(대순환, general circulation) 속으로 유리되기 때문이다. 한랭에 과민반응을 나타내는 환자를 치료할 때는 특히 주의를 요하며, 한랭 적용 시 손이나 목 등과 같은 부위에서부터 서서히 적용시켜 가는 것이 필요하다.

(6) 조직세포의 손상

4.4℃ 이하에서 지속적인 한랭을 적용하면 세포손상과 동상이 발생할 수 있고, 이 온도보다 약간 높은 온도로 적용하였을 경우에는 2차적 효과와 함께 혈관운동 마비가 나타날 수 있다. 그렇기 때문에 얼음주머니 같은 것을 장시간 적용할 경우에는 적용되는 부위에 푸른빛이나 반점이 나타나는지, 조홍이 있는지 또는 근육의 뻣뻣함(stiffness)이나 무감각증이 있는지의 여부를 자주 검사해야 한다.

(7) 알레르기 반응

한랭에 노출되어 발생하는 신체 장애현상 중의 하나로 주변 온도의 급강하로 인한 인체온도의 변화로 국소적 반응을 보이며, 피부에 쌀알이 퍼지는 모양의 두드러기 같은 증상이 나타난다.

(8) 상기도 손상

영하 40℃의 냉기를 흡입하는 경우에 상기도에서 공기가 급속히 가온되면 폐에 피해는 없지만, 가온되지 않을 경우에 후두하 기관염이나 폐색성 부종을 일으킬 수 있다.

(9) 피로 증상

한랭에 의한 체온 저하는 다양한 증상을 나타내는데, 몸의 열생산이 감소하거나 열손실이 증가하게 되면 인체는 근육을 빠르게 수축 · 이완시켜 떨림을 유발하여 열생산을 유도한다. 이때 과도한 근육의 활동으로 피로가 쉽게 올 수 있다.

(10) 작업 능률의 저하

체온 및 주변 환경의 온도가 너무 낮은 경우, 피부표면의 온도가 내려가면서 손동작의 정밀도와 협응력이 떨어져 작업 능률의 저하가 나타난다.

4. 수치료의 주의사항

1) 입욕시간

입욕시간은 욕조물의 온도와 관계가 있다. 욕조물의 온도가 높아지면 입욕시간이 짧아지고, 욕조물의 온도가 체온에 가까워질수록 입욕시간은 길어진다.

2) 식사

식전이나 식후 30~40분 이내에 행하는 입욕은 바람직하지 않다. 사람은 땀을 흘리면 위산의 분비가 저하되어 소화기관의 활동력이 저하되기 때문에 식사하기 직전의 입욕은 피하는 것이 좋다.

3) 뇌빈혈

입욕 후 욕조에서 나왔을 때와 갑자기 일어설 때, 현기증 등 뇌빈혈(cerebral anemia) 증상을 일으킬 수 있다. 뜨거운 욕조에 들어가면 온도에 따라서 혈관이 확장되는데, 욕조 안에 있을 때는 수압에 영향을 받아 혈관확장이 약간 억제되는 편이다. 그러나 욕조에서 나오면 몸의 표면적에 대해 1,100~1,300kg이나 작용되던 수압이 갑자기 사라져 혈관이 급속히 확장되고, 몸 전체에 더 많은 양의 혈액이 흐르게 되므로 뇌동맥으로 가는 혈액량이 감소된다. 따라서 뇌혈관의 혈액량이 급속히 감소하여 뇌빈혈 상태가 발생된다. 만일 욕조에서 나온 직후에 빈혈이 일어날 경우에는 손과 발에 물을 끼얹으면 빈혈 증상이 즉시 감소한다.

4) 현기증

뇌빈혈로 인한 현기증(dizziness)이 일어났을 때는 발쪽을 높게 하고, 머리 쪽을 낮게 한 자세로 누워 있으면 회복이 빠르다.

5) 한기

목욕 후 주의해야 할 사항은 한기를 느끼는 증상이다. 한기는 체온이 시상하부의 설정 온도인 40℃에 도달할 때까지 계속된다. 증세로는 입술이 새파래지고 얼굴과 피부가 창백해지며, 피부에 소름과 떨림 등이 발생한다.

6) 온도와 습도

환경온도가 같아도 습도가 다르면 인체가 느끼는 온도감각은 다르다. 수치료실에서는 습도가 높기 때문에 이때 실온이 지나치게 높으면 체온 유지에 문제가 생긴다. 따라서 습도는 감각만의 문제가 아니라 체온 유지와 밀접한 관계가 있다.

7) 환자 상태

열이 있을 때는 목욕을 해서는 안 된다. 염증을 촉진시키거나 감염될 위험이 있기 때문이다. 또한 열이 없더라도 모든 병의 급성기 질환 시, 수치료 및 가정에서의 목욕은 좋지 않다.

8) 맥박수 점검

맥박수 점검은 뇌빈혈, 심부전, 뇌졸중을 사전에 예방하는 방법이다. 2차적인 맥박수의 증가는 목욕의 온열 효과에 의한 것으로, 혈액온도가 1℃ 올라가면 1분간의 맥박수는 10~20회 정도 올라간다. 발한은 몸의 심부온도가 38℃ 정도 되었을 때 나타나며, 이때 1분간의 맥박수는 안정 상태일 때보다 30~40회나 증가한다.

9) 대뇌부종

대뇌부종(cerebral edema)은 뇌의 기관성 질환(organic diseases) 환자들에게 흔히 나타나며, 입 주위가 창백해지거나 입술과 손가락에 진전(tremor) 또는 구토나 경련 등이 발생한다. 수치료를 실시하는 동안에 대뇌부종을 막기 위해 이마에 차가운 수건을 적용하여 2분마다 새것으로 교체한다.

10) 욕 피진

욕 피진은 피부발진이라고도 하며, 피부에 작은 종기나 염증 등이 생기는 것을 말한다. 물속에 장시간 들어가 있었을 경우에 일시적으로 피부가 울퉁불퉁해지고 넓은 반점의 형태로 붉어지는 증상이 나타날 수 있다.

11) 피부의 박리와 주름 및 침연

피부의 박리(abrasion)와 주름(corrugation) 및 침연(maceration)은 장시간 동안 물기가 있는 상태에서 치료했을 경우에 나타날 수 있으므로, 물기가 있는 상태에서 장시간 치료를 할 경우에는 피부에 오일(oil)을 발라 주는 것이 좋다.

12) 탈수

일반적으로 체액량의 1% 정도만 수분을 잃더라도 갈증이 나타나기 때문에 물을 섭취하여 체액을 보충한다. 그러나 여러 가지 원인으로 부득이하게 체액을 더 많이 잃게 되거나 섭취하지 못하면 탈수현상이 일어난다. 탈수가 일어나면 몸무게 감소, 산 · 염기 평형의 장애로 인한 산증(acidosis), 체온 상승, 맥박 수 증가, 심박출량 감소, 격심한 갈증, 피부 건조, 피부 주름, 허탈(collapse) 등의 증상이 나타난다. 증상이 지속되면 생명에 위험을 초래할 수 있다.

탈수가 일어나는 경우는 두 가지가 있다. 첫째, 물을 섭취하지 못한 경우, 둘째, 체액을 다량으로 손실한 경우로, 즉 출혈(hemorrhage), 요붕증(diabetes insipidus), 구토(vomiting)와 설사(diarrhea) 및 많은 땀을 흘리는 경우이다.

13) 부종

많은 물을 섭취하면 소변량이 증가하여 체액을 유지하는데, 만약 신장장애로 소변을 배설하지 못하거나 간장장애로 혈장단백질을 합성하지 못하여 혈액 내의 교질삼투압이 낮아지면 물 배설을 하지 못하고, 체내에 과도한 물을 갖게 되어 부종을 일으킨다. 증상은 체온이 낮아지고, 구토와 경련(convulsion)이 발생하며, 혼수상태(coma)에 빠지고, 마침내는 죽음에 이르게 된다. 이같은 경우를 흔히 물 중독(water intoxication)이라 한다.

14) 마무리

수치료가 끝난 후 확장된 혈관을 수축시켜 줌으로써 체온 상실을 방지한다. 몸에 냉수를 끼얹는 것도 혈관의 운동반사를 유발시켜 열이 방산되는 것을 방지한다.

CHAPTER

5

수치료 검사

Assessment of Hydrotherapy

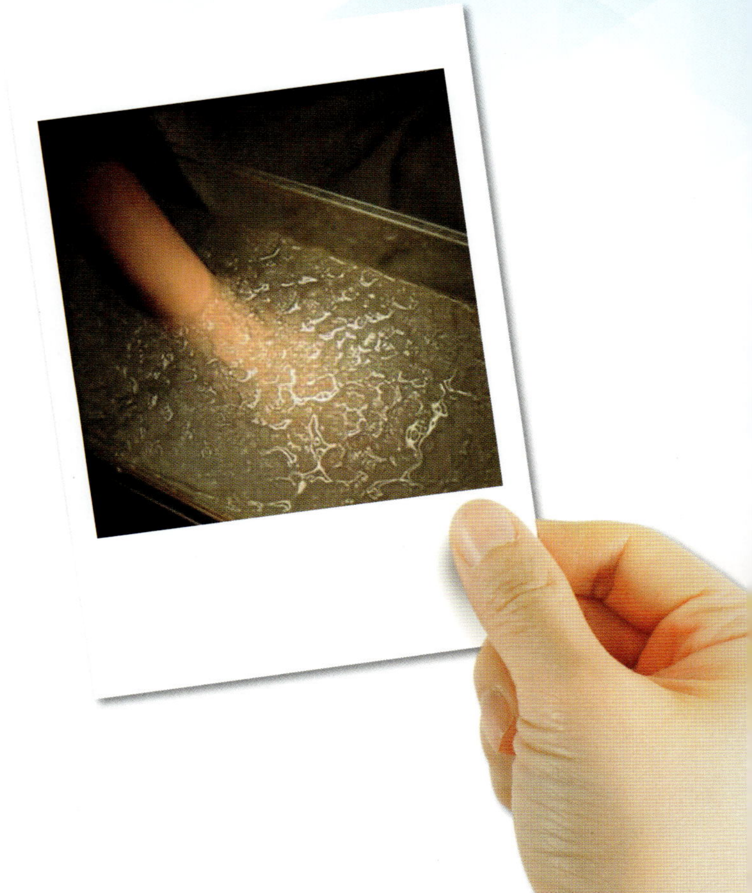

학습목표

1. 수치료와 관련된 검사방법을 설명할 수 있다.

주요 키워드

1 Gibbons-Landis 검사
2. 한랭압박 검사
3. 한랭과민성 검사

1. Gibbons-Landis 검사

1) 개요

Gibbons-Landis 검사는 팔다리의 반사적 혈관 확장을 통해 말초혈관에 대한 질환유무를 진단할 때 사용하는 수치료 임상검사방법이다. 침수된 부위의 온도가 올라가면 그곳의 혈액이 뇌의 반사중추를 통하여 흐르게 되고, 반사중추로부터 신경자극신호에 의해 팔다리에 반사적 혈관 확장이 일어난다. 팔다리의 혈관이 반사적 확장을 일으킴으로써 체온은 조절되지만 이와 달리 말초혈관 부위에 질환이 있는 경우, 뇌의 온도중추에서 반사작용이 일어나지 않으면 팔다리에서 반사적 혈관 확장이 일어나지 않는다.

말초혈관질환의 진단은 이러한 원리를 이용한 것이다. 팔다리의 한 부분을 온도가 높은 물에 침수시켰을 때 팔다리의 혈관 확장이 일어나지 않으면, 온도의 변화도 일어나지 않으므로 말초혈관장애를 의심해야 한다.

2) 적용방법

- 팔이나 다리를 45℃(113℉)의 물에 침수시킨다.
- 검사하는 부위가 손이라면 발을 물에 침수시키고, 검사하는 부위가 발이라면 손을 침수시킨다.
- 손을 침수시킬 때는 아래팔을 팔꿉관절 윗부분까지 침수시키고, 발을 침수시킬 때는 발목관절과 무릎관절 사이의 중간 부위까지 침수시킨다.
- 반응을 촉진시키기 위해 온도가 높은 병이나 물건을 가슴 또는 등에 대주거나 담요로 등을 감싸준다.
- 일반적인 반응시간은 15~20분 정도이지만 경우에 따라 30~45분까지 걸릴 수도 있다.
- 검사하고자 하는 팔다리가 아닌 부분을 침수시키면 침수된 팔다리는 물의 온도로 인해 혈액순환이 증진되고 신체온도가 상승하게 된다. 이와 같은 원리를 이용하여 검사하고자 하는 신체 부위의 온도가 상승하는지 확인하여 진단할 수 있다. 온도가 상승된 팔다리는 혈액순환을 통해 신체온도가 상승하게 되는데, 검사하고자 하는 부위의 온도가 상승하는지를 보고 진단할 수 있다.

3) 진단기준

- 팔다리의 한 부분을 침수시킬 경우, 나머지 다른 세 부분의 팔다리에서 혈관 확장이 일어나기도 하지만, 침수되지 않은 팔다리에서 항상 완전한 혈관 확장이 일어나는 것은 아니다.
- 팔다리 중 두 곳을 동시에 침수시킬 경우 팔다리의 다른 두 부분에 완전한 혈관 확장이 일어난다.
- 만일 순환이 정상이라면 침수된 부분의 온도는 상승된다.

4) 고려사항

- 팔다리에 순환장애가 있을 경우, 치료적 목적을 위해 순환장애 부위에 직접 적용하면 열의 순환이 잘 일어나지 않아 화상의 위험이 있으므로 적용하지 않는다.
- 물의 사용이 금지되었거나 적용할 수 없는 환자일 경우, 물에 침수시키는 방법이 아닌 다른 방법을 통해 열을 적용하여 실시할 수 있다.
- 팔다리의 한 부위에 골절이 있는 경우, 직접적인 온열치료의 적용은 골절 부위가 아닌 다른 팔다리에 실시할 수 있다.

2. 한랭압박 검사

1) 개요

한랭압박 검사는 차가운 물에 손을 침수시켜 동맥혈압의 상승 정도로서 혈관운동기전의 안정성 여부를 검사하는 것이다. 동맥혈압이 상승하면 혈관운동신경에 의해 혈관이 수축하면서 동맥혈압이 상승하는데, 상승의 정도를 측정하여 정상유무를 판단한다. 환자의 손을 얼음물이나 차가운 물에 침수시키면 교감신경계가 자극되면서 일어나는 반응을 검사하는 것이 한랭압박 검사이다(그림 5.1).

한랭을 신체에 적용하면 정맥은 한랭에 대한 반응으로 수축하게 되고, 교감신경계의 반사작용으로 혈압상승이 일어날 수 있다. 본태성고혈압, 갑상샘기능항진증, 신경순환무력증에서 강한 반응이 일어난다.

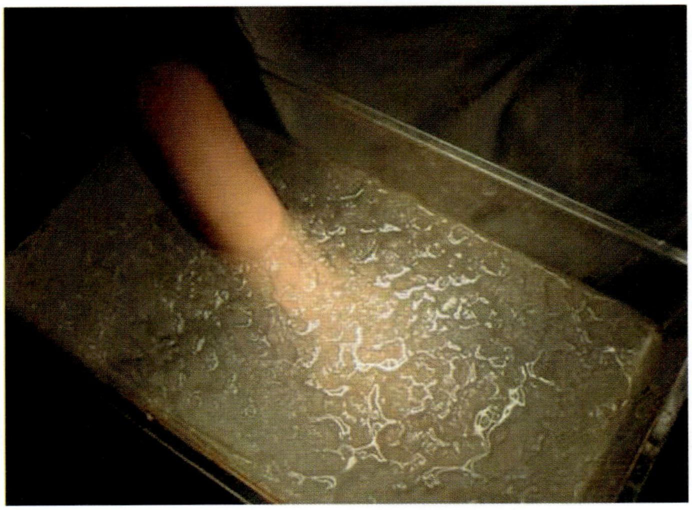

그림 5.1 한랭압박 검사

2) 적용방법

- 검사 시작 전 환자를 안정시키기 위해 15~60분 정도 휴식을 취한다.
- 안정 시에 환자의 기초 혈압을 측정하고 다른 손의 손목관절이상을 약 4℃(30.2°F)의 차가운 물이나 얼음물에 담그고 15초마다 혈압을 측정하며, 2분 정도 침수시킨다.
- 물속에서 손을 꺼낸 후 2분마다 혈압을 측정하며, 시작할 때와 같은 혈압이 될 때까지 계속 혈압을 측정한다.
- 기초 혈압과 최대 혈압 사이의 차이를 통해 이상 유무를 판단한다.
- 이 검사는 반사성 혈관 수축 검사로서 혈압의 변화가 신속하게 일어난다.

3) 진단기준

한랭에 대한 반응은 3단계로 분류한다.

(1) 정상반응기

한랭자극에 대해 정상반응을 나타내는 사람으로 적용 전보다 확장기혈압이 약 15mmHg 정도, 수축기혈압이 20mmHg 정도 상승된다.

(2) 저반응기

정상반응기에 비해 혈압상승률이 낮거나 변화가 없으며, 약한 동맥경축을 가지고 있다.

(3) 과반응기

정상반응기에 비해 더 높은 혈압 상승률을 나타내며, 심한 동맥경축과 고혈압의 가능성을 가지고 있다.

3. 한랭과민성 검사

1) 개요

한랭과민성 검사는 한랭에 대한 알레르기성 반응을 검사하는 것으로, 치료 효과를 예측하거나 한랭 적용의 타당성을 평가하는데 도움이 된다. 한랭에 대한 알레르기성 반응 증상은 히스타민 중독과 매우 흡사한 담마진, 두통, 입술과 손의 부종, 심할 경우 실신 등의 증상이 나타난다. 이것은 히스타민이 과도하게 생성되어 나타나는 것으로 한랭 적용을 하지 않거나 꼭 실시해야 하는 경우에는 신중해야 한다.

2) 적용방법

- 검사를 실시하기 전에 검사자의 맥박과 혈압을 측정한 후, 환자의 손을 8.2~10℃(47~50℉) 온도의 물에 담그고 20분 동안 1분마다 맥박과 호흡을 측정한다.
- 한랭에 과민성이 있는 사람이라면 3~6분 정도의 잠복기 후 얼굴이 붉어지거나 혈압이 떨어지고 맥박은 올라가며 심할 경우 실신과 같은 반응이 일어난다. 이것은 신체의 단순 반사에 의해 일어나는 것이 아니고 히스타민과 같은 물질이 전신의 순환계에 유리되어 일어나는 것이다.
- 짧은 시간에 사용할 수 있는 피부색의 변화를 측정하는 방법도 있다. 차가운 한랭수에 수건 등을 담근 후 꺼내어 물기를 적당히 짠 다음, 환자의 아래팔 부위에 15초 정도 감싸준 후 제거했을 때 피부색이 분홍색으로 변하면 정상이고 그렇지 않다면 한랭에 대한 반응이 정상적이지 않다는 것이다.

3) 진단기준

적용방법에서 증상이 나타나면 한랭과민증이므로 진단의 기준은 따로 없다.

UNIT 3 수치료의 적용방법

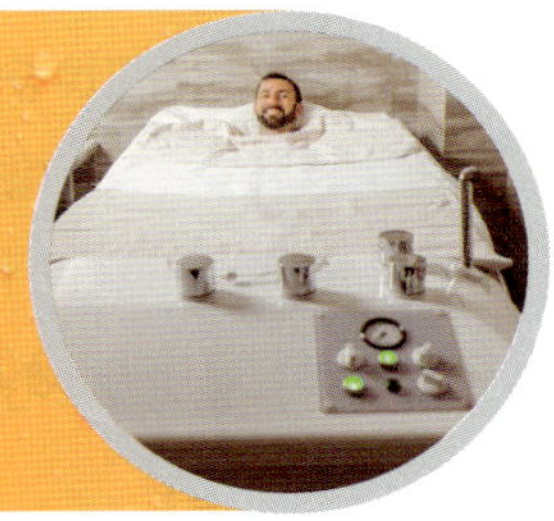

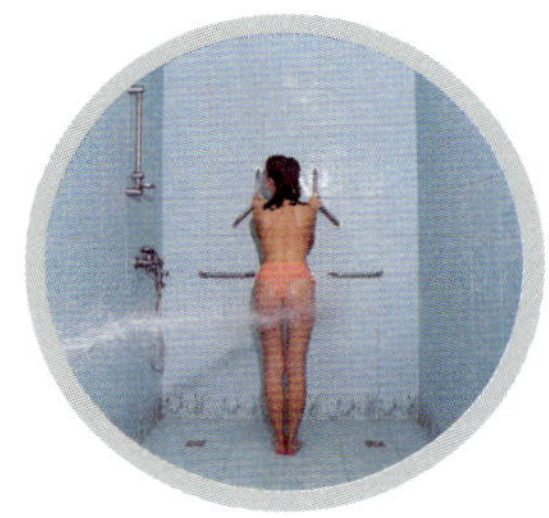

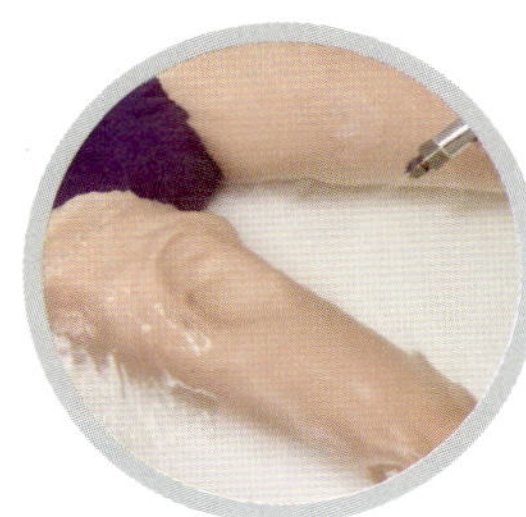

CHAPTER 06 한랭치료

CHAPTER 07 치료적 열

CHAPTER 08 완전 침수욕

CHAPTER 09 부분 침수욕

CHAPTER 10 기계적 자극을 동반한 수치료

CHAPTER 6

한랭치료

Cold Therapy

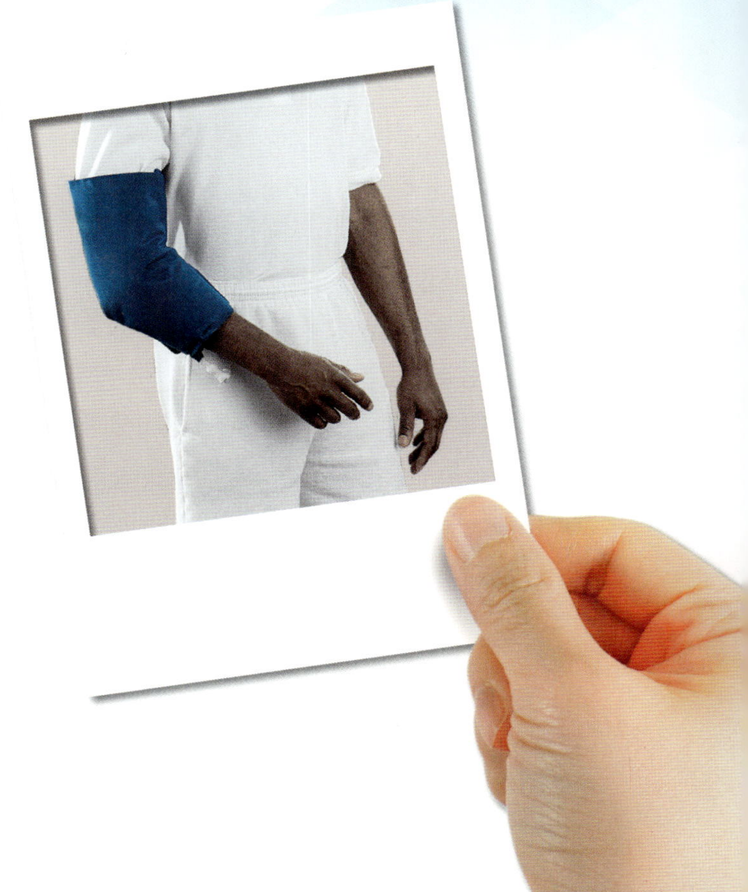

학습목표

1. 한랭치료의 효과를 설명할 수 있다.
2. 한랭치료의 적응증, 금기증을 설명할 수 있다.
3. 한랭치료의 적용방법 및 절차를 적용할 수 있다.

주요 키워드

1. 한랭치료 개요
2. 얼음침수욕
3. 한랭압박기
4. 냉증기 스프레이
5. 전신 극저온 냉각치료

1. 개요

한랭치료(cold therapy)는 한랭팩(cold pack), 얼음마사지(ice massage), 한랭욕(cold baths), 한랭압박기(cold compression), 냉증기분무(vapocoolant sprays) 등 다양한 형태의 차가운 물질을 적용함으로써 통증 경감, 열 감소, 지혈의 효과가 있다. 부종이나 염증을 예방하거나 감소시키기 위해 적용되며, 근 방어성 연축(muscle–guarding spasm)이나 운동 전 근육의 경직을 감소시키기 위한 방법으로 사용되고 있다.

한랭치료는 온열치료와 더불어 오래전부터 사용된 물리치료의 한 분야이며, 얼음과 찬물을 사용하는 것이 가장 흔한 방법이다. Basford(1997)는 한랭이 통증 완화 효과와 혈관수축, 종창 감소, 경련 감소, 신경전도속도를 감소시키며, 대사작용을 지연시키고, 혈관수축과 연관되어 국소 혈류의 감소가 나타나기 때문에 온열 적용보다 효과가 지속되는 시간이 더 길다고 하였다. 한랭은 주로 급성 치료에 사용되는데, 열을 제거하고 조직온도 및 신진대사를 감소시켜 염증과 부종을 낮추고 혈관을 수축시키며(Cochrane, 2004; Enwemeka et al., 2002), 세포조직의 온도를 낮추고 세포대사의 촉진을 감소시킨다(Fischer, J., Van Lunen, B. L., Branch, J. D., & Pirone, J. L., 2009). 이러한 목적으로 임상에서는 냉습포와 냉공기치료 등을 이용한 한랭요법과 물과 얼음을 사용한 방법을 많이 사용해 왔으며, 일정한 온도를 장기간 지속시켜 피부손상의 위험성을 감소시키고, 치료사의 사용이 용이하다는 이점이 있다(Mumith, A., Pavlou, P., Baret, M., Thurston, B., & Garet, S., 2015).

한랭치료는 피부표층에 냉을 적용하여 치료하는 것으로, 온열치료와 동일하게 오랜 전부터 사용되었고, 생리학적 기전은 최근에 조금씩 알려지고 있다. 일반적으로 한랭치료는 같은 강도로 적용 시 온열치료보다 오래 지속되는 효과를 얻을 수 있다.

2. 생리학적 효과

한랭치료는 혈류, 신체대사 활동, 근육의 긴장도를 감소시키고, 경련성과 클로누스(clonus)를 억제시킨다. 또한 위장관 운동성(gastrointestinal motility)을 증가시키고, 신경전도속도를 느리게 하며 진통 효과를 나타낸다. 한랭치료를 통한 조직온도의 변화와 생리학적 효과는 한랭의 적용시간, 적용방법, 조직의 열전도도와 관련 있다.

1) 국소적 효과

한랭은 국소에 적용하면 혈관 수축이 일어나 혈류 흐름이 저하되고 적용된 부위에 혈액이 유입되지 않아 혈관수축과 조직온도를 감소시킨다. Bierman은 장딴지의 근육조직과 피하조직 그리고 피부온도에 대한 한랭과 온열의 효과를 비교하여 발표하였다(표 6.1).

표 6.1 한랭과 온열이 인체에 미치는 영향

	온열(온습포)		한랭(얼음주머니)	
	적용 전	적용 후	적용 전	적용 후
피부	90℉, 32℃	110℉, 43℃(30분)	84℉, 29℃	43℉, 6℃(15분)
피하조직	91.5℉, 33℃	105.56℉, 41℃(40분)	94℉, 34℃	70℉, 21℃(60분)
근육	94.2℉, 35℃	99.5℉, 38℃(50분)	98℉, 37℃	79℉, 26℃(120분)

한랭을 국소에 적용하면 혈관수축과 함께 혈액순환이 느려지고 모세혈관벽을 통과하는 백혈구수의 이동이 감소한다. 한랭의 국소 적용은 흔히 급성 관절통(acute arthralgia)이나 급성 점액낭염(acute bursitis)으로 인한 통증 혹은 염좌(sprain) 등 급성 통증을 완화시키기 위해 사용된다. 또한 국소 한랭치료는 화상의 치료나 침족병(immersion foot), 동상(frostbite)의 치료에도 적용된다.

화상치료의 한랭 적용이 의학적으로 기술된 것은 1939년 Rose에 의해서였다. Rose는 화상 초기에 한랭수를 적용하면 통증이 감소되고 손상이 제한되며, 사망률이 감소된다고 하였다. 화상의 정도가 신체표면의 20%가 넘는 환자 150명을 대상으로 40~55℉의 한랭수를 화상 즉시 국소적으로 적용한 결과 거의 모든 환자에게서 통증이 즉시 완화되었고, 발적(redness)과 수포(blistering)의 형성이 감소되었다.

2) 전신적 효과

저온에 신체를 장시간 노출시키면 한랭의 내적 효과(intrinsic effect)에 의해 생리적 기능의 감소가 일어나고, 전신적 신진대사와 체온이 떨어지며 심박수(heart rate)가 감소되고 혈액순환이 느려진다. 또한 호흡률이 낮아지고 피부감각이 둔해지며, 근육의 수축과 이완의 상호작용이 느려지면서 움직임이 느려진다. 장시간 한랭침수욕 적용에 의한 체온하강 효과는 이상고체온증(hyperpyrexia)이나 일사병(sunstroke) 치료에 적용된다.

표 6.2 한랭의 국소적 및 전신적 효과

국소적 효과	전신적 효과
• 혈관수축 • 혈류량 감소 • 조직온도 감소 • 혈액순환 저하 • 백혈구수 감소	• 체온 저하 • 심박수 감소 • 혈액순환 저하 • 호흡률 감소

3. 생물리학적 효과

1) 혈류역학적 영향

한랭 적용의 초기 반응은 피부혈관의 혈관수축과 혈류 감소이다. 한랭으로 인한 피부의 냉각수용기의 활성화는 직접적으로 혈관벽의 민무늬근육을 자극하여 혈관이 수축되게 한다.

일반적으로 짧은 시간 동안 한랭에 노출해도 세동맥과 세정맥의 혈관수축이 유발된다. 혈관수축을 일으키는 작용의 기전은 민무늬근육에 대한 한랭의 직접적인 적용에 의해서도 생기지만 피부혈관의 반사적 수축으로도 발생한다.

피부로 가는 혈류는 일차적으로 신경의 조절을 받으며, 체온 조절에서 중요한 역할을 담당한다. 피부혈관의 수축은 신체의 체온 유지 기전의 일부로 일어난다. 피부온도가 낮아질 때는 피부에 있는 냉각수용기가 자극되어 교감신경인 아드레날린성 신경의 반사적 흥분을 일으킨다. 이러한 반사적 흥분은 혈관수축을 일으키며, 광범위하게 퍼져 있는 피부혈관수축을 초래할 수 있다. 혈류량의 감소는 차가워진 부위에서 가장 크게 나타나며, 혈액의 점성 역시 어느 정도의 혈류량 감소에 영향을 미친다. 점성이 증가하면 혈류량은 감소한다. 한랭은 혈액의 점성을 증가시키게 되고, 한랭에 노출된 혈액의 점성이 증가하면 결국 혈류량은 감소하게 된다(그림 6.1).

장시간 동안 조직온도가 감소된 상태로 유지되거나 온도가 10℃ 이하로 떨어졌을 때 한랭으로 유발된 혈관수축에 뒤이어 혈관확장이 일어날 수 있다. 이러한 현상을 한랭유발성 혈관확장(cold induced vasodilation)이라 하는데, 1930년에 Lewis가 처음 보고하였다. 그는 손가락을 얼음물에 침수시켰을 때 피부온도가 15분 동안 감소됨을 확인하였다. 그리고 그 후에 온도의 상승과 하강의 순환주기가 일어나는데,

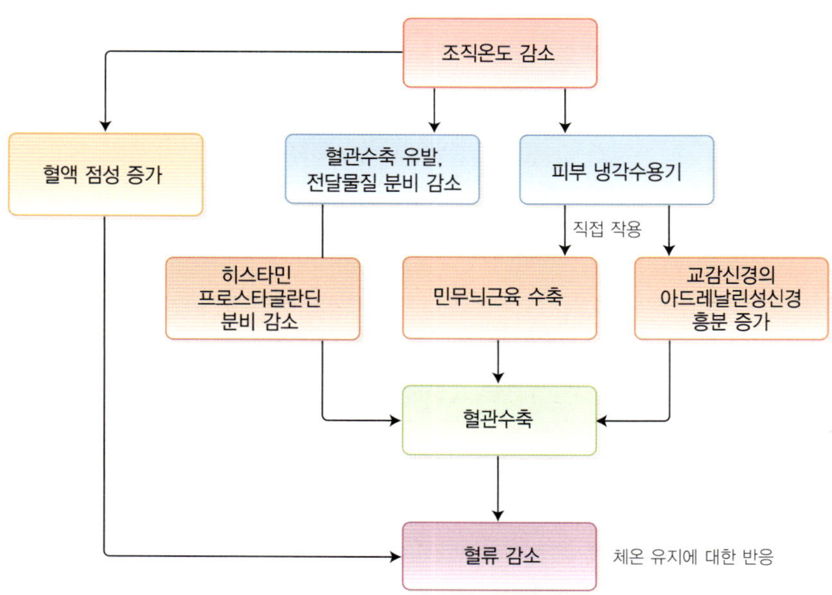

그림 6.1 한랭 적용으로 인한 혈류 감소의 기전

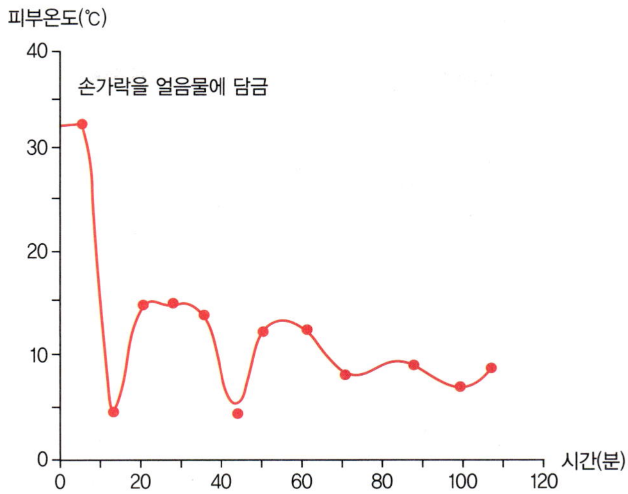

그림 6.2 한랭혈관반응

Lewis는 이것을 각각 혈관확장과 혈관수축의 반복적인 주기의 결과로 생각하였다. 순환주기 동안에는 온도가 침수 전 수치로 회복되지 않았고, 이러한 반응을 한랭혈관반응(hunting reaction)이라고 명명하였다(그림 6.2).

혈관수축은 피하온도가 약 15℃ 이하로 떨어질 때까지 계속된다. 15℃ 이하에서는 혈관이 확장되는데, 아마도 수축 기전(contractile mechanism)들이 마비되고, 수축섬유신호가 차단되기 때문에 혈관이 확장된다. 혈관수축 후에는 반응성 충혈(reactive hyperemia)이 생기고 0℃에서 피부혈류는 조직손상을 막기 위해 정상보다 많아지게 된다.

2) 근육방추에서의 효과

온도가 감소하면 Ia들신경섬유의 자극빈도가 감소하고, 골지힘줄기관(golgi tendon organ, GTO)의 자극빈도도 감소한다. 한랭에 의한 효과는 감각신경섬유의 말단에서 일어나며, 세포막의 탈분극 변화에 의해 생성된다. 피부의 외부수용기에 한랭자극을 주면 근육방추(muscle spindle)와 운동신경에 직접 작용하여 근육방추의 민감도가 떨어져 근긴장이 감소한다. 생리적으로 근육의 온도가 떨어지면 근육방추에 영향을 주어 근긴장도, 경련성 및 근연축이 감소한다. 즉, 한랭은 근육방추의 전기적인 활동을 감소시키며, 방사의 자극 문턱값(threshold)이 올라가게 되고, 구심성 발사속도(firing rate)가 감소하게 된다.

3) 신경전도속도 감소

한랭 적용으로 조직온도가 감소하면 온도 변화에 따라 신경전도속도가 감소된다. 일반적으로 작은 γ-날신경섬유(γ-efferent fiber)가 α-날신경섬유보다 더 영향을 많이 받는다.

신경전도속도의 감소는 감각신경과 운동신경 모두에서 볼 수 있으며, 23~36℃ 사이에서 1℃당 1.1~2.4m/sec 정도 감소하며, 4℃에서는 신경섬유의 전도가 일어나지 않는다.

4) 근력의 변화

한랭 적용은 적용시간과 측정에 따라 근육의 장력을 증가 또는 감소시킬 수 있다.

MaGown은 정상인의 넙다리 앞면에 얼음마사지를 적용하기 전 5분과 적용한 후 5분 뒤에 넙다리네갈래근의 등척성 근력을 측정한 결과, 적용 후에 근력이 증가하였다고 보고하였다. 이러한 결과는 얼음마사지 이후에 나타나는 근력의 증가가 교감신경의 변화에 의해 발생된 근육 혈류량의 증가 때문일 것이라고 분석하였다. 반면 Oliver는 10~12℃의 물에 30분 동안 다리를 침수시킨 결과, 근육의 온도와 발바닥굽힘근(plantar flexor muscle) 근력이 감소하였다고 보고하였다. 이러한 결과는 근육에 공급해 주는 혈류량의 감소 때문이거나 근육의 점성이 증가한 결과일 수 있다고 분석하였다. 하지만 침수 45분 후부터 발바닥굽힘근 근력이 치료 전 수치를 넘어 증가하기 시작하였고, 3시간 동안은 지속적으로 증가되었다는 것 역시 관찰하였다(그림 6.3).

5) 통증 문턱값 증가

한랭치료는 통증을 유발하는 근연축, 경련성, 외상후 종창, 염증반응 등을 감소시킴으로써 간접적으로 통증 제거와 통증을 감소시키는 관문조절설(gate control theory)이라는 반대자극(counterirritant)으로 설명할 수 있다. 문턱값이 낮은 기계수용기와 냉각 감수성 단위에 한랭이 작용하여 신체의 분절 단위에서 통증이 제한된다. 한랭 적용에 의한 부종 감소는 압력에 민감한 조직이나 신경압박으로 발생되는 통증을 줄이는 효과도 있고, 신경섬유에 직접적으로 작용해서 통증을 완화시킨다. 급성 염증이 있는 관절 부위의 충분한 한랭치료는 통증 문턱값이 올라가기 때문에 통증이 감소되는 효과가 있다. 이러한 효과는 반대자극 효과이거나 혹은 엔돌핀 호르몬의 방출로 인한 것이다.

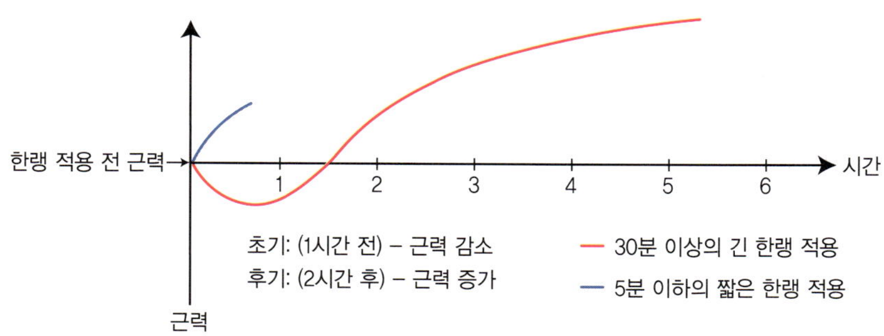

그림 6.3 한랭 적용과 근수축력의 연관성

6) 간대성 경련 및 경직의 감소

한랭치료는 일시적으로 간대성 경련(clonic convulsion) 및 경직(spasticity)을 감소시킬 수 있다. 여러 연구에서 한랭 적용이 근육방추의 일차 감각신경종말(Iα)과 이차 감각신경종말(Ⅱ) 그리고 골지힘줄기관(GTO)의 활성화가 감소된 것을 관찰하였다.

Wolf와 Letbetter는 근전도(EMG)를 통해 고양이의 장딴지근에 한랭을 적용한 결과, 경축(rigidity)이 피부가 냉각된 후 1~5분 이내에 감소하는 것을 발견하였다.

Hartvikksen은 경직을 가진 10명의 환자에게 한랭을 적용한 결과, 아킬레스건반사(ATR)와 간대성 경련이 감소하는 것을 발견하였다. 한랭에 의한 피부수용기의 초기 활성이 γ-운동신경세포의 활성을 반사적으로 감소시키는 것이라고 주장하였다.

한랭 적용은 심부건반사 및 간대성 경련을 일시적으로 감소시킬 수 있으며, 운동치료를 실시하기 전에 미리 한랭을 적용할 경우, 환자의 기능적 움직임을 증진시키는데 도움이 될 수 있다. 한랭은 근육내 α-운동신경세포 활동을 촉진시키고, γ-운동신경세포 발화를 감소시키는데, 경직이 감소되기 위해서는 γ-운동신경세포의 활동 감소 폭이 α-운동신경세포의 활동 증가폭보다 더 커야 한다. 한랭에 의한 경직 감소의 기전은 두 가지로 설명할 수 있다. 첫째, 경피신경을 자극함으로써 반사적으로 γ-운동신경세포의 활성이 감소하기 때문에 경직이 감소한다는 것이고, 둘째, 근육을 직접 냉각함으로써 근육 내 구심성 근육방추의 활성이 감소되므로 경직이 감소하게 된다는 것이다.

4. 대사 효과

1) 대사율의 감소

한랭치료는 염증과 치료에 관여하는 모든 대사반응을 감소시킨다.

급성 염증에 한랭을 적용할 경우, 대사율의 감소로 인해 염증전달물질(inflammatory mediator)의 분비를 감소시켜 염증을 억제한다. 한랭치료를 급성 염증반응에 적용하는 것은 가능하지만, 이로 인해 치료가 지연되어 회복에 지장을 준다면 한랭치료를 신중히 고려해야 한다. 또한 퇴행성 관절염 및 류마티스 관절염과 같은 관절의 염증질환 환자에게 한랭치료를 적용하면 관절 내의 연골의 파괴를 줄이거나 예방할 수 있다.

한랭치료는 세포의 대사를 감소시키므로 부종 형성을 제한한다. 이에 따라 신진대사 활동을 감소시키고, 이차적인 저산소로 인한 손상을 막을 수 있다.

5. 적응증

1) 외상

한랭치료는 주로 근골격계의 외상에 사용된다. 안정 · 한랭치료 · 압박 · 거상(rest · ice · compression · elevation, RICE)은 급성 외상의 첫 치료로 적용되고 있다. 염좌의 경우 일반적으로 처음 6시간 동안은 30분마다 20분씩, 6~24시간 사이에는 2시간마다 30분씩 한랭치료를 하는 것이 좋다. 48시간이 지난 후에는 상태에 따라 한랭치료를 계속하거나 온열치료를 한다.

2) 만성 동통

한랭 적용은 통증 유발점 부위의 통증 문턱값을 감소시켜 지연발생근육통(delayed onset of muscle soreness, DOMS), 근막통증증후군(myofascial pain syndrome, MPS), 만성 요통질환에 효과적이다. 만성 요통 환자의 경우 한랭치료가 효과적이었다는 보고가 있으며, 일반적으로 다른 치료법과 함께 사용된다.

3) 근경직

한랭 적용(10~20분)은 근경직을 일시적으로 감소시킴에 따라 수의운동이 가능해진다. 근경직으로 인해 움직임의 제한을 받는 환자들의 근육기능재교육 치료 이전에 사용된다.

4) 화상

화상 부위에 초기 한랭 적용은 통증, 발적, 수포를 감소시킨다. 48시간 이후에는 오히려 상처 회복을 지연시킬 수 있으므로 주의해야 한다.

6. 금기증

- 국소 허혈(ischemia)
- 한랭민감증(cold intolerance)
- 레이노이드 질환(Raynaud's disease)
- 한랭과민반응
- 감각 소실
- 진행성 당뇨병
- 고혈압
- 말초순환장애, 심부전(heart failure)

7. 한랭치료의 종류

1) 한랭팩

한랭팩(ice pack)은 크게 얼음주머니, 재사용 차가운 젤팩, 화학적 냉팩의 세 가지 형태이며, 5~23°F(-15~-5℃)로 냉각시켜 사용한다(그림 6.4).

(1) 적용효과 및 적용방법

① 적용효과

- 세포의 신진대사 감소
- 혈관수축으로 인한 혈액순환 감소
- 신경전도속도 감소
- 통증 문턱값 증가
- 염증 배출

② 적용방법

- 치료 부위의 이물질 제거 및 한랭에 대한 민감도를 검사한다.
- 한랭팩을 수건으로 감싼다.

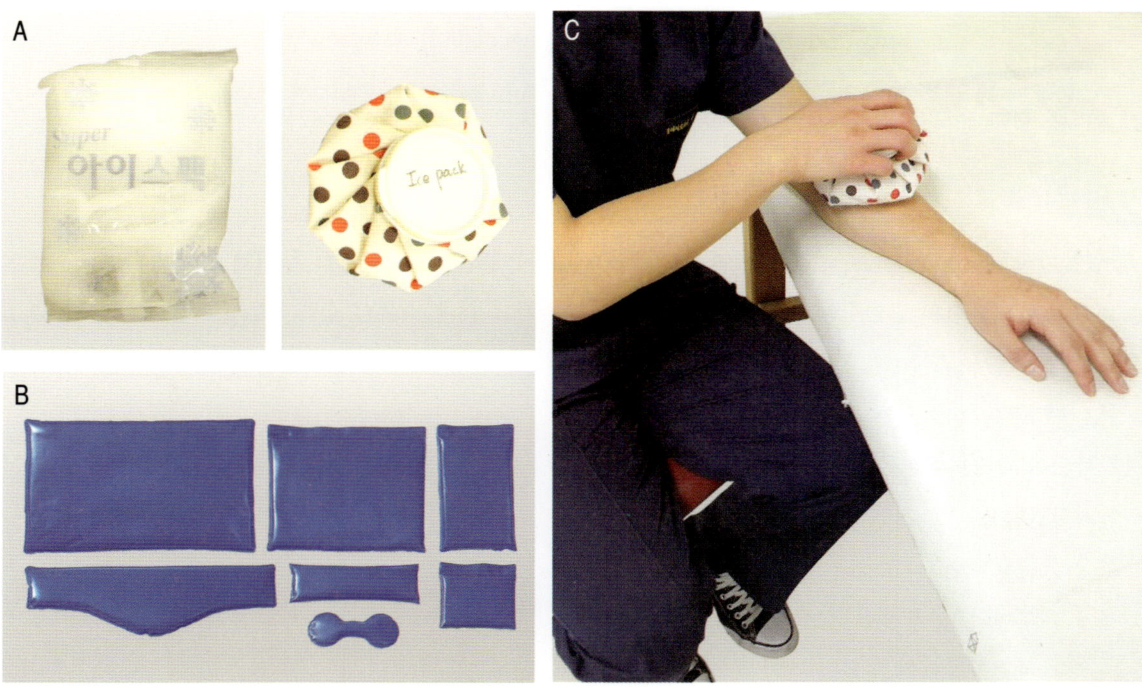

그림 6.4 한랭팩 A: 얼음주머니, B: 재사용 차가운 젤팩, C: 화학적 냉팩

- 한랭팩을 적용한 부위에 부종이 있을 경우, 거상시킨 상태에서 적용한다.
- 환자 상태를 주의 깊게 관찰한다.

(2) 적응증과 금기증

① 적응증

- 급성 손상 및 염좌
- 급성 관절염(류마티스관절염, 뼈관절염)
- 뇌손상 환자의 경직 억제
- 급성 통증
- 만성 통증
- 부종

② 금기증

- 개방성 상처
- 한랭에 대한 과민감성
- 심호흡계 질환
- 순환장애

(3) 주의사항

- 큰 표층신경(종아리신경, 자신경 등) 적용은 신경장애 유발 가능성이 있다.
- 혈관장애 환자: 동상의 징후를 주의 깊게 관찰해야 한다.
- 한랭팩 적용 후 뻗침운동을 실시한다.

2) 얼음마사지

얼음마사지(ice massage)는 플라스틱컵이나 종이컵 안에 물을 얼려 국소 부위에 마찰법(friction massage)을 이용하여 발통점에 적용하는 방법으로, 한랭팩보다 빠른 시간 내에 조직온도를 감소시킬 수 있다(그림 6.5).

(1) 적용효과 및 적용방법

① 적용효과

- 발통점 및 압통점에 직접 적용
- 근경련 및 강직
- 관절가동범위 운동의 준비 단계

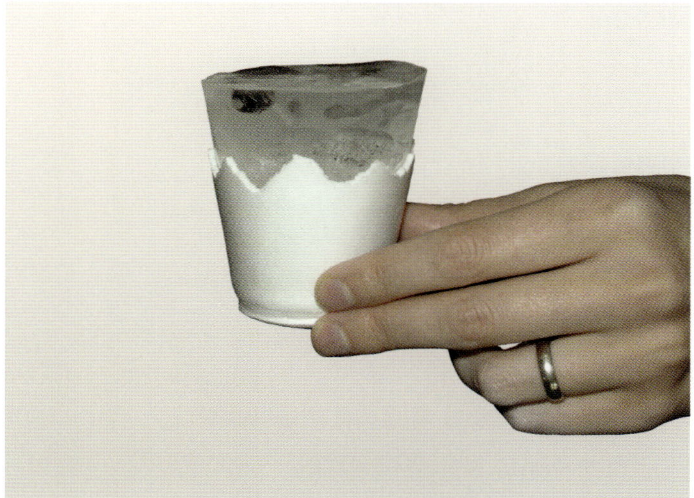

그림 6.5 얼음마사지

- 세포의 신진대사 감소
- 즉각적인 피부온도 감소

② 적용방법
- 치료 부위의 이물질 제거 및 한랭에 대한 민감도를 검사한다.
- 플라스틱컵이나 종이컵에 물을 얼려 얼음을 준비한다.
- 적용 시 주변에 생기는 물을 닦을 수 있는 수건을 준비한다.
- 통증이 있는 부위를 가볍게 마사지하면서 얼음을 문지른다.
- 5~10분 정도 적용하며 통증이 있는 부위가 무감각해지면 마무리한다.
- 치료가 끝난 후에 발진, 두드러기 등 피부의 변화를 관찰한다.

(2) 적응증과 금기증

① 적응증
- 외상성 타박상
- 근경련
- 급성 통증
- 염증 제거
- 부종

② 금기증
- 개방성 상처

- 한랭에 대한 과민감성
- 심호흡계 질환
- 순환장애
- 치료 부위에 압력이 금기증인 경우
- 골절 부위

(3) 주의사항

- 조직손상이 가장 낮다.
- 손상된 부위의 마사지 압력이 금기증일 때 주의를 기울여야 한다.
- 적용되는 피부온도는 59°F 이하로 떨어지지 않는다.

3) 얼음침수욕

얼음침수욕(ice bath)은 욕조나 양동이에 얼음과 물을 채워 인체의 불규칙한 부위에 사용한다. 신체 부위를 침수시키기 때문에 많은 면적이 물과 접촉되므로 냉각에 가장 효과적이다(그림 6.6).

(1) 적용효과 및 적용방법

① 적용효과

- 신체의 불규칙한 부위에 적합
- 자유신경종말의 문턱값 증가를 통한 통증 감소
- 국소적인 혈관수축

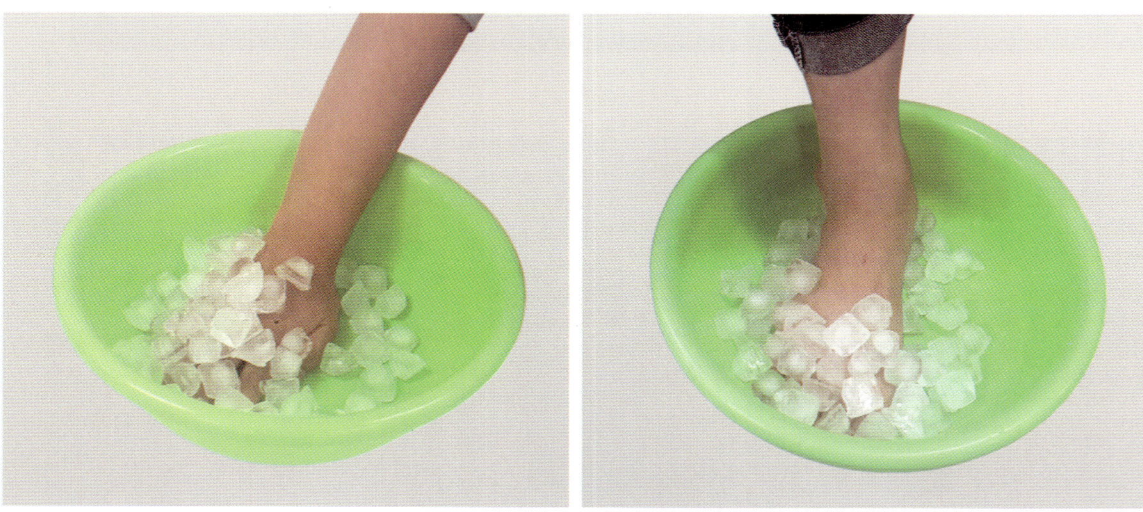

그림 6.6 얼음침수욕

- 세포의 신진대사 감소
- 신경전도속도 감소

② 적용방법

- 치료 부위의 이물질 제거 및 한랭에 대한 민감도를 검사한다.
- 양동이나 통에 얼음물(2~16℃, 35.6~60℉)을 부어 준비한다.
- 환자의 치료 부위를 침수시킨다(10~15분).
- 치료사가 치료 부위를 관찰하면서 마사지나 운동을 할 수 있다.
- 치료가 끝나면 수건으로 치료 부위의 물기를 닦아 건조시킨 후 발진, 두드러기 등 피부의 변화를 관찰한다.

(2) 적응증과 금기증

① 적응증

- 급성 수술 후 통증
- 급성 염증
- 관절가동범위 운동의 준비 단계
- 염증 제거
- 부종

② 금기증

- 개방성 상처
- 한랭에 대한 과민감성
- 심호흡계 질환
- 순환장애
- 한랭을 참기 힘든 자

(3) 주의사항

- 피하신경의 신경마비에 주의한다.
- 침수욕조에 신체를 담그고 빼는 것을 반복적으로 할 경우 통증이 증가될 수 있다.
- 통증이 심한 부위에 발가락 덮개(cap)를 사용하면 통증을 감소시킬 수 있다.

4) 한랭압박기

한랭압박기(cold compression unit, CCU)는 팔다리에 감아둔 슬리브(sleeve)를 적용해 수동적으로 냉수를 순환시키는 장치이다. 이 기구는 10~25℃ 온도를 유지한다(그림 6.7).

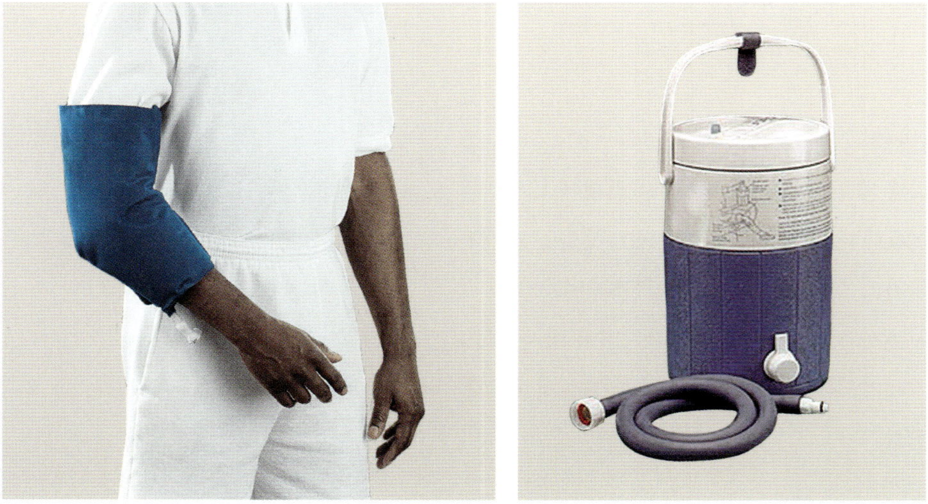

그림 6.7 한랭압박기

(1) 적용효과 및 적용방법

① 적용효과

- 한랭과 압력을 통한 부종 감소
- 염증전달물질의 분비 감소
- 국소적인 혈관수축
- 세포의 신진대사 감소
- 신경전도속도 감소

② 적용방법

- 치료 부위의 이물질 제거 및 한랭에 대한 민감도를 검사한다.
- 치료 부위에 슬리브를 착용시킨다.
- 적용 부위를 심장과 가깝게 거상시킨다.
- 적용온도를 10~15℃로 유지한다.
- 치료가 끝난 후에 치료 부위의 슬리브를 제거하고 관찰한다.

(2) 적응증과 금기증

① 적응증

- 수술 후 통증과 부종
- 근경련
- 급성 염증
- 부종

• 울혈

② 금기증

• 개방성 상처
• 한랭에 대한 과민감성
• 심호흡계 질환
• 순환장애
• 한랭을 참기 힘든 자

(3) 주의사항

• 과도한 압력은 피한다.
• 한랭 압박기구 적용 시 탄력밴드 및 탄력랩을 적용하는 것은 압력을 증가시킬 수 있으므로 주의를 기울여야 한다.

5) 냉증기 스프레이

냉증기 스프레이(vapo coolant sprays)는 발통점에 직접 적용하여 증발과 냉각시킨다. 운동선수들이 경기 중 입은 타박상, 염좌, 좌상 등에 주로 사용되며, 뻗침운동 전 타이트(tight)한 근육의 이완을 목적으로 사용하기도 한다(그림 6.8).

(1) 적용효과 및 적용방법

① 적용효과

• 피부의 급속 냉각

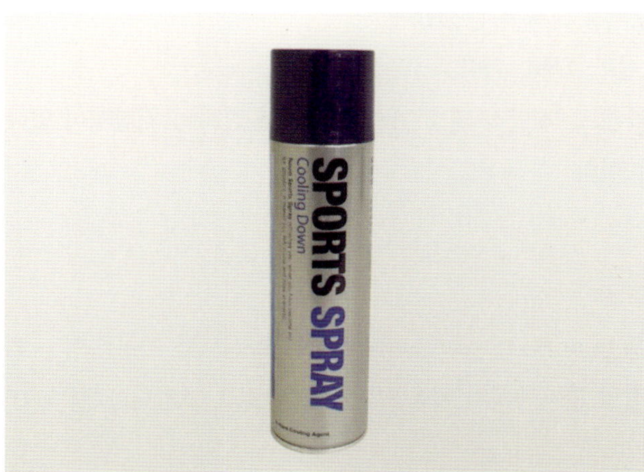

그림 6.8 냉증기 스프레이

- 유착 제거
- 근섬유와 물렁조직 신장
- 세포의 신진대사 감소
- 신경전도속도 감소

② 적용방법

- 치료 부위의 이물질을 제거한다.
- 근육이 뻗침된 자세를 취한다.
- 치료 부위와의 거리를 30~45cm로 두고 적용 부위 전체에 골고루 분사한다.
- 스프레이를 분사한 후 긴장된 근육을 뻗침운동시켜 준다.
- 치료 부위를 습열 및 마사지를 통해 재가열한 후 관절운동을 시킨다.

(2) 적응증과 금기증

① 적응증

- 감소된 관절가동범위
- 근경련
- 압통점(발통점)

② 금기증

- 개방성 상처
- 얼굴 사용(특히 눈 주위 사용)
- 스프레이 알레르기

(3) 주의사항

- 한 부위에 너무 집중되지 않도록 분사한다.
- 증기를 흡입하면 전신마취제가 된다.
- 염화에틸은 국소마취제로, 휘발성 및 가연성으로 인한 발화의 위험성이 있다.
- 동상의 원인이 될 수 있다.

6) 전신 극저온 냉각치료

전신 극저온 냉각치료(whole body cryotherapy)는 액화질소를 사용하여 −110℃를 피부에 노출시키는 방법이며, 류마티스관절염 환자에게서 처음으로 통증 감소를 보였다(그림 6.9).

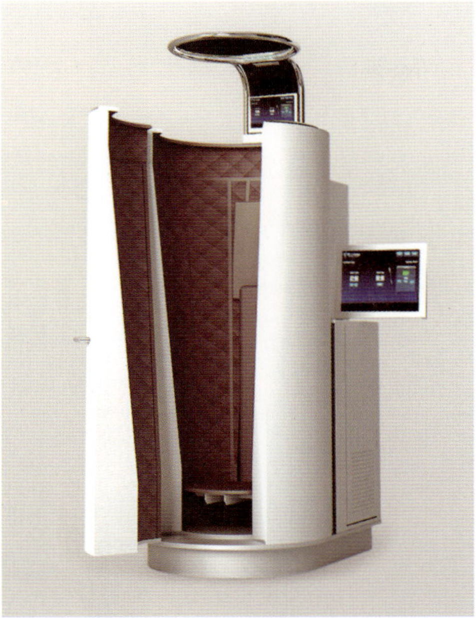

그림 6.9 전신 극저온 냉각치료기

(1) 적용효과 및 적용방법

① 적용효과

- 면역력 개선
- 세포의 신진대사 감소
- 염증 제거
- 급속 피부 냉각
- 신경전도속도 감소

② 적용방법

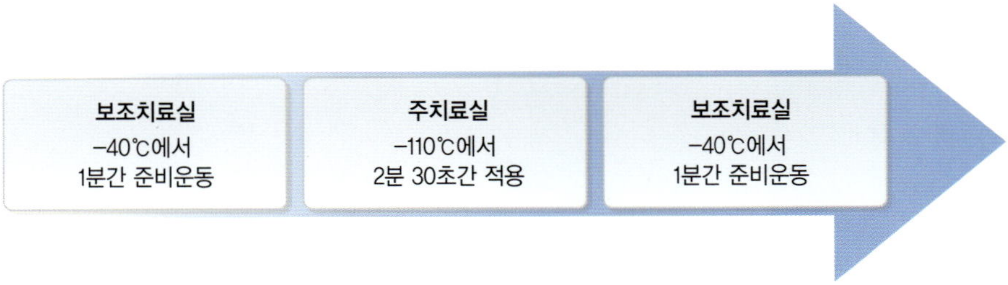

그림 6.10 전신 극저온 냉각치료의 적용 순서

(2) 적응증과 금기증

① 적응증

- 근경련
- 류마티스관절염
- 퇴행성 관절염
- 자가면역질환
- 급성 및 만성 통증
- 추간판탈출증
- 척추관협착증
- 강직성 척추염

② 금기증

- 개방성 상처
- 레이노이드 질환
- 심장호흡계 질환
- 순환장애
- 고혈압

(3) 주의사항

- 예민한 부위(눈, 코, 입)를 위해 마스크, 모자, 장갑을 착용한다.
- 중간에 참기 힘든 경우 기계에서 나온다.
- 주 치료실에서 다른 환자와의 피부 접촉을 피한다.
- 금속으로 된 장신구를 착용하지 않는다.

CHAPTER 7

치료적 열

Therapeutic Heat

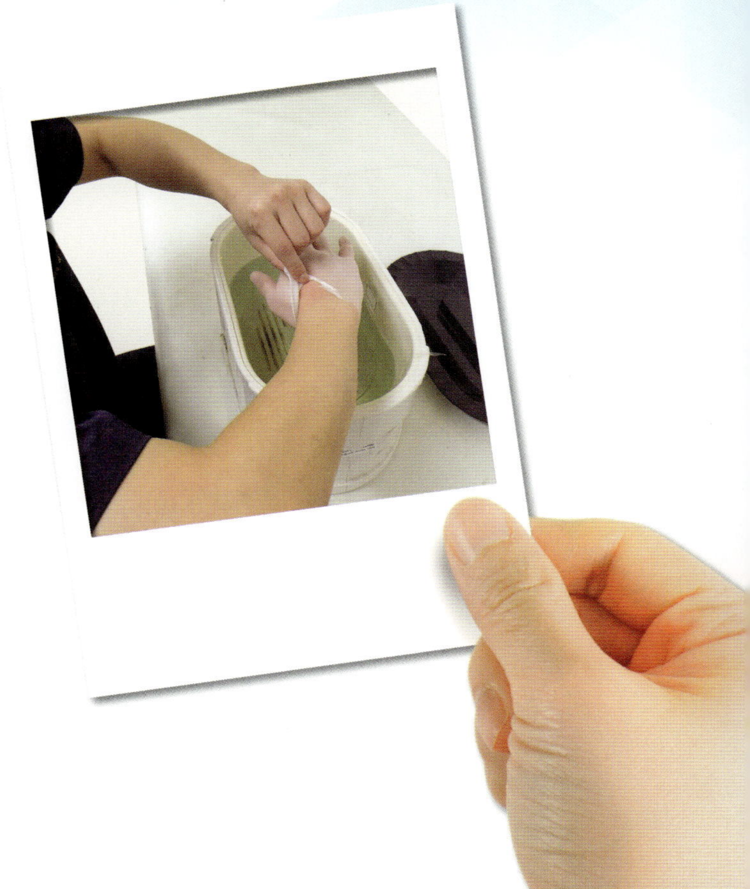

학습목표

1. 온열 적용 시 인체에 미치는 영향을 설명할 수 있다.
2. 온열치료의 종류, 효과, 적응증, 금기증을 설명할 수 있다.
3. 온열치료의 적용방법 및 절차를 설명할 수 있다.

주요 키워드

1. 핫팩
2. 파라핀욕
3. 파라팽고 버터글리아
4. 케니팩
5. 고온습포/고온압착습포
6. 증기욕
7. 핀란드욕 또는 사우나

1. 개요

온열치료는 인체에 온열을 적용하여 신체기관이나 조직온도를 41~45℃ 정도로 유지시킴으로써 질환의 증상을 감소시키는 치료방법이다.

손상된 조직에 산소와 영양분 공급, 모세혈관의 투과성 증가, 정맥 및 림프관순환 증가를 유발하고, 통증을 감소시키는 역할을 한다. 또한, 근육경련을 감소시켜 인대와 같은 결합조직들의 길이를 늘려주는 간접적인 스트레칭 효과도 있다.

온열치료방법으로는 핫팩(hydrocollator pack), 고온습포(fomentation), 케니팩(kenny pack), 파라핀욕(paraffin bath), 파라팽고 버터글리아(parafango battaglia), 고온압착습포(hot compress) 등이 있다.

2. 생리학적 효과

1) 혈관에 미치는 영향

(1) 혈관확장

인체에 열을 적용하면 혈관의 투과성 변화로 혈관이 확장되고 혈류량이 증가한다. 다리나 팔에 따뜻한 수건을 20~30분 정도 대고 있으면 접촉한 부위의 피부가 벌겋게 되는데, 이는 혈관확장으로 인한 현상으로 볼 수 있으며, 이를 통해 혈류량이 증가된다. 표면열은 피부혈관에서 혈관확장이 뚜렷하게 일어나지만 심부근육이 있는 혈관은 주로 신진대사요인에 영향을 받는다. 표면열치료는 피부 및 물렁조직 감염의 치료에 사용되어 염증반응을 국소에 국한시켜서 화농 형성을 촉진시켜 배농을 가능하게 하고, 심부열의 경우는 심부조직의 화농 형성으로 염증을 더 악화시키고 치명적인 결과를 일으킬 수 있다.

온열에 의한 직접적인 혈관확장의 기전은 피부온도수용기를 자극하여 민무늬근육에 의해 혈관이 확장되는 것이고, 간접적으로는 피부온도수용기가 척수신경 뒤뿌리신경절 자극을 통해 교감신경의 아드레날린성 신경을 감소시켜 혈관을 확장시키거나 히스타민이나 프로스타글란딘과 같은 염증을 일으키는 화학적 매개체를 통해 혈관을 확장시킨다(그림 7.1).

2) 신경근육계에 대한 효과

온열 적용은 Ia들신경섬유(근육방추)와 Ib들신경섬유(골지힘줄기관)의 흥분 발사빈도를 증가시키고, II들신경섬유(근육방추)는 흥분 발사빈도를 감소시키는 것으로 알려져 있다. 이는 온열이 근경련을 감소시키는 기전이기 때문이다. 온열은 신경전도속도를 증가시키며, 반대로 한랭은 신경전도속도를 감소시킨다. 따라서 신경전도속도는 온도가 1℃ 증가 시 약 2m/sec 증가한다.

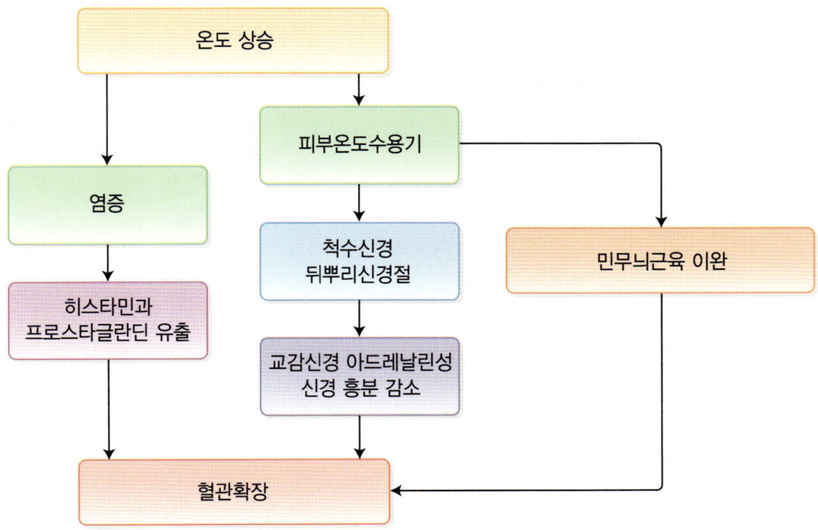

그림 7.1 온열 적용 시 혈관확장 기전

3) 통증 감소

통증을 감소시키는 온열 적용의 기전은 몇 가지로 설명할 수 있다. 온열은 Wall과 Melzack의 관문조절설(gate control theory)에서 설명하는 반대자극과 엔도르핀 호르몬이 영향을 미쳐 통증을 감소시킨다. 또한 온열은 혈관확장과 혈류의 증가로 허혈성 통증을 감소시키고, 통증 매개 물질들을 배출시키며 정상 수준의 국소 통증 문턱값을 회복시킨다.

4) 관절과 결합조직에 미치는 영향

지속적인 뻗침운동과 조직온도를 상승시키면 결합조직의 점탄성(viscoelastic properties) 변화를 유도한다. 온열은 힘줄과 같은 결합조직의 신장도(extensibility)를 증가시키며, 온열과 스트레칭을 동시에 사용할 경우 신장도가 현저하게 증가한다. 온열은 관절의 탄성도(elasticity)를 높여서 관절의 강직(stiffness)을 감소시키며, 효소반응에도 영향을 주어 33~36℃로 온도가 증가하면 콜라게나아제의 활성도가 4배 증가한다.

5) 물질대사 작용

신체 내 세포에서 화학 작용은 온도의 영향을 받는다. 일반적으로 세포에서 화학적 작용과 물질대사율(metabolic rate)은 온도가 10℃(50℉)씩 오를 때마다 2~3배 정도 증가한다. 에너지 소비는 온도가 올라갈수록 증가한다. 온도가 일정 온도 45~50℃(113~122℉)로 올라감에 따라 신체조직은 열로 인한 단백질 변성을 막을 수 있는 한계를 벗어남으로 화상을 입게 된다. 화학작용률이 증가하면 신체에서 긍정적인 효과가 나타나고, 조직에 산소흡수율이 증가한다. 그러므로 더 많은 영양소가 조직 치유 증진에 유용하게 사용된다.

6) 국소 효과

인체의 국소 부위에 사용되는 핫팩과 파라핀욕은 목, 허리, 무릎, 넙다리 등과 같은 부위에 효과적이다(표 7.1).

7) 전신 효과

국소 열로 인한 조직온도의 상승은 시상하부에 영향을 미친다. 체온 조절을 유지하기 위해 앞시상하부(열손실중추)는 혈관확장을 통해 열을 발산시킨다. 뒤시상하부(열생산 및 보존중추)는 혈관을 수축시켜 땀이 분비되는 것을 억제하여 열손실을 방지한다(표 7.2).

소용돌이욕, 허바드 탱크, 증기욕과 같은 기구를 통해 인체의 면적이 넓은 부위에 적용할 수 있다.

표 7.1 온열을 통한 국소 효과

효과	반응
신경학적 변화	• 신경계 손상으로 인한 근긴장도(muscle tone)의 증가는 온열을 통해 감소시킬 수 있다. • 근육경련을 감소시키기 위해 40~45℃를 적용하면 근육이완을 증가시킬 수 있다.
모세혈관의 투과성	• 모세혈관의 압력과 부종이 증가한다.
혈류	• 혈류의 흐름을 증가시키기 위해 혈관이 확장된다.
교원질	• 탄력성의 증가로 관절의 뻣뻣함을 감소시키며, 수축된 조직을 신장시키기 위해 수동 또는 능동 운동 전에 온열을 적용한다.
세포 활동	• 조직의 온도가 1℃ 상승하면 대사율이 13% 증가한다. 즉, 세포 활동의 증가는 노폐물의 배출을 돕는다.

표 7.2 온열을 통한 전신 효과

효과	반응
발한	• 전신에 온열을 적용하면 교감신경이 땀샘을 자극하여 발한이 증가한다. • 근경련을 감소시키기 위해 40~45℃를 적용하면 근이완을 증가시킬 수 있다.
혈류량	• 혈관확장으로 혈류량은 4배까지 증가한다.
심박수	• 혈류량의 증가로 심박수도 증가한다.
맥박수	• 혈액의 압력으로 맥박수가 증가하며, 1℉ 상승에 비례하여 분당 10회 증가한다.
심박출량	• 40℃(104℉) 이상 전신에 습열을 적용하면 심박출량(cardiac output)이 감소한다.
호흡률	• 1℉ 상승할 때마다 5~6회 증가한다.
면역반응	• 혈구세포의 양적인 증가가 나타난다. • 장시간 동안 전신에 습열을 적용하여 체온이 40℃(104℉)가 되면 백혈구의 운동이 최대로 증가한다.

3. 온열치료의 적응증 및 금기증

온열치료의 일반적 적응증은 통증, 근경련, 관절 구축, 긴장성 근육통(tension myalgia), 혈류 촉진, 대사작용 촉진, 혈종 흡수, 점액낭염, 건초염, 섬유조직염(fibrositis), 표재성 혈전성 정맥염, 반사성 혈관확장의 유도 및 혈관질환 등이다. 반면, 일반적 금기증은 급성 염증, 외상 또는 출혈, 출혈성 질환, 감각 저하 부위, 의사전달을 못하거나 통증에 반응하지 못하는 경우, 온도 조절 기능의 저하, 악성종양, 부종, 허혈, 피부 위축 및 반흔(scar) 등이다. 온열치료의 목적은 생리적 효과를 유발하여 임상적 효과를 얻는 것이다. 온열의 생리적 효과를 충분히 얻기 위해서는 온열을 가할 때 '조직온도'와 '가온시간'을 고려해야 한다. 즉, 조직온도를 40~45℃로 유지해야 하고, 가온시간은 5~30분 가량 지속되어야 원하는 생리적 효과를 얻을 수 있고 치료에 도움이 된다. 이러한 조직온도와 가온시간이 바로 치료적 온열의 범위이며, 이때 중요한 것은 40~45℃의 범위가 조직에 가하는 온열의 온도가 아니라 가온에 의해 상승된 조직 자체의 온도여야 한다(표 7.3).

표 7.3 온열치료의 고려사항

적응증	• 관절의 유연성이 필요할 때 • 관절의 뻣뻣함(강직) • 근육통증 • 근경련
금기증	• 감각 소실 • 부종 • 급성 손상 직후(48~72시간) • 혈액순환 감소 부위
주의사항	• 아동환자 • 노인환자 • 만성 질환을 가진 환자(당뇨병, 고혈압 등)

4. 온열치료의 기구 및 적용방법

1) 핫팩

핫팩(hydrocollator pack, hot pack)은 가장 잘 알려진 전도열 치료방법으로써 다양한 크기의 온습포가 사용되고 있다.

핫팩은 친수성 실리카겔(규산염)이나 소디움 벤토나이트(sodium bentonite)가 들어 있는 팩을 말하며, 천으로 덮여 있는 팩을 가열한 후, 인체에 습열을 적용하는 것으로 물리치료실에서 사용빈도가 높은

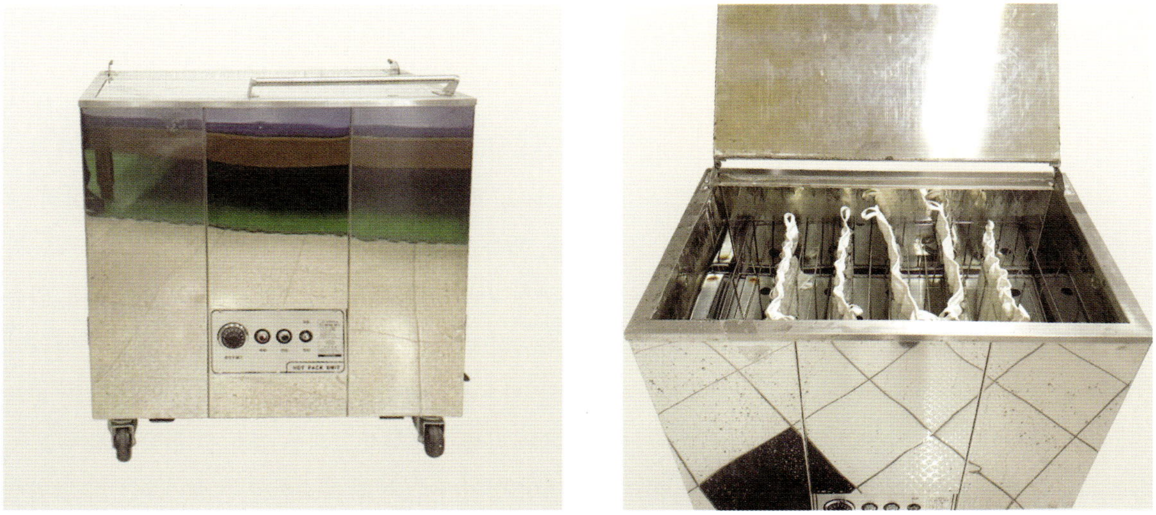

그림 7.2 하이드로콜레이터

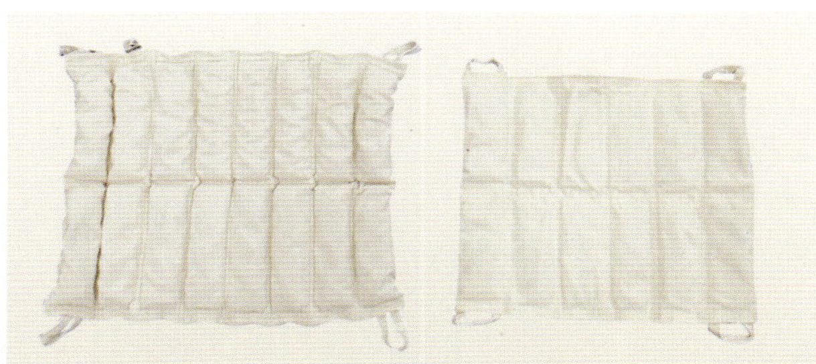

그림 7.3 인체에 적용 가능한 핫팩

치료방법이다. 핫팩은 70~75℃(158~167℉) 사이의 온도로 유지되는 하이드로콜레이터(hydrocollator) 기구에 넣고 가열한다(그림 7.2). 핫팩의 모양과 크기는 다양하다(그림 7.3). 치료하는 신체 부위와 외형에 따라 선택하고, 가열한 핫팩을 수건으로 감싸서 환부에 적용하는 습열식 핫팩, 전기 발열체를 이용한 전열식 핫팩, 비닐로 증기를 차단하여 적용하는 건열식 핫팩의 방법이 있다.

(1) 적용방법

핫팩은 습열식, 건열식, 전열식에 따라 환자에게 적용하며, 그중에서 열이 신체에 가장 많이 침투하는 습열식 핫팩을 많이 사용하고 있다(그림 7.4).

(2) 적용순서

① 환자의 치료 부위를 확인하고 옷을 벗긴 후 이물질을 제거한다.

② 적용 부위에 맞는 핫팩을 결정한다.

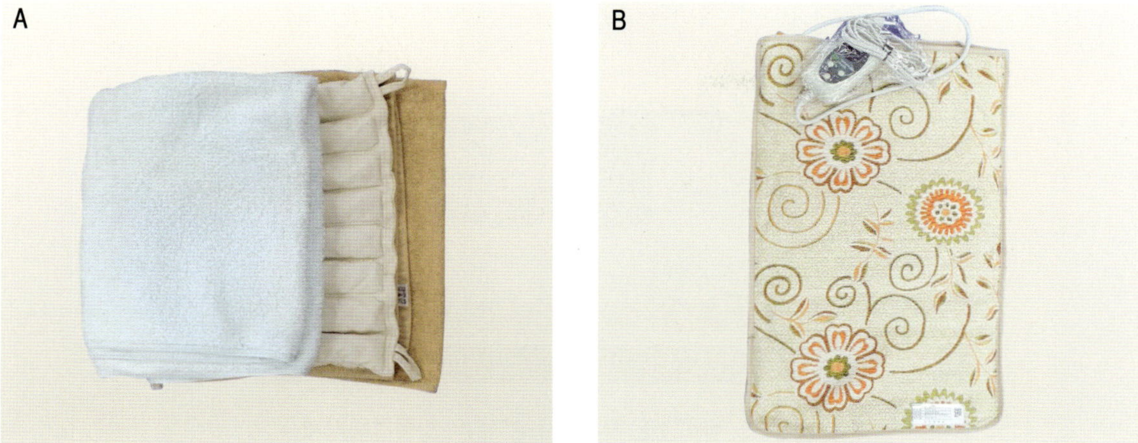

그림 7.4 적용방법에 따른 핫팩의 종류 A: 습열식 핫팩, B: 전열식 핫팩

③ 환자에게 편안한 자세를 취하게 하고 치료시간과 이유에 대해 설명한다.

④ 습열식 핫팩치료일 경우, 수건을 7~10매 정도 겹쳐서 환부에 적용하거나 핫팩커버를 사용할 수도 있다.

⑤ 건열식 핫팩치료일 경우, 핫팩을 비닐로 감싼 후 수건을 5~8매 정도 겹쳐서 사용한다.

⑥ 핫팩을 한 후 5분 동안 피부 색깔과 열감이 어떤지 환자의 주관적인 느낌을 확인해야 한다.

⑦ 치료시작 8~10분 정도 후에 피부의 발적 정도를 확인한다.

⑧ 사용한 수건과 핫팩커버는 잘 건조하여 사용한다.

⑨ 치료 후 치료 부위를 주의 깊게 관찰한다.

⑩ 치료시간은 15~30분 정도로 한다.

⑪ 치료온도는 인체에 접촉하는 부위의 온도가 약 40℃(104℉), 핫팩 가열온도는 77~88℃(170~176℉)가 적당하다.

⑫ 환자가 가장 편안한 자세에서 다양한 부위를 치료를 받을 수 있도록 한다(그림 7.5~7.7).

(3) 주의사항

환자는 치료시간 동안 편안한 감각을 느껴야 한다. 치료사는 핫팩을 적용한 환자를 계속 모니터링해야 하고, 핫팩을 한 후 5분 동안 피부 색깔과 열감이 어떤지 환자의 주관적인 느낌을 확인해야 한다. 초기에 피부 색깔이 변화되면 뜨겁다는 것이다. 피부가 벗겨진 사람의 피부는 분홍빛/발적 또는 홍반이나 백반으로 변한다. 반면 피부가 거무스름한 사람은 더 어둡거나 연하게 된다. 만일 환자가 핫팩이 너무 뜨겁다고 느꼈다면 치료사는 피부 색깔 변화를 감지하고, 더 많은 수건을 추가하거나 핫팩을 제거해야 한다. 핫팩의 사용기간은 6개월~1년이며, 이후에는 교체해야 한다. 핫팩을 장기간 사용하면 핫팩이 손상되어 하이드로콜레이터 물이 탁해지므로 주기적으로 점검하고 한 달에 한 번은 가열장치의 물을 교환해 준다.

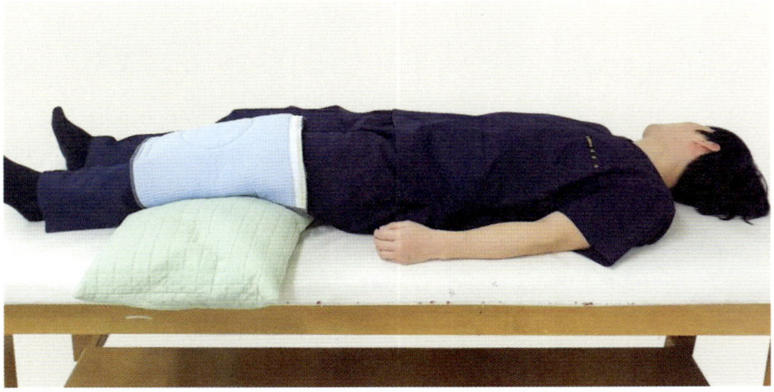

그림 7.5 바로 누운 자세에서 넙다리의 핫팩치료 자세

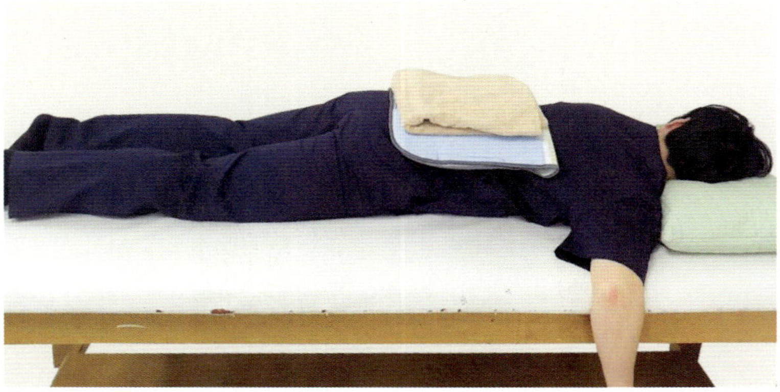

그림 7.6 엎드려 누운 자세에서 허리의 핫팩치료 자세

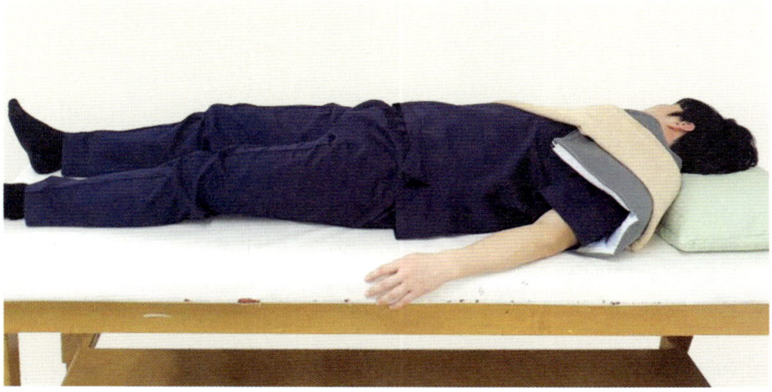

그림 7.7 바로 누운 자세에서 어깨의 핫팩치료 자세

(4) 적용효과

임상적으로 핫팩은 조직의 혈류량을 증가시켜 통증 및 근경축의 감소, 관절가동범위를 증가시키며, 특히 관절구축을 개선시키기 위해 뻗침운동 전에 사용된다.

(5) 적응증과 금기증

① 적응증

- 근경련
- 외상
- 관절 경직
- 통증
- 신경근질환(회색질척수염)
- 근섬유염
- 관절염

② 금기증

- 개방성 상처
- 감각장애
- 말초혈관질환
- 순환장애
- 급성 염증(손상 후 1~2일은 실시하지 않는다)
- 화상 부위
- 출혈 부위

(6) 장점과 단점

① 장점

- 준비와 적용이 쉽다.
- 모양과 크기가 다양하다.
- 습하고, 안정감이 있는 열이다.
- 구입과 대체하는 비용이 저렴하다.
- 가정에서도 쉽게 사용이 가능하다.
- 인체의 머리를 제외하고 모든 부위에 적용이 가능하다.

② 단점

- 한 번 적용하면 환자가 온도 조절을 할 수 없다.

- 적용 시 환자에게 안전한지 인지해야 한다.
- 수동적 치료이며, 환자의 능동적인 참여를 필요로 하지 않는다.
- 치료 부위 관찰이 어렵다.
- 심부근육이나 조직까지 영향을 줄 수 없다(표면열).
- 치료 부위의 압박으로 인해 환자가 불편함을 느낄 수 있다.
- 신체의 굴곡된 부위는 밀착이 잘 안 될 수도 있다.

2) 파라핀욕

파라핀욕(paraffin bath)은 표면열로 손가락이나 발가락 부위에 효과적으로 적용이 가능하다. 파라핀욕은 융점(녹는점)을 낮추기 위해 미네랄 오일을 사용한다. 파라핀과 미네랄 오일의 비율은 7:1이 되게 하여 녹는점을 낮게 할 수 있다. 파라핀은 낮은 특정 열을 갖는데, 이것은 같은 온도의 물에서는 느낄 수 없다. 같은 온도의 물보다 열이 천천히 식기 때문에 조직에 천천히 열을 올릴 수 있고 화상의 위험을 줄일 수 있다(그림 7.8).

(1) 적용방법

환자의 치료 부위를 확인하여 청결하게 하고, 파라핀과 미네랄 오일을 7:1이 되게 하여 융점을 낮춘다. 환자에게 편안한 자세를 취하게 하고 치료시간과 이유에 대해 설명한다. 파라핀욕치료 중에 피막이 찢어지면 화상의 위험이 있으므로 조심한다.

파라핀의 적용온도는 52.2~54.4℃(126~130℉)이며, 치료시간은 15~40분이 적당하다.

파라핀욕은 간헐법(dip warp method, 그림 7.9), 지속법(dip immersion method, 그림 7.10), 도포법(brush wrap method)을 환자의 상태에 따라 적용한다.

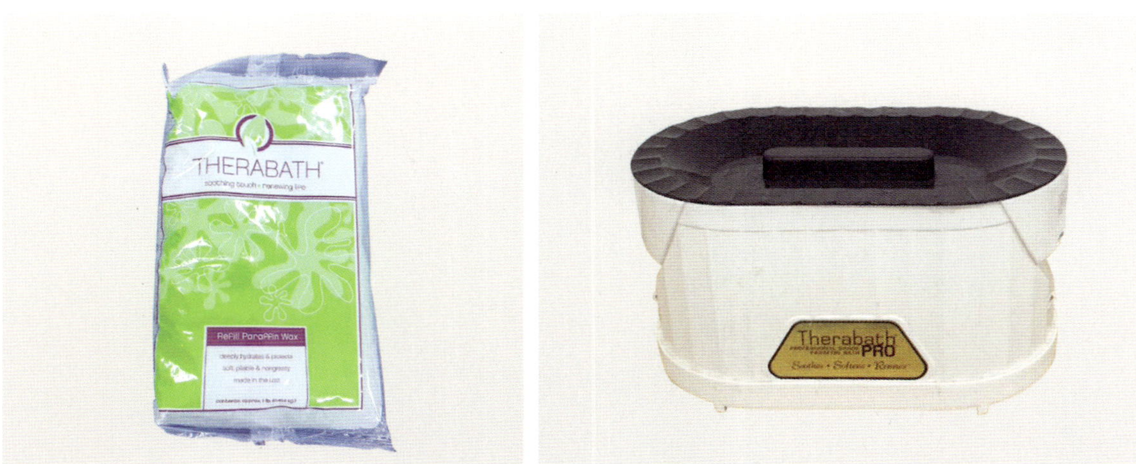

그림 7.8 파라핀 및 파라핀욕 치료기

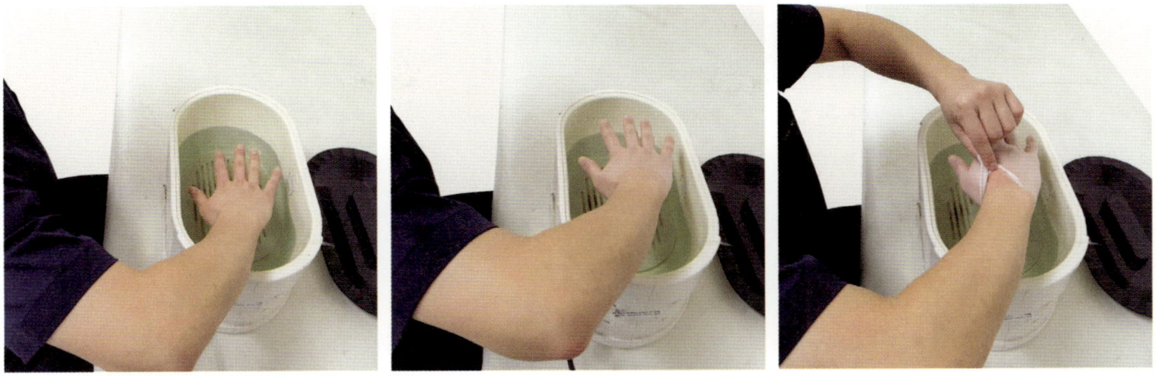

그림 7.9 손에 대한 파라핀욕의 간헐법 적용방법

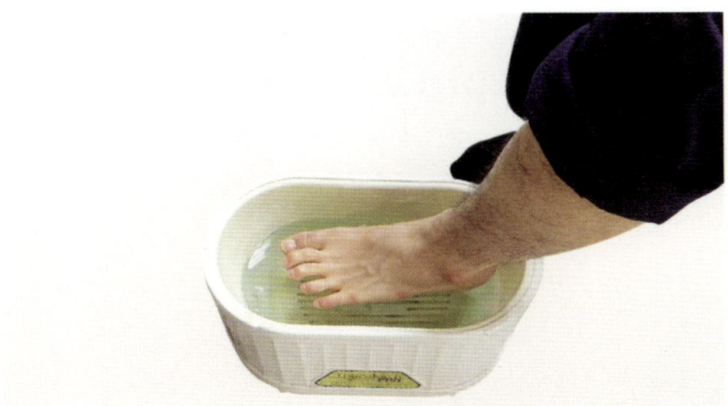

그림 7.10 발에 대한 파라핀욕의 지속법 적용방법

(2) 적용순서

① 간헐법

- 파라핀욕조에 치료 부위를 반복하여 담그는 방법이다.
- 치료 부위의 땀과 물기를 깨끗이 제거한다.
- 치료 부위를 파라핀욕조에 2~3초 정도 담근다.
- 즉시 빼내어 공기 중에 4~5초 정도 말린다.
- 2회째는 담그는 깊이를 얕게 한다.
- 같은 동작을 6~12회 반복한다.
- 치료 부위를 비닐로 감싸고 그 위로 수건을 덮어 열을 유지한다.
- 피하조직온도를 약 3℃ 증가시킬 수 있다.

② 지속법

- 파라핀욕조에 치료 부위를 담근 상태에서 치료하는 방법이다.
- 치료 부위의 땀과 물기를 깨끗이 제거한다.

- 치료 부위를 파라핀욕조에 2~3회 담가 피막을 만든다.
- 15~20분간 담근 상태를 유지한다.
- 간헐법보다 일정한 온도 유지가 가능하다.
- 피하조직온도를 5℃ 증가시킬 수 있다.
- 치료 부위를 비닐로 감싸고 그 위로 수건을 덮어 열을 유지한다.

③ 도포법

- 허리, 어깨, 넙다리 등 파라핀욕조에 담글 수 없는 부위에 적용한다.
- 치료 부위의 땀과 물기를 깨끗이 제거한다.
- 침대에 환자가 편안한 자세를 취하게 하고 파라핀욕조 밑에 비닐을 깐다.
- 치료 부위에 브러시나 국자를 이용하여 수회 도포한다.
- 치료 부위를 비닐로 감싸고 그 위로 수건을 15~22분 정도 덮어 보온을 유지한다.
- 관절 내부 온도를 3.5℃(6.3℉) 증가시킬 수 있다.

(3) 주의사항

- 화재에 주의한다.
- 피부감염에 주의한다.
- 일시적인 피부질환을 유발할 경우 다른 열치료로 변경한다.
- 화상을 유발하지 않도록 치료 부위의 땀과 물기를 깨끗이 제거한다.

(4) 적용효과

- 관절의 뻗침운동 전에 사용한다.
- 피부와 파라핀막에 의해 습열 효과를 얻는다.
- 열 지속시간이 길다.
- 노폐물 제거와 신진대사 촉진 효과가 있다.
- 조직온도 상승을 통해 근육을 이완시킨다.
- 오일을 통해 보습 효과를 높여준다.
- 국소 부위에 충혈 효과가 있다.

(5) 적응증과 금기증

① 적응증

- 염좌
- 건초염
- 타박상

- 류마티스관절염
- 손가락과 발가락 통증
- 동상
- 피부경화증

② 금기증

- 개방성 상처
- 감각장애
- 말초혈관질환
- 노약자
- 얇은 상처
- 악성종양
- 출혈 부위

(6) 장점과 단점

① 장점

- 일정한 온도로 장시간 온열 적용이 가능하다.
- 적용하기 편리하다.
- 파라핀 교체는 비교적 값이 저렴하다.
- 피부를 부드럽게 해 준다.
- 가정에서도 쉽게 사용이 가능하다.
- 인체의 굴곡이 있는 부위에 열을 적용할 수 있다.

② 단점

- 재사용 시 감염의 위험이 있다.
- 주로 손과 발의 치료가 가능하다.
- 온도 조절이 어렵다.
- 치료 중에 움직일 수 없다.

3) 파라팽고 버터글리아

파라팽고 버터글리아(parafango battaglia)는 파라핀 왁스와 진흙을 혼합한 다양한 미네랄을 인체에 적용하는 치료방법이다. 파라팽고는 1kg 단위로 사용되며, 팽고가열기(pango heater)와 팽고혼합기(pango mixing unit)를 통해 만들어진다(그림 7.11).

파라팽고 버터글리아는 열전도성이 낮고 60~70℃에서 녹는다. 일정한 온도 내에서 치료 부위에 쉽게 펴 바를 수 있으며, 물보다 높은 온도에서 인체의 치료가 가능하다.

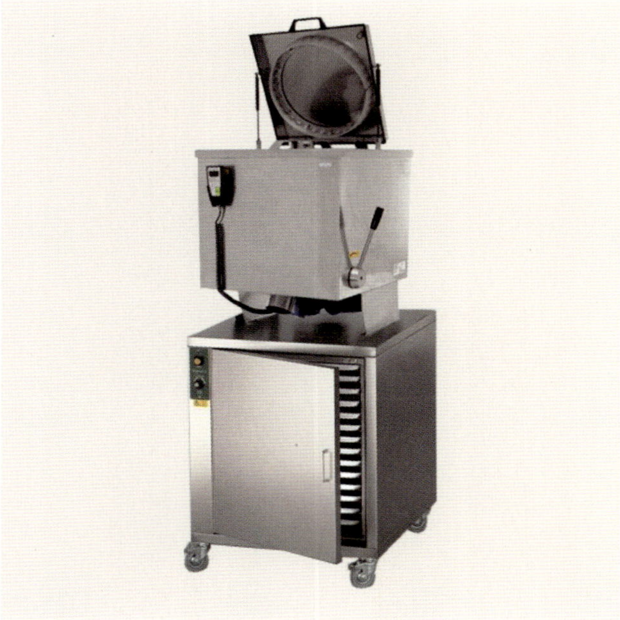

그림 7.11 파라팽고 혼합기

(1) 적용방법

적용 부위에 따라 세 가지로 나뉘며 온도는 40~46.1℃ 범위를 사용한다(그림 7.12).

① 국소 전용팩(4kg 팩 전용)

- 몸통의 작은 부위에 사용한다.
- 팩 적용 부위에 국소 충혈이 일어난다.
- 피부온도가 3~4℃ 상승한다.
- 치료 부위의 땀이 분비된다.
- 혈액 및 림프순환을 촉진한다.

② 부분팩(5~20kg 팩 전용)

- 큰관절, 등과 복부, 가슴, 골반, 팔다리 전체에 적용한다.
- 국소 적용보다 더 깊은 충혈 효과를 나타낸다.
- 땀 분비가 급증한다.
- 맥박이 증가한다.

③ 전체 적용팩(30~40kg 팩 전용)

- 팔다리 전체, 복부를 포함하여 등 전체에 적용한다.
- 맥박과 혈압이 증가한다.
- 체온은 약 37.8℃로 상승하고 1시간 후에 정상 체온으로 회복된다.

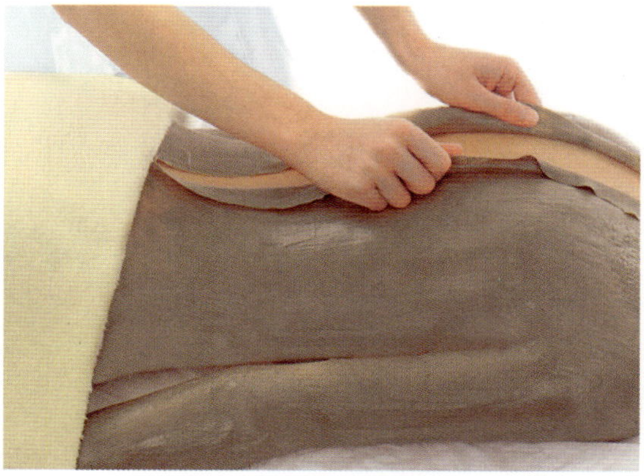

그림 7.12 파라팽고 부분팩 적용

- 백혈구 수치가 1시간 30분에 최고에 이른다.

(2) 적용효과

Jahnke 박사는 파라팽고의 소염작용과 림프순환 촉진을 토끼를 대상으로 한 연구를 통해 증명하였고, 진흙의 독소 제거 효과, 혈액순환 촉진, 항염증 효과, 통증 감소의 효과가 있었다.

(3) 적응증과 금기증

① 적응증

- 퇴행성 관절염
- 류마티스관절염
- 척수성 소아마비
- 건선
- 피부경화증
- 외상
- 내장기관의 만성 염증

② 금기증

- 습진
- 감각장애
- 개방성 상처
- 말초혈관질환
- 협심증
- 급성 혈전정맥염
- 당뇨병

4) 케니팩

케니팩(Kenny pack)은 호주의 간호사 수녀인 Elizabeth Kenny가 개발한 치료방법이다. 소아마비 환자에게 적용되어 'polio pack'이라고도 하며, 모직으로 만들어진 팩을 끓인 후 탈수시켜 사용하여 'wool pack'이라고도 불린다. 케니팩은 핫팩보다 가벼워 어린아이에게 사용할 수 있다는 장점이 있다.

(1) 적용방법

- 케니팩을 끓인 후 탈수기에 넣어 습기를 제거한다.
- 케니팩의 일반적인 온도는 46.1~48.9℃(115~120℉)이다.
- 물과 증기의 완전 제거 시 60~62.8℃(140~145℉)의 팩을 적용해도 화상의 위험이 없다.
- 60℃(140℉)일 때 팩은 4~5분의 열 지속시간이 유지된다.
- 케니팩을 적용하면 체온이 상승하지만 케니팩은 빨리 식으므로 식기 전에 즉시 적용한다.
- 근육경련 및 통증이 심할 경우 케니팩을 5분마다 교체해 준다.
- 경련이 경미한 경우에는 30분이나 2시간마다 케니팩을 교체해 준다.
- 가정에서도 사용이 가능하며 8시간 이상 적용해야 효과적이다.

(2) 적용효과

- 통증 감소
- 근경련 감소
- 온도 변화에 따른 자극반사에 영향을 미친다.

(3) 적응증과 금기증

① 적응증

- 급성 소아마비
- 길랭-바레증후군
- 사경
- 운동신경마비

② 금기증

- 감각장애
- 개방성 상처
- 열에 과민한 사람
- 악성종양

5) 고온습포

고온습포(fomentation)는 신체표면에 부분적으로 습열(moist heat)을 적용하는 치료방법으로, 50% 모직(wool)과 50% 면(cotton)으로 구성된 천을 사용한다. 모직은 열을 보존하고, 면은 습기를 유지하는 효과가 있다. 고온습포는 핫팩과 비교하여 가벼운 것이 장점이지만 빨리 식는 것이 단점이다. 근골격계 통증 완화와 혈액순환 증진 효과가 있다(그림 7.13).

(1) 적용방법

- 고온습포를 가열하는 물의 온도는 60~82.2℃(140~180℉)이고, 소독 시 20분 가열한다.
- 15분 적용 후 잠시 식혀 30~40분을 적용한다.
- 하루 3~4회 적용하며, 소아마비 환자는 12시간 정도 적용한다.
- 뜨거워야 하나 습기가 많아서는 안 되므로 모포를 몇 번 흔들어서 증기를 털어낸다.
- 반응을 향상시킬 목적으로 테레빈유와 올리브 오일을 1:2로 섞어 피부를 마사지한다.

(2) 적용효과

- 심부조직의 울혈 감소와 순환 증진
- 통증의 경감과 발한 자극
- 삼출액의 흡수 증가
- 근육의 경직과 긴장 감소(근육온도 3.6~6℃ 상승)
- 2차 효과로 진정작용이 있다.

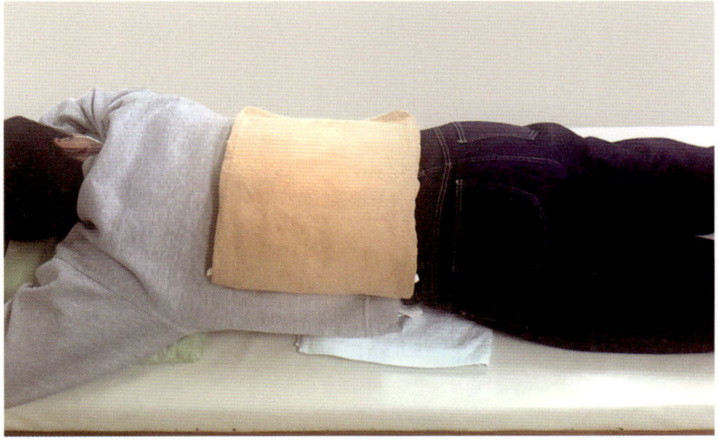

그림 7.13 고온습포의 허리 적용

(3) 적응증과 금기증

① 적응증

- 소아마비: 1시간 정도의 고온습포 적용 후 근육재교육
- 정신병과 정신신경증
- 월경곤란증: 하복부에 1~2시간 정도 실시
- 비장 울혈
- 소변 억제
- 요통
- 궁둥신경통
- 늑간신경통
- 관절의 경직이나 염좌
- 신경섬유염
- 염증: 위염, 신장염, 장염, 난소염, 전립선염, 간염, 관절염

② 금기증

- 출혈 상태
- 마비 부위
- 악성종양
- 부종
- 정맥류
- 당뇨병 환자의 손과 발

6) 고온압착습포

고온압착습포(hot compress)는 핫팩이나 고온습포에 비해 온순한 습열이며 천을 물에 적셔서 사용한다. 다른 열치료에 비해 만들기 쉽고 간단하며, 빨리 식어 화상의 위험이 적다. 압착은 천을 이용하여 물을 굴곡진 부분을 포함해 인체의 모든 부위에 적용 가능하다.

사용되는 천으로는 아마포(linen), 면(cotton), 플란넬 패드(flannel pad), 수건(towel) 등이 있다.

(1) 적용방법

- 대상자에게 처음 적용 시 춥지만 점차 따뜻해진다고 설명한다.
- 천을 여러겹으로 접어 고온수(43.3~48.9℃, 110~120℉)에 적신 다음 물기를 일부 제거하고 치료 부위에 적용한다.
- 천이 빨리 건조되는 것을 방지하기 위해 천 위를 비닐로 덮는다.
- 천을 따뜻하게 유지하기 위해 적외선을 30~45cm 거리에서 조사한다.

- 장시간 치료할 경우 매 2분마다 교체해 주고 치료 부위의 물기를 닦아준다.
- 치료 종료 시 치료 부위를 관찰하고 한랭수로 몸을 문질러 준다(그림 7.14).

(2) 적용효과

- 치료 부위의 혈액순환 증가
- 통증 감소
- 근육경련 감소
- 진정 효과
- 자극 효과

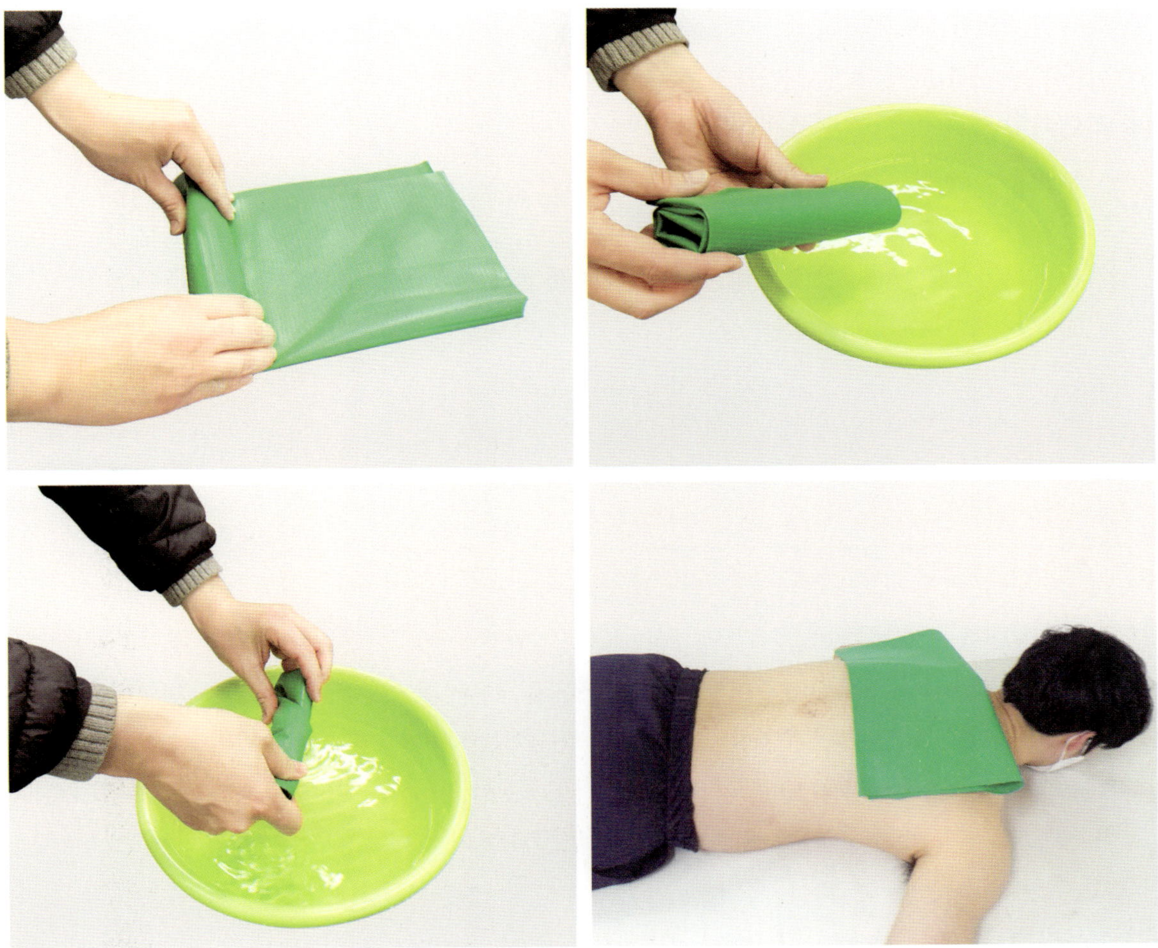

그림 7.14 고온압착습포의 치료 부위 적용

(3) 적응증과 금기증

① 적응증

- 복부통증
- 만성 관절염
- 염증성 삼출물의 흡수 증가
- 변비
- 만성 기관지염
- 근육경련

② 금기증

- 감각장애
- 말초혈관질환

(4) 주의사항

- 화상에 주의한다.
- 고온압착습포를 적용하기 전에 치료 부위를 확인한다.
- 관절운동, 호흡, 혈액순환 등에 방해가 되지 않도록 한다.
- 고온압착습포는 부드러워야 한다.

5. 공기와 증기를 이용한 수치료

1) 증기욕

증기욕(medicated steam bath)은 머리를 제외한 전신을 고온의 증기가 들어 있는 상자 속에 노출시킨다. 온도가 높아지면 공기는 많은 습기를 흡수하고, 습한 공기는 물속에서처럼 열을 빠르게 전달하지 못하기 때문에 49~54.5℃(120~130℉)의 포화된 공기에서 오랫동안 치료하는 것이 가능하다. 증기욕은 호흡 촉진, 청결, 모공 확장, 해독 작용을 위해 실시한다(그림 7.15)

(1) 적용방법

- 치료실 안에 패드와 시트를 준비하고, 증기욕 상자는 치료 시작하기 전부터 가열하며, 증기는 환자가 상자 속으로 들어가기 바로 전에 끈다.
- 환자의 맥박과 호흡수를 측정하고, 환자가 상자 속에 들어가면 준비해 두었던 냉찜질 기구로 머리에 냉찜질을 적용하고 4분 간격으로 교체해 준다.

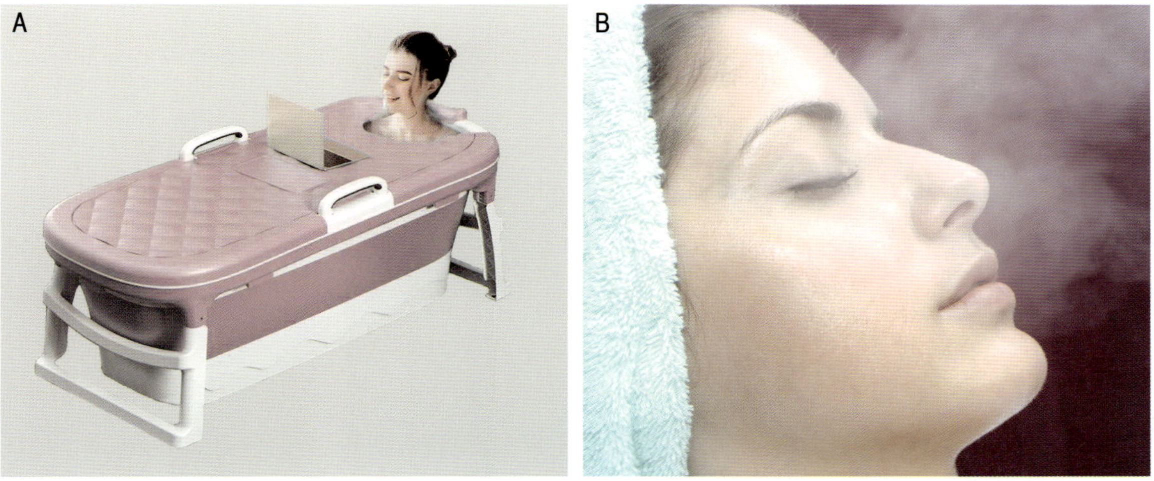

그림 7.15 증기욕 A: 상자 전신 증기욕, B: 국소 증기욕

- 3분 간격으로 환자의 맥박과 호흡수를 측정하고, 맥박수가 100 이상이 되거나 환자가 현기증을 느끼면 치료를 중단한다.
- 치료 중 환자에게 음료수를 제공하여 탈수를 막는다.
- 치료를 끝낼 때에는 미온수나 한랭수를 이용한 압주욕이나 스펀지욕을 실시한다.
- 치료에 적용되는 온도는 49℃(120℉) 정도이나 적용을 끝낼 때쯤 잠시 동안 54.5℃(130℉)까지 올릴 수도 있다.
- 환자의 상태에 따라 치료시간은 달라지며, 일반적으로 5~30분 또는 1시간 30분~3시간 정도 사용한다.
- 치료빈도는 일반적으로 1주일에 3회 정도 적용한다.
- 증기 치료 시 대상자를 주의 깊게 관찰한다.

(2) 적용효과

- 기관지 염증을 감소시킨다.
- 발한으로 독소가 피부를 통하여 배출한다.
- 피지분비를 촉진한다.
- 근육이완이 다른 열치료에 비해 많이 일어난다.
- 기타: 맥박수는 증가하고, 호흡수는 빠르고 얕아지며, 통증 경감, 혈압 상승, 체적혈류 증가가 일어난다.

(3) 적응증과 금기증

① 적응증

- 류마티스관절염

- 근육과 관절의 경직
- 통풍
- 허리통증
- 골절
- 염좌
- 궁둥신경통
- 건조한 피부

② 금기증

- 호흡기질환
- 심장질환
- 고혈압
- 동맥경화증
- 안구돌출증

(4) 주의사항

- 증기를 조절하기 위해서 온도를 천천히 올린다.
- 맥박과 혈압이 증가하므로 주의 깊게 관찰한다.
- 한랭치료 전에 적용될 수 있다.
- 땀의 증발 억제로 인해 체온이 급격하게 증가할 수 있다.
- 치료실을 나가기 전에 충분한 휴식을 취해야 한다.

2) 터키욕

터키욕(Turkish bath)은 건 열기욕의 일종으로, 세 개의 서로 다른 온도의 공기실로 구성되어 있다. 첫 공기실은 54~60℃(130~140℉)이며, 두 번째는 71~82℃(160~180℉), 세 번째는 82~104℃(180~220℉)이다.

대상자가 발한의 증가를 목적으로 46.1℃(115℉)의 증기실에 있다가 건조한 공기실로 들어가는 경우도 있다. 특히 터키욕은 내장기관의 울혈 경감 효과가 있다.

(1) 적용방법

- 대상자는 옷을 벗고 첫 번째 공기실인 54~60℃(130~140℉)로 들어간다.
- 치료하는 동안 머리에는 냉찜질을 실시하고, 음료수를 제공한다.
- 발한이 시작되면 두 번째 공기실인 71~82℃(160~180℉)로 들어간다.

- 땀이 많이 흐르면 82~104℃(180~220℉)의 세 번째 방으로 들어가게 한다(대상자에 따라 세 번째 방에는 들어가지 않기도 한다).
- 각 치료실에는 10~15분 또는 그 이상 들어가 있게 한다.
- 목욕을 마치고 나면 마사지를 해 주고 강우압주(rain douche)나 침 분무를 34.4℃(94℉)에서 시작하여 21.1℃(70℉)까지 온도를 내려서 실시한다.
- 만일 땀을 계속 흘리면 스코치식 압주욕(scotch douche)이나 15.5℃(60℉)의 풀에 들어가게 한다.

(2) 적용효과

- 정신적 안정으로 수면을 유도한다.
- 내장기관의 울혈을 감소시킨다.
- 피로를 개선시킨다.
- 발한에 의한 노폐물을 제거시킨다.
- 맥박수, 호흡수를 증가시킨다.

(3) 적응증과 금기증

① 적응증

- 류마티스관절염
- 근육과 관절의 강직
- 통풍
- 월경불순
- 습진
- 건선

② 금기증

- 림프부종
- 심장질환
- 고혈압
- 비만
- 안구돌출증
- 발작
- 임신
- 당뇨병
- 감각 소실

3) 러시안욕

러시안욕(Russian bath)은 공기와 증기가 혼합된 습기욕으로, 머리를 제외한 전신에 증기를 노출시키는 방법이다. 캐비닛형 증기발생기의 욕조 밖으로 머리를 나오게 하고, 전신에 증기를 적용하는 방법으로 대상자가 눕거나 앉아서 실시한다. 러시안욕은 약 60%의 습도를 가진다(그림 7.16).

(1) 적용방법

- 패드와 시트를 갖춘 증기실을 준비한다.
- 환자의 맥박수와 호흡수를 측정한다.
- 대상자가 증기실에 들어오면 수건으로 감싼다.
- 대상자의 맥박수와 호흡수를 측정하고 맥박수가 80 이상일 경우 심장에 얼음주머니를 대준다.
- 머리에 냉습포를 적용하고 치료 중 환자에게 음료수를 제공하여 탈수를 막는다.
- 증기를 틀어서 온도를 점진적으로 43.3℃(110°F)까지 올린다.
- 맥박을 5분마다 측정한다.
- 대상자가 추운 기운을 느끼지 않도록 한다.
- 치료빈도는 일반적으로 1주일에 3회 정도 적용한다.
- 증기 치료 시 대상자를 주의 깊게 관찰한다.
- 치료 후 휴식을 취하고 온도, 맥박수, 호흡수 등을 측정한다.

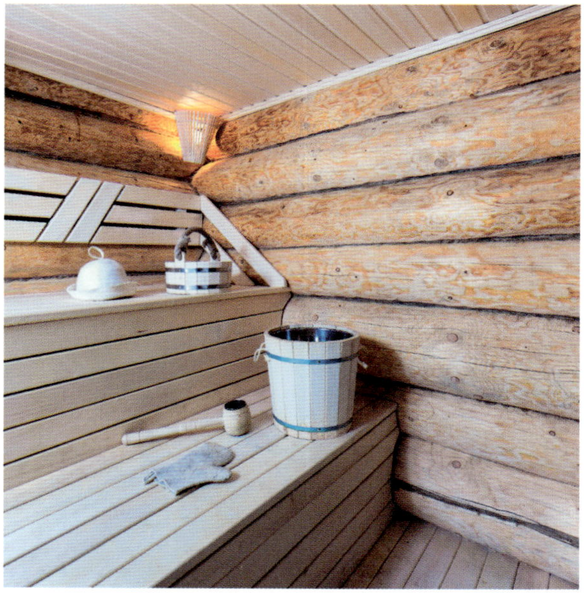

그림 7.16 캐비닛형 증기발생기와 러시안욕

(2) 적용효과

- 일반적으로 적용온도는 46.1℃(115.5℉), 적용시간은 5~10분이 적당하다.
- 혈관확장으로 혈액순환 증진이 나타난다.
- 혈압이 증가한다.
- 청결 및 위생을 목적으로 실시한다.
- 맥박 및 맥압이 증가한다.
- 체온이 증가한다.

(3) 적응증과 금기증

① 적응증

- 류마티스관절염
- 신장질환
- 비만증
- 정신병
- 빈혈
- 말초혈관질환

② 금기증

- 피부발진
- 심장질환
- 고혈압
- 열성질환
- 안구돌출증
- 발작
- 임신
- 당뇨병
- 감각 소실

(4) 주의사항

- 치료 중 어지럼, 빈맥, 실신 등이 나타나면 즉시 치료를 중단한다.
- 탈수를 방지하기 위해 충분한 수분을 섭취하도록 한다.
- 치료 전에 음식물 섭취를 금지하고, 24시간 전에 배변을 실시한다.

4) 핀란드욕 또는 사우나

핀란드욕 또는 사우나(Finnish bath or sauna)는 건 열기욕으로, 핀란드에서 1,000~2,000년 동안 사용하였으며 내부는 열전도성이 낮은 나무로 되어 있다. 열기실의 온도는 71~88℃(160~190℉)이며, 습도는 10~30% 정도가 이상적이다. 땀을 내고 식히는 과정을 3~4회 반복하며, 피부자극으로 근육이완, 혈액순환, 벌레에 물린 부위의 자극 완화 등의 효과가 있다(그림 7.17).

(1) 적용방법

- 대상자는 옷을 벗고 샤워를 한 다음 의자에 앉는다.
- 열기실의 온도는 62.8~137℃(145~280℉) 또는 그 이상으로 가열할 수 있으며, 이상적인 온도는 71~88℃(160~190℉)이다. 상대습도 10~30%이다.
- 상대습도가 높은 상태에서 사우나를 실시하려면 가열된 돌에 물을 부어 습한 상태를 만들고, 온도를 43.3~48.9℃(110~120℉)가 되게 한다.
- 시간은 10~60분 정도이지만, 90분 정도 실시하는 경우도 있다.
- 땀내고 식히는 과정을 3~4회 반복한다.
- 발한이 시작된 후 2~10분 동안 열기 속에 계속 있는다.
- 치료 1~2시간 전에는 음식물 섭취를 금지한다.

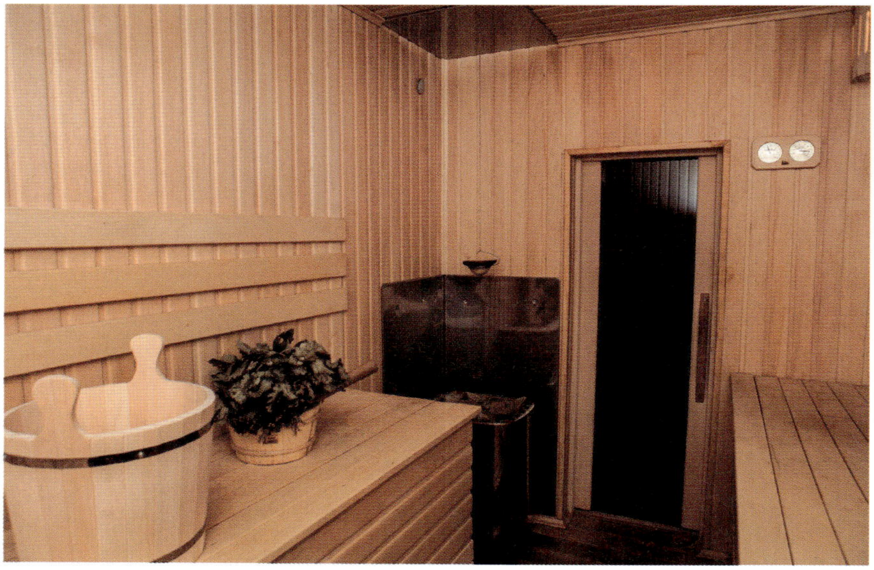

그림 7.17 핀란드욕

(2) 적용효과

- 주 목적은 노폐물 제거, 심한 발한을 통한 몸의 청결 유지이다.
- 피로는 경감되고, 체온은 상승한다.
- 혈액순환 증가, 정신적 휴식과 진정에 의해 수면을 촉진한다.
- 맥박수와 호흡수가 증가한다.
- 근육의 경직된 부분을 이완시킨다.

(3) 적응증과 금기증

① 적응증

- 말초혈관순환장애
- 스포츠 훈련 후 피로 회복
- 체중 경감(예: 운동선수의 체중 조절)
- 기능적 월경불순
- 건선(psoriasis), 만성 습진 같은 피부질환
- 관절염으로 발생하는 통증 경감

② 금기증

- 간질이나 기타의 정신질환, 신경쇠약
- 눈이나 코의 심한 염증이나 신장질환
- 진행성 폐결핵이나 심한 전염병
- 심리적인 문제로 목욕에 대한 인내심이 없는 사람

CHAPTER

8

완전 침수욕

Full Immersion Bath

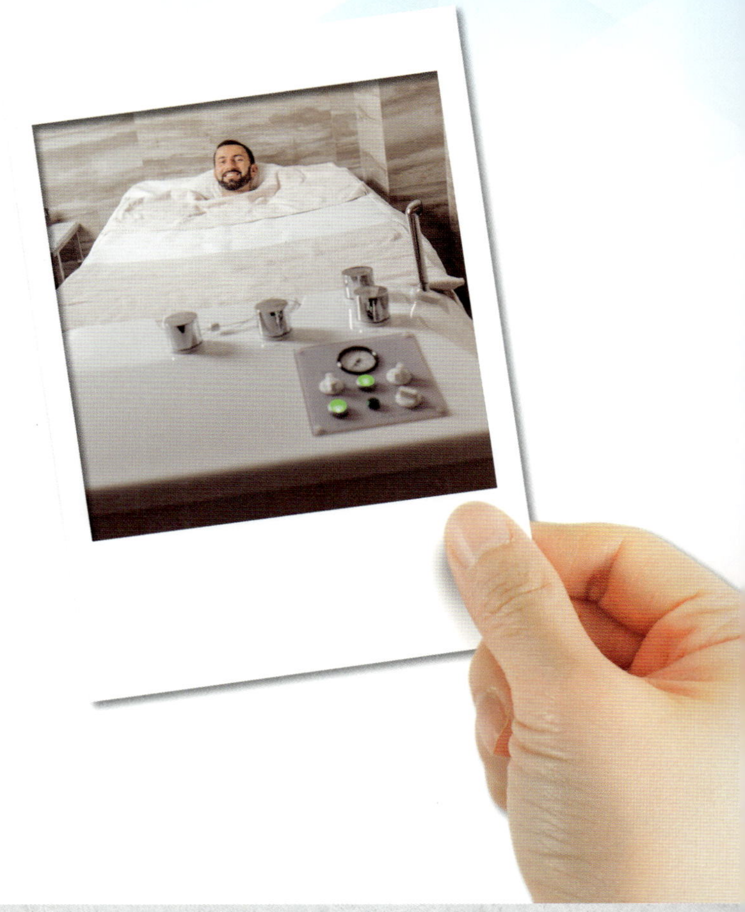

학습목표

1. 완전 침수욕의 개요와 물의 온도에 따른 적용방법 및 효과를 설명할 수 있다.
2. 미온욕의 개요와 적용방법 및 효과를 설명할 수 있다.
3. 중온욕의 개요와 적용방법 및 효과를 설명할 수 있다.
4. 지속탕욕의 개요와 적용방법 및 효과를 설명할 수 있다.
5. 전신 교대욕의 개요와 적용방법 및 효과를 설명할 수 있다.

주요 키워드

1. 완전 침수욕
2. 미온욕
3. 중온욕
4. 지속탕욕
5. 전신 교대욕

1. 완전 침수욕

1) 개요

완전 침수욕(full immersion bath)은 턱 아래까지 물을 욕조에 가득 채운 다음, 신체의 모든 부분을 잠기게 하는 방법이다. 욕조가 있는 공간이면 어디에서나 이용하기 쉽고, 인체에서 나타나는 반응은 치료온도와 치료시간에 밀접한 영향을 미친다. 완전 침수욕은 온천이나 허바드 탱크 등 다양한 공간에서 간편하게 실시할 수 있다. 미네랄이 함유되어 있는 온천의 광천수는 수돗물에 비해 좀 더 자극적이며, 발한 효과가 크다(그림 8.1, 8.2).

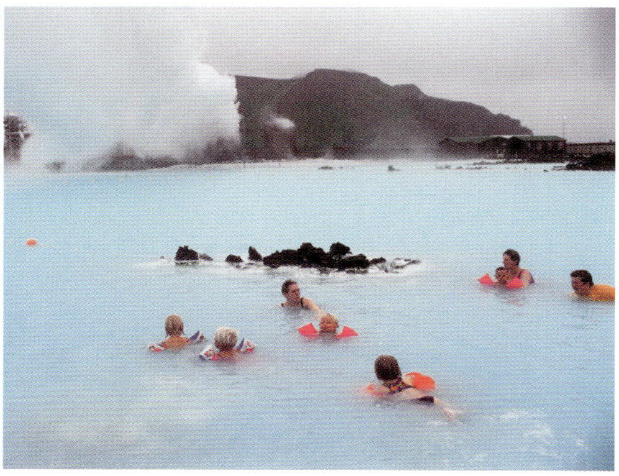

그림 8.1 온천에서 시행하는 완전 침수욕

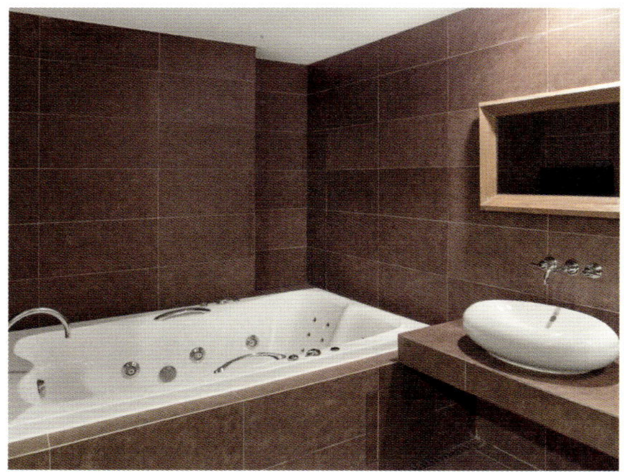

그림 8.2 완전 침수욕 욕조(가정용)

2) 적용방법

(1) 치료기구

- 욕조(전신이 들어갈 수 있는 충분한 크기)
- 온도계
- 시계
- 얼음목걸이 또는 냉습포
- 수건

(2) 적용순서

욕조에 물을 채울 때 처음에는 뜨거운 물을 먼저 채워서 탕을 가열한 다음, 한랭수를 주입하면서 빠른 속도로 저어 혼합한다(그림 8.3). 혼합하면 냉수는 가라앉고 온수는 위로 올라온다. 환자의 편의를 위해 베개 또는 베개를 대신할 수 있는 용구를 준비해 환자의 머리를 받쳐준다(그림 8.4). 그리고 신체의 넓은 부

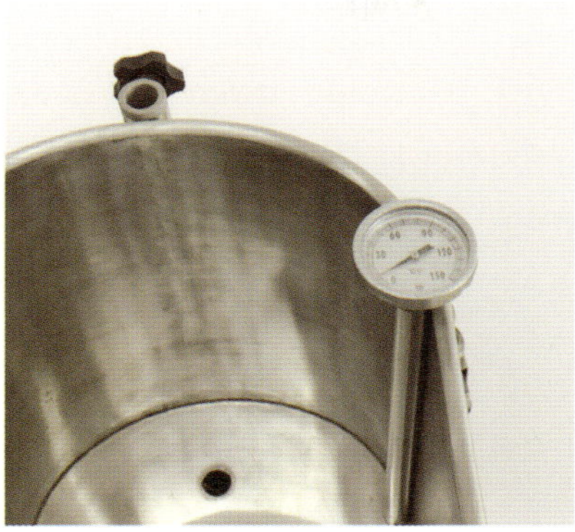

그림 8.3 욕조에 설치된 온도계

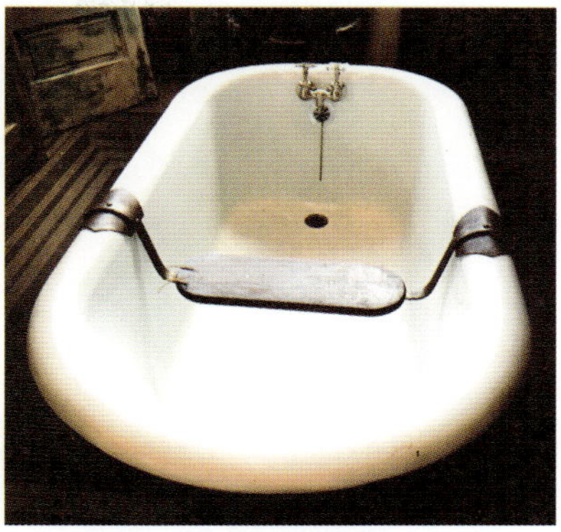

그림 8.4 완전 침수욕조의 머리받침

위에 고온을 적용할 때는 머리의 울혈(congestion)을 방지하기 위해 머리에 냉습포 등을 해준다. 머리에 울혈이 있을 경우, 귀울림(tinnitus)이나 어지럼(dizziness)과 같은 증세가 나타난다.

① 고온 완전 침수욕의 적용방법

- 34.4℃의 물을 15~20cm 정도 깊이로 욕조에 채운다.
- 욕조에 들어가기 전에 환자의 맥박을 측정하고, 욕조에 들어간 이후에는 3분 간격으로 맥박을 측정하여 환자의 상태를 확인한다.
- 머리의 울혈을 방지하기 위해 이마에는 냉습포(cold compress) 또는 얼음목걸이(ice collar, 그림 8.5)를 실시하고, 냉습포는 2분 간격으로 교체한다.
- 환자가 욕조에 들어간 이후, 43.3~48.9℃ 정도의 물을 환자의 몸에 닿지 않도록 조심히 욕조에 부으면서 물의 온도를 약 38.3~40℃ 정도 되도록 맞춘다. 이 온도에서 근육이완이 최대로 일어난다.
- 수중마사지를 적용할 수 있으며 쓰다듬기(stroking)를 먼저 실시하고, 주무르기(kneading)를 실시한다.
- 치료목적에 따라 마사지 이후 환자에게 수동 · 능동운동 또는 저항운동을 실시할 수 있다.

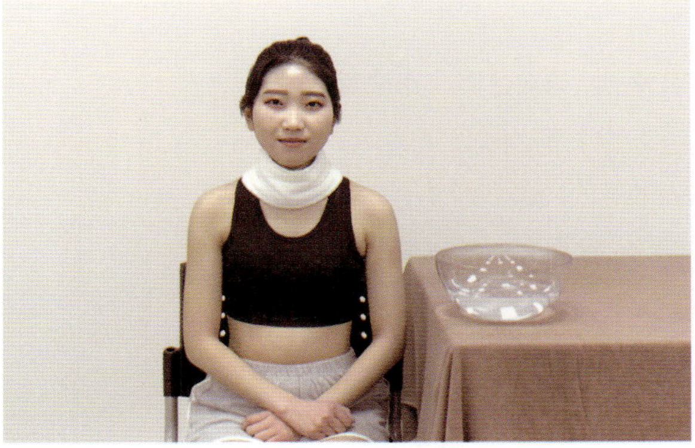

그림 8.5 얼음목걸이 적용

- 고온욕에 의한 피로 효과(exhausting effect, 신경쇠약)를 감소시키기 위해 치료를 끝낼 때에는 알코올 마찰(alcohol rub)이나 등줄기에 3~4초 정도 한랭 샤워(cold shower) 또는 젖은 시트욕(wet sheet bath), 한랭 마찰욕(cold friction bath) 등을 실시한다.
- 적용온도의 범위는 36.7~42.2℃ 정도 내에서 결정한다.
- 일반적으로 치료시간은 20~30분 정도이며, 환자의 상태에 따라 조절한다. 물의 온도에 따라서 2~60분의 범위 내에서 적용할 수 있다.
- 단시간의 고온 적용은 생리학적으로 단시간의 한랭 적용과 비슷한 효과를 나타낸다.

② 한랭 완전 침수욕의 적용방법

- 적용온도는 10~26.7℃ 정도의 범위에서 조절한다.
- 환자의 몸을 따뜻하게 하면 반응의 촉진이 일어나 치료 효과를 높일 수 있으므로, 치료를 적용하기 전에 뜨거운 물을 마시거나 가벼운 운동 또는 고온욕이나 고온 관주욕 등을 실시한다.
- 욕조에 10~26.7℃의 차가운 물을 채우고, 한 발씩 들어가 천천히 눕게 하여 머리를 제외한 신체에 한랭을 적용한다. 이때 아랫배를 제외한 몸 전체를 마찰하거나 활발한 운동을 실시한다(환자가 할 수 없을 경우에는 치료사가 대신 실시한다).
- 환자가 오한(chill)을 느끼거나 청색증(cyanosis) 등이 나타나면 치료를 중단한다(오한이 오면 이가 달각거리거나 청색증이 나타난다).
- 환자가 욕조에서 나오면 수건으로 피부를 강하게 마찰하면서 피부를 건조시킨다.
- 피부 건조 후 가벼운 운동이나 마사지를 실시한다.
- 적용시간은 4초~3분 정도이며, 환자가 추운 기운이나 떨림(shivering)이 나타나기 전에 욕조에서 나오게 한다.

3) 적용효과

(1) 고온 완전 침수욕의 적용효과

장시간의 고온욕을 실시하였을 경우, 피부표면으로부터 증발이나 땀 흘림에 의한 체열의 방출이 없고, 복사가 제한되며 신진대사가 증진되어 체온 상승이 일어난다. 적용효과는 다음과 같다.

- 말초순환, 신진대사, 땀 흘림, 조직온도가 상승함
- 심박수 증가: 처음은 감소하나 곧 상승
- 근육이완
- 근육의 경련, 통증, 피로 및 내장기관의 울혈이 감소함
- 혈압은 처음에 상승하나 나중에는 감소함
- 호흡이 빨라지고 얕아짐
- 치료 중 환자는 권태감(lassitude)을 동반함
- 물의 온도가 너무 높거나 치료시간이 길어지면 신경쇠약(neurasthenia)이 나타남

(2) 한랭 완전 침수욕의 적용효과

한랭 완전 침수욕을 실시하면 체온 하강과 함께 다음의 효과가 나타난다.

- 해열 작용
- 원기(invigorate) 자극
- 식욕, 신진대사, 질병에 대한 인체의 저항력 등의 증가
- 심박수는 처음에 한랭수의 충격에 의해 급격히 빨라지나 서서히 감소함
- 혈압은 처음에 상승하나 일정 시간 동안 적용하면 감소함
- 호흡은 초기 충격 상태가 지나면 느려지면서 서서히 깊어짐
- 반응 효과로 인해 시간 흐름에 따라 피부혈관의 확장, 조홍 및 따뜻하고 편안함을 느낌
- 반응 효과로 인해 피부온도가 상승하고 심부온도가 저하됨
- 피부는 부드럽고 유연해짐
- 장시간의 적용 시 혈관수축에 의해 혈압이 상승하고, 피부는 푸른빛을 띰

4) 적응증

(1) 고온 완전 침수욕의 적응증

- 만성 위축관절염(chronic atrophic arthritis)
- 섬유염(fibrositis)
- 만성 근육염(chronic myositis)
- 뼈관절염(osteoarthritis)
- 통풍(gout)
- 쓸개, 장, 위, 요도의 통증
- 신경통(neuralgia)이나 신경염(neuritis)
- 콩팥염(nephritis): 고혈압 증세가 없는 경우
- 기관지염(bronchitis)
- 땀 분비 증진
- 좌상(strain) 또는 손상 후에 경직 제거
- 근육의 피로를 제거하고자 할 때: 단시간의 고온욕 적용
- 월경통(dysmenorrhea)

(2) 한랭 완전 침수욕의 적응증

- 전신적인 신진대사의 자극
- 비만(obesity)
- 좌식생활로 인한 약화
- 기능적 활동(functional activity)의 감소
- 무긴장변비(atonic constipation)
- 고온 적용 후 피부의 긴장력 상승이 필요할 때

5) 금기증

(1) 고온 완전 침수욕의 금기증

- 심한 기관성 질환(organic diseases)
- 동맥경화증(특히 대뇌의 고혈압)
- 동맥경화증(arteriosclerosis)
- 심한 고혈압(hypertension)
- 진행 중인 쇠약증(debility)
- 동맥자루(aneurysm)
- 기능성 신경증(functional neurosis)
- 출혈성(hemorrhage) 경향
- 심장판막병변(heart valve lesion)
- 안구돌출증(갑상샘기능항진증)
- 간질(epilepsy)
- 척수매독(tabes dorsalis)
- 림프부종
- 열 감각장애(disturbed heat sensation)
- 노인이나 허약한 사람

(2) 한랭 완전 침수욕의 금기증

- 고혈압(hypertension)
- 심근 약화(myocardial weakness)
- 출혈성(hemorrhage) 경향
- 콩팥염(nephritis)
- 경직성 변비(spastic constipation)
- 강직마비(spastic paralysis)

- 반응 효과가 잘 나타나지 않는 어린아이나 노인
- 허약하거나 빈혈 증상이 있는 사람

6) 주의점 및 기타

- 고온 완전 침수욕 치료 시, 열 쇠약증이 나타나는지 주의 깊게 관찰한다.
- 환자의 맥박이 불규칙하거나 약해지고 무기력해지면 치료를 중단한다.
- 한랭에 과민한 환자에게서 쇠약 증세나 혈관경련이 나타나는지 관찰한다.
- 한랭 완전 침수욕 시, 두드러기(urticaria)가 나타나는지 세심하게 관찰한다.

참고 한랭 전신욕

2~5분 정도의 짧은 시간 동안 한랭 완전 침수욕을 실시하는 것을 한랭 전신욕(cold plunge bath)이라 하며, 적용방법은 한랭 완전 침수욕과 같다. 15.5~21.1℃ 정도의 한랭 욕조에 들어가기 전에 먼저 찬물로 머리나 얼굴, 손, 목 등을 적셔준 다음, 한랭 완전 침수욕을 적용하는 방법이다. 만약 청색증이나 반응 효과가 나타나지 않으면 치료를 중단한다.

2. 미온욕

1) 개요

미온욕(tepid bath)이란 신체온도와 차이가 크지 않기 때문에 정서적 피로감과 신체적 피로감을 풀 수 있는 방법으로, 피부온도보다 약간 낮은 26.6~33.3℃ 정도의 물에 전신을 담그는 방법이다(그림 8.6).

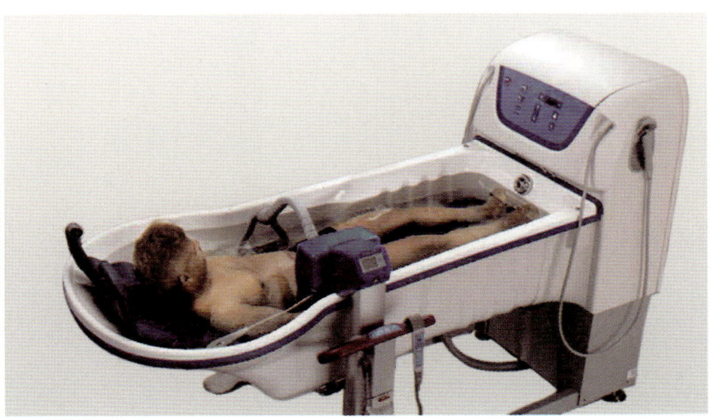

그림 8.6 미온욕을 할 수 있는 승강형 욕조

2) 적용방법

(1) 치료기구

- 욕조(전신이 들어갈 수 있는 충분한 크기)
- 욕조 덮개(비닐 시트나 면 시트)
- 수건
- 베개(고무 베개나 공기 베개)

(2) 적용순서

- 원하는 효과에 따라 26.6~33.3℃ 범위에서 물의 온도를 결정한다.
- 베개나 수건을 접어서 머리를 받쳐주고 온도가 일정하게 유지되도록 욕조 덮개나 비닐 시트로 욕조를 덮는다.
- 물의 온도가 낮아지면 따뜻한 물을 더 넣는다.
- 목욕 후 짧은 시간 동안 한랭을 적용하면 혈관긴장력을 회복하여 피로감을 제거하는데 도움이 된다. 이때 미리 따뜻하게 해둔 시트 등으로 환자의 몸을 감싸주고, 치료사는 토닥거리는 듯한 동작(stroking motions)으로 환자의 몸을 말려 준 후, 쉬게 한다.
- 적용시간은 욕조의 온도에 따라 10~60분의 범위에서 실시한다.
- 치료 후 1시간 이상 휴식을 취한다.

3) 적용효과

- 관절가동범위 증진
- 해열 작용(antipyretic action)
- 안정과 진정 작용: 단, 욕조의 물이 너무 차갑지 않아야 함
- 피부혈관의 확장 및 이완으로 혈액이 말초혈관 쪽으로 이동함
- 약간의 맥박수가 증가함

4) 적응증

- 한랭욕 적용을 위한 적응훈련
- 해열 작용
- 진정 효과: 33.3℃의 물 사용 시
  - 불안신경증(anxiety neurosis)
  - 불면증(insomnia)
  - 기능성 신경증
  - 경직마비

- 신경성 불면증(nervous insomnia): 잠자기 1시간 전 약 30~60분 정도 실시
- 콩팥기능상실(renal failure)
- 유아의 발열(pyrexia): 5~10분 정도 목욕 실시
- 근육 경련이나 불규칙한 근육의 연축: 33.3~35℃의 온도로 실시
- 급 · 만성 통증질환

5) 금기증

- 진행된 심장질환(heart disease)
- 동맥경화증: 욕조의 온도가 낮을 경우
- 어린아이와 노인

6) 주의점 및 기타

- 진정 효과를 원할 경우, 기계적 자극은 적용하지 않는다.

3. 중온욕

1) 개요

중온욕(neutral bath)은 완전 침수욕 중 34.4~36.7℃의 물에 전신을 담그는 목욕이다. 물의 온도는 열적 불감점에 해당하는 33~33.8℃를 사용하며, 이는 피부의 평균 온도에 해당한다. 중온욕은 불감욕(indifferent bath)이라고도 하며, 효과는 미온욕과 거의 비슷하다(그림 8.7).

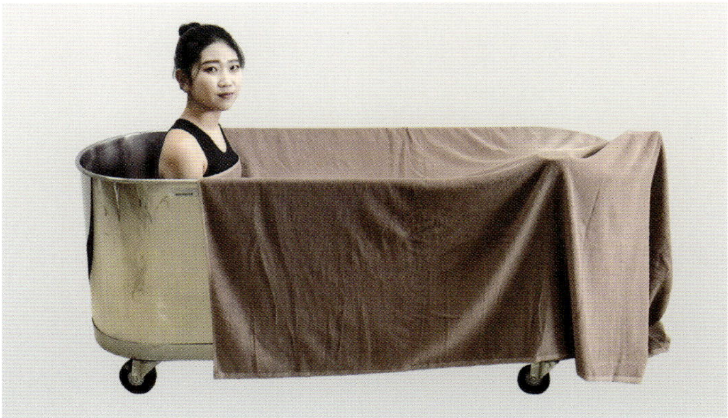

그림 8.7 수건으로 욕조를 덮고 실시하는 중온욕

2) 적용방법

(1) 치료기구

- 욕조(전신이 잠기는 충분한 욕조)
- 얼음물 그릇과 습포 천
- 수건, 매트
- 욕조 덮개(비닐 또는 면 시트)
- 베개(고무 베개나 공기 베개)
- 온도계

(2) 적용순서

- 욕조에 34.4~36.7℃의 물을 채우고, 치료가 진행되는 동안 뜨거운 물을 보충하여 온도가 일정하게 유지되도록 한다.
- 환자에게 욕조로 들어가 편안하게 눕게 한다.
- 방은 조용하고 빛은 약하게 하며, 환자의 머리를 베개로 받쳐주어 안락함을 느낄 수 있도록 한다.
- 욕조 덮개를 덮어 욕조의 온도를 일정하게 유지한다.
- 필요한 경우 냉습포를 적용한다.
- 일반적인 치료시간은 15~60분 정도이다.
- 불면증이 있는 경우 3~4시간 정도 적용한다.
- 환자가 욕조 밖으로 나오면 몸을 건조시키고, 휴식을 취하게 한다.
- 2~3℃ 정도의 냉수욕이 필요하면 적용한다.
- 안정을 목적으로 하는 경우가 많으므로 일반적으로 자극적인 마찰법이나 문지르기 등을 이용한 마사지는 실시하지 않는다.

3) 적용효과

- 진정 효과(중추신경 피로, 불면증, 신경흥분 등)
- 산소소비량 감소
- 혈액 점도 저하
- 레닌 저하
- 교감신경 억제, 부교감신경 작용 촉진

4) 적응증

- 열(fever)
- 불면증

- 신경흥분(nervous irritability)
- 불안(anxiety)
- 우울(depression)
- 중추신경 피로(central nervous exhaustion)
- 급성 고혈압
- 임신중독증(gestational toxicosis)
- 만성 통증(chronic pain)
- 가려움(itching)
- 신생아(newborn infant)나 유아의 수중운동

5) 금기증

- 습진(eczema)과 같이 물에 의해 악화되는 피부질환
- 심각한 심장기능상실(heart failure)

4. 지속탕욕

1) 개요

지속탕욕(continuous tub bath)은 치료를 하는 동안 물의 온도를 일정하게 유지시키는 침수욕으로, 정신과 영역에서 많이 이용된다. 환자는 목을 제외한 전신을 물에 침수시키고 수시간에서 수일 동안 치료를 계속한다. 일정한 온도의 물줄기를 욕조에 지속적으로 흐르게 하여 물온도를 조절한다(그림 8.8). 현재는 사회 활동의 문제 때문에 단지 몇 시간 정도만 치료하지만, 과거에는 신체적 필요를 제외하고는 욕조에서 며칠을 보낸 경우도 있었다고 한다. 특히, 신경정신질환을 치료하는데 많은 효과가 증명되어 100여 년 전부터 사용되어 왔다. 장시간의 치료에도 부종현상을 제외하고는 부작용이 나타나는 경우는 거의 없다. 경우에 따라 분무(showers), 관주(douches), 상자욕(cabinet bath), 고온습포(fomentations), 냉습팩(cold wet packs), 치료적 수영(therapeutic swimming), 풀경기(pool games), 고온습팩(hot wet pack) 등을 함께 사용하기도 한다.

2) 적용방법

(1) 치료기구

- 온도조절기와 유출구가 부착된 욕조
- 탕 속에서 환자가 앉아 쉴 수 있는 의자

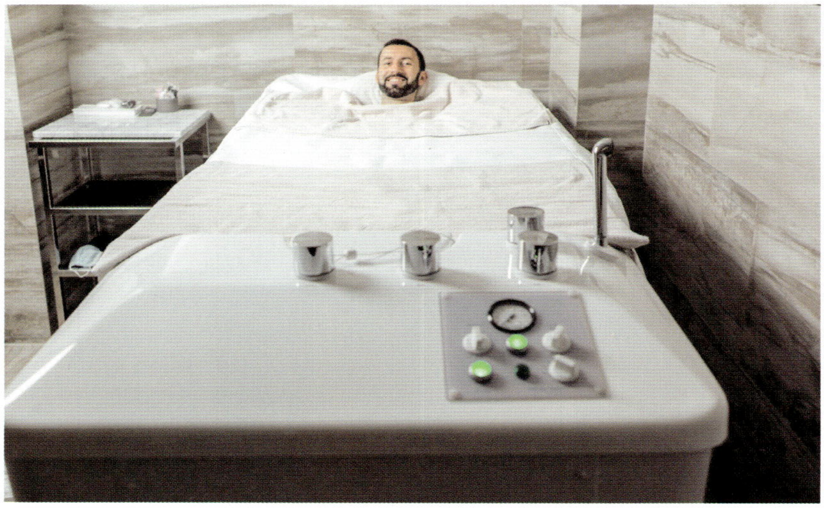

그림 8.8 지속탕욕

- 온도계
- 고무베개
- 욕조 덮개 또는 시트
- 습포 대야(compress basin)
- 거즈(gauze)나 수건 습포(towel compresses)
- 얼음목걸이(ice collar) 또는 얼음주머니
- 얼음 물 또는 조각 얼음
- 응급 상황에 필요한 양털 담요, 옷과 슬리퍼
- 음료용 컵
- 간이침대
- 오일 또는 바셀린

(2) 적용순서

- 치료실의 온도는 약 23.3℃로 유지되도록 한다.
- 치료실은 조용하고, 환기가 잘 되고 외풍이 없어야 하며, 빛이 너무 강하지 않은 은은한 곳이 좋다.
- 욕조에 약 38.8~43.3℃의 물을 15cm 정도의 깊이로 채운 다음, 최고 적용온도보다 약 1.2℃ 정도 낮은 온도가 될 때까지 한랭수를 욕조에 채운다.
- 환자는 치료를 시작하기 전에 용변 등을 마친 후 실시한다.
- 노동맥 맥박(radial artery pulse)을 검사하고 기록한다.
- 목욕을 장시간 적용할 경우에는 피부보호를 위해 오일(oil)이나 바셀린(vaseline)과 같은 피부보호제를 발라준다.

- 환자를 안전하고 편안한 자세로 욕조 안에 앉힌 다음, 욕조의 가장자리에 머리를 기대게 한다. 이때 머리에는 베개를 받쳐주고 팔다리는 자유롭게 움직일 수 있도록 한다.
- 적용온도보다 1.2℃ 정도 낮추었던 온도를 적용온도까지 올리기 위해 소량의 고온수를 지속적으로 욕조 안에 흘려보낸다.
- 30분마다 온도계를 사용하여 물의 온도를 기록하고, 욕조 덮개를 덮는다.
- 환자가 잠들었을 경우를 제외하고는 30분 간격으로 맥박을 검사하고, 만일 맥박수가 86 이상이면 머리에 얼음주머니를 대준다.
- 주기적으로 환자를 관찰하여 지속탕욕 시 다음과 같은 위험증상이 나타나면 즉시 치료를 중단한다.
  - 창백(pallor)
  - 청색증(cyanosis)
  - 홍조(flushing)
  - 어지럼(giddiness)
  - 실신(faintness)
  - 구역(nausea)
  - 숨이 얕아지거나 헐떡임
- 환자가 욕조 안에 있을 때에는 절대로 환자 곁을 떠나지 않도록 한다.
- 만일 환자가 안정을 못 하거나 얼굴이 붉어지면 얼음목걸이 등을 해준다.
- 목욕을 하는 동안 한두 번 음료수를 제공하고, 환자가 갈증을 느끼면 그때마다 음료수를 준다.
- 처음에는 1시간 정도 실시하고 점차 시간을 늘려간다.
- 화장실을 가야 할 경우에는 환자를 욕조에서 나오게 하고, 만일 욕조의 물이 더러우면 깨끗하게 한 후 목욕을 지속한다.
- 음식은 욕조를 덮은 덮개 위에 얹어 놓고 앉아서 먹는다. 만일 팔의 노출로 환자가 한기를 느끼면 간호하는 사람이 먹이도록 한다.
- 치료를 끝낼 때 중온 샤워(neutral shower)를 해주고, 따뜻한 시트(sheet)나 수건으로 감싸서 완전히 말려준다.
- 다리나 등 그리고 피부가 서로 맞닿는 부위에는 활석분말(talcum powder)을 뿌려준다.
- 마른 천이나 담요로 몸을 감싸주고, 가능하면 1시간 정도 휴식을 취하게 한다.
- 적용시간은 환자의 상태나 치료목적에 따라 다르나, 일반적으로 1~3시간씩 하루에 3회 정도 실시한다. 환자가 심한 흥분 상태에 있을 경우에는 6~8시간 정도 실시하고, 극심한 화상이나 욕창 환자의 경우에는 하루종일 사용할 수도 있다. 밤낮으로 목욕을 했을 때 흥분이 심한 환자는 2~4시간 정도 실시한다.
- 일반적으로 33.3~36.1℃의 중온(neutral temperature)을 사용하나, 만약 실내온도가 25.5℃ 이상이면 33.3~34.4℃, 25.5℃ 이하이면 34.4~35.5℃를 사용한다. 욕조의 온도는 지속적으로 물을 공급하여 일정하게 유지하며, 환자가 추위를 느끼면 온도를 약간 올려준다. 빈혈 환자나 마른 사람은 추위를

잘 느낀다.

3) 적용효과

- 신경계 전정 효과
- 흥분과 운동 활동(motor activity)을 감소시키며 수면을 유도함
- 피부의 경축(rigidity)과 강직된 인대의 이완을 유도
- 혈액이 피부 이동으로 뇌혈관의 혈액량을 감소시켜 뇌울혈이 감소함
- 지속탕욕을 장시간 실시하였을 경우, 수면양상이 변화됨
- 심장의 활동은 강화되고 맥박은 감소함
- 열 발생기전(heat producing mechanism)의 휴식으로 열 생산이 감소함
- 피부온도보다 낮은 온도로 적용 시 피부는 냉각됨
- 피부가 부드러워짐
- 무감각땀남(insensible perspiration) 억제제
- 소변량은 증가하고, 소변의 산도(acidity)는 감소함
- 욕창(decubitus ulcer) 부위의 청결 유지, 순환 작용 증가에 따라 회복이 촉진됨
- 물의 부력이 압박 부위를 보호함
- 극심한 화상에서 청결과 통증이완의 효과가 나타나며, 순환 작용 증진과 압력의 감소로 회복이 촉진됨: 화상 치료 시에는 소량의 중탄산염나트륨(sodium bicarbonate)이나 염화나트륨(sodium chloride)을 물에 섞어 사용함
- 고혈압증 감소
- 신진대사 증진
- 장시간의 침수에 의한 갈증(thirst) 해소

4) 적응증

- 광범위한 화상: 113.5L의 물에 소금 1.1kg을 용해시킨 생리식염수 사용
- 확실한 피부질환(certain skin deseases)
- 감각과민증(hyperesthesia)
- 근육경련이나 통증의 이완
- 정신질환(psychiatric disorder)과 정신신경증(psychoneurosis)
- 알코올중독(alcoholism)
- 근육이나 관절의 만성 염증(chronic inflammation)
- 수막염(meningitis)
- 불면증

5) 금기증

- 저혈압(hypotension)
- 무력증(asthenia)
- 피부염(dermatitis)
- 진행된 심장질환(heart disease)
- 노약자나 체온이 정상 이하인 사람

6) 주의점 및 기타

- 36.6℃나 그 이상의 온도에서 1시간 또는 그 이상 실시하면 열 탈진(heat exhaustion)이 나타날 수 있다.
- 실내온도가 24.4℃ 이하이고, 욕조의 온도가 33.3℃ 이하면 오한이 올 수 있다.
- 뜨거운 물에 화상을 입을 수 있다.
- 익사(drowning)의 위험이 있기 때문에 환자를 혼자 두어서는 안 된다.
- 경련(convulsion)은 열 쇠약증의 증세일 수 있으므로 주의 깊게 관찰한다.
- 목욕 가려움증(bath pruritus)이 발생하면 치료를 2~4일 정도 쉬게 한다.
- 환자의 피부가 건조되거나 파우더 등을 바름과 동시에 목욕 가려움증이 나타날 수 있다.
- 피부박리를 예방하기 위해 목욕 전후로 올리브 오일이나 기타 오일을 발라주고, 표피탈락(desquamation)이 일어나면 건조시킨 다음, 스테아린산 아연(zinc stearate)을 뿌려주거나 일시적으로 목욕을 쉬게 한다.
- 목욕이 4시간 이상 되면 피부주름(skinfold)이 나타난다. 주름 방지를 위해 바셀린이나 라놀린(lanoline)을 손바닥이나 발바닥에 발라준다.
- 발의 피부가 며칠 후에 부풀어 오를 수도 있으나 잘 관리해 주면 정상으로 돌아온다.

5. 전신 교대욕

1) 개요

전신 교대욕(general contrast bath)은 온수와 한랭수에 몸 전체를 교대로 침수시키는 침수욕의 한 방법이다. 혈관운동성과 혈류량이 증가하며, 신체 자극을 극대화함으로써 강장 효과가 나타난다.

2) 적용방법

(1) 치료기구

- 바닥이 넓은 욕조 2개
- 온도계
- 시트나 가운
- 수건
- 냉습포나 얼음주머니

(2) 적용순서

- 2개의 욕조에 각각 39.4~43.3℃의 온수와 14~15℃의 한랭수를 채운다.
- 우선 온수에 3~4분 정도 몸을 담그고, 이어서 한랭수에 30~60초 정도 담근다.
- 맥박은 5분 간격으로 측정하고 목에는 냉습포를 적용한다. 맥박이 80을 넘어가면 심장에 얼음주머니를 적용한다.
- 전체 치료시간은 20~30분이 되도록 온수와 한랭수를 6~8회 반복하여 몸을 담근다.
- 아급성 질환이나 혈관수축이 목적일 때는 한랭수에서 치료를 마무리한다.
- 동맥경화증 환자는 온수와 한랭수의 온도차를 작게 하여 적용한다.
- 치료가 진행되는 동안 온수와 한랭수의 온도가 일정하게 유지되도록 한다.
- 침수시간, 온도, 반복 횟수는 환자의 상태에 따라 결정한다.

3) 적용효과

- 혈관의 이완과 수축을 통한 혈관운동(vasomotor)
- 반사 작용과 국소 혈액흐름의 증가
- 치유 촉진(hastens healing)
- 대사작용과 산화(oxidation) 작용 증진
- 동정맥연결의 기능 증진
- 자율신경의 항상성 유지를 통해 체액을 중성으로 유지
- 피부와 전신의 건강 증진

4) 적응증

- 혈액순환 증진
- 감염, 림프관염(lymphangitis)
- 염좌와 좌상, 타박상(contusion): 손상 48시간 이후
- 골절 치유 촉진

- 관절염(arthritis)
- 경화화부종(indurative edema)
- 울혈 두통(congestive headache)

5) 금기증

- 악성종양(malignant tumor)
- 출혈성 경향
- 말초신경질환(peripheral nerve disease)
- 당뇨병(diabetes)

CHAPTER 9

부분 침수욕

Partial Immersion Bath

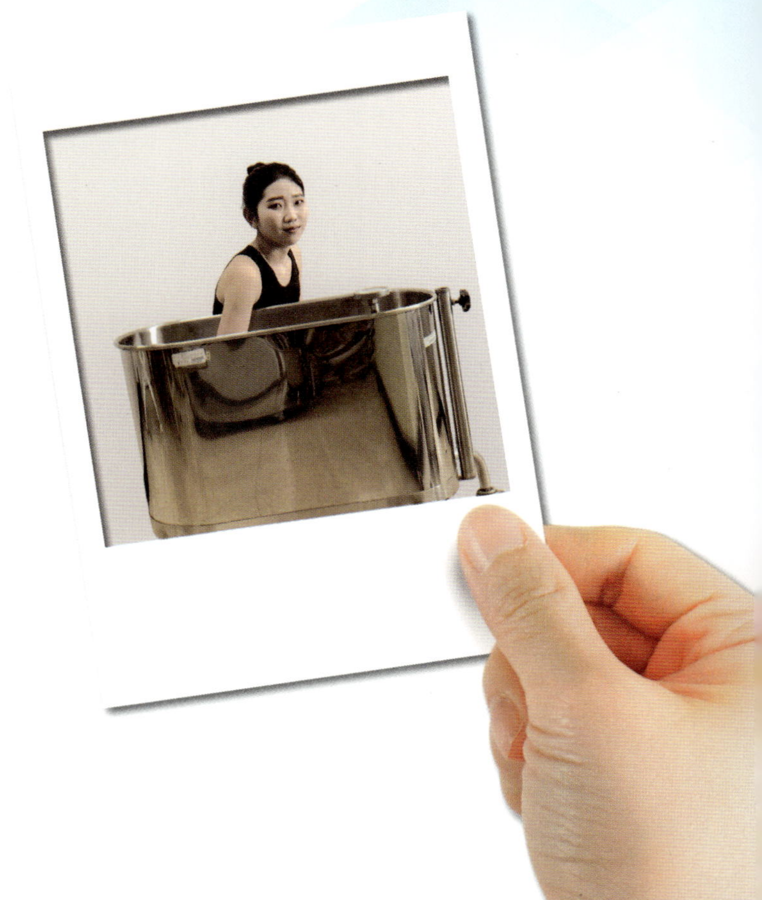

학습목표

1. 팔욕의 개요와 적용방법 및 효과를 설명할 수 있다.
2. 발욕 또는 종아리욕의 개요와 적용방법 및 효과를 설명할 수 있다.
3. 고무장갑욕의 개요와 적용방법 및 효과를 설명할 수 있다.
4. 좌욕 또는 엉덩이욕의 개요와 적용방법 및 효과를 설명할 수 있다.
5. 반신욕의 개요와 적용방법 및 효과를 설명할 수 있다.
6. 교대욕의 개요와 적용방법 및 효과를 설명할 수 있다.
7. 국소 한랭욕의 개요와 적용방법 및 효과를 설명할 수 있다.

주요 키워드

1. 팔욕
2. 발욕, 종아리욕
3. 고무장갑욕
4. 좌욕, 엉덩이욕
5. 반신욕
6. 교대욕
7. 국소 한랭욕

부분 침수욕(partial immersion bath)은 국소에 물을 직접 적용해야 할 필요성이 있거나 환자의 상태가 전신 침수욕을 할 수 없는 경우에 몸통이나 팔다리 일부에 물을 적용한다. 반신욕(half bath)은 앉은 자세로 배꼽 아래까지 물에 담그는 것이며, 3/4욕(threequarter bath)은 환자가 눕거나 욕조에 기대어 갈비뼈가 닿는 부위까지 몸을 담그는 방법이다.

부분 침수욕 시 나타나는 효과는 몸이 침수되는 깊이나 물의 온도, 물의 성분, 치료시간 등에 따라 크게 영향을 받지만 침수되는 부분에 한정되는 것은 아니며, 신체 전체의 다양한 반응에 의해 결정된다. 부분 침수욕 시 나타나는 주된 효과로는 말초혈관 확장, 내부조직의 울혈 경감, 통증 감소, 발한 등이 있다.

1. 팔욕

1) 개요

팔욕(arm bath)은 욕조 속에서 아래팔을 부분적으로 침수하는 방법으로(그림 9.1), 침수 시의 물의 온도, 적용시간, 물에 첨가되는 약물에 따라 효과가 다르게 나타난다. 환자를 따뜻한 시트나 담요 등으로 감싸 준 후, 팔을 욕조 속에 침수시켜서 치료를 실시한다. 팔욕에 사용되는 기구의 부피가 작아서 임상에서 많이 이용된다.

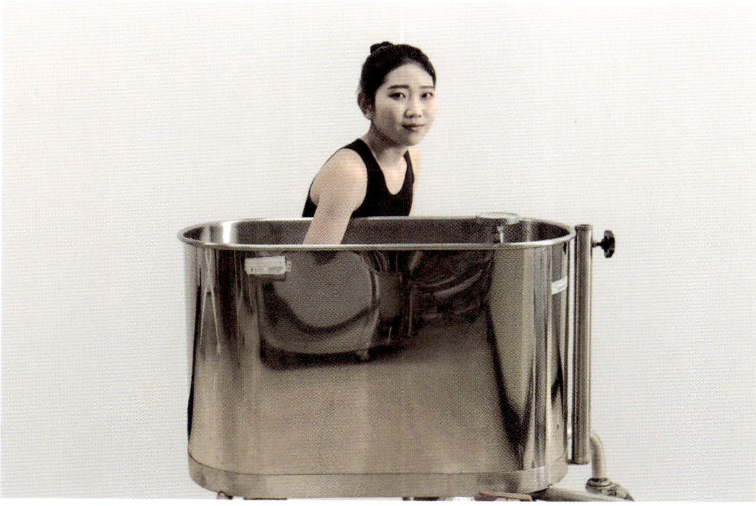

그림 9.1 팔욕

2) 적용방법

(1) 치료기구

- 욕조(소용돌이가 포함된 욕조)
- 담요 또는 시트
- 수건
- 침대 또는 의자

(2) 적용순서

- 팔욕을 시작하는 초기 온도는 중온의 범위인 33.9~36.1℃이고 나중에 고온수를 가하여 43.3℃ 까지 온도를 상승시킨다.
- 치료시간은 20분 정도이며, 환자가 호흡곤란(dyspnea)이나 토할 기분이 들면 치료를 중단한다.
- 치료 후에는 팔의 온도를 감소시키기 위해 침대나 의자에서 휴식을 취한다.

3) 적용효과

- 말초혈관의 확장으로 인한 통증 감소와 근육강직의 완화가 나타남
- 맥박수 증가가 나타나고, 얼굴이 약간 붉어지며 20분 이내에 발한이 시작됨
- 높은 온도의 팔욕은 말초혈관질환에 반사적 가열로 모든 팔다리(four extremities)에서 온도가 상승함

4) 적응증

- 관절염
- 고혈압
- 협심증(angina pectoris)
- 관상동맥경화증(coronary sclerosis)

5) 금기증

- 감각 저하
- 상지의 림프부종

2. 발욕/종아리욕

1) 개요

발욕(foot bath) 또는 종아리욕(leg bath)은 부분 침수욕의 일종이며(그림 9.2), 사용 시 나타나는 효과는 사용된 온도나 치료시간, 물에 첨가된 약품에 따라 다르게 나타난다. 사리염, 약용식물, 오일 등을 첨가하여 적용할 수 있다.

2) 적용방법

(1) 치료기구

- 발 전용 욕조나 깊고 큰 양동이
- 온도계
- 시트나 담요
- 수건, 냉습포

(2) 적용순서

- 치료가 진행되는 순서를 환자에게 설명한다.
- 방은 따뜻하고 환기가 잘 되게 준비한다.
- 환자가 침대에 눕거나 앉으면 수건으로 몸을 감싸준다.
- 한랭수나 고온수를 이용하여 환자의 발이나 종아리에 적용한다.

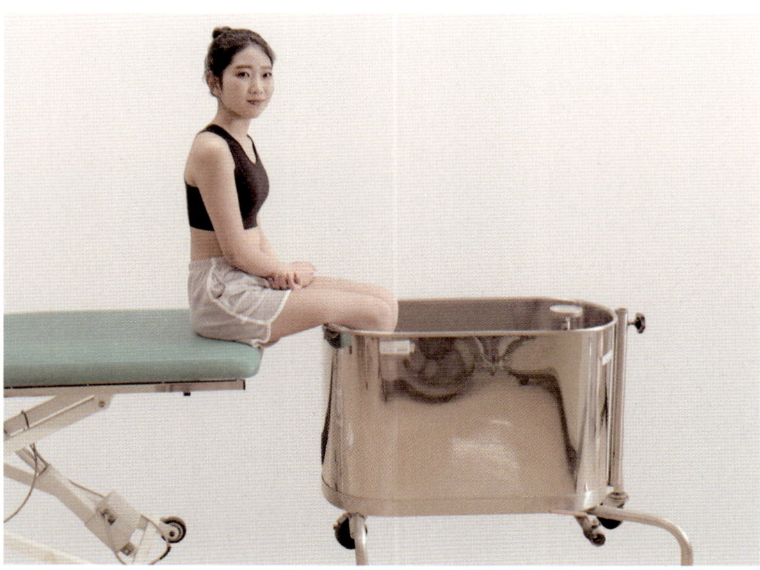

그림 9.2 발욕

(3) 고온욕의 적용방법

- 36.6~37.7℃의 물을 발목 위까지 충분히 잠기도록 채우고, 발을 천천히 물속에 담근다. 환자의 상태에 따라 머리에 냉습포를 적용한다.
- 치료에 적용하고자 하는 온도가 될 때까지 48.8℃ 정도의 서열수(very hot water)를 천천히 가해 준다. 일반적으로 환자는 42.2~45.5℃ 정도까지는 견딜 수 있다.
- 다리는 15~30cm 정도 침수되도록 하고, 머리의 냉습포는 2분 간격으로 새 것으로 교체해준다.
- 치료를 마무리할 때에는 미온 혹은 한랭 분무욕을 실시하거나 발을 수건 등으로 빨리 닦고 피부를 건조시킨 다음, 파우더를 발라주고 담요로 몸을 감싸서 15~20분 정도 휴식을 취한다.
- 좀 더 큰 자극을 원할 경우에는 약 0.95L 정도의 물에 겨자분말(mustard powder) 한 순갈을 용해시켜서 겨자욕(mustard bath)을 실시한다.
- 적용온도는 37.7~46.1℃의 범위이며, 치료시간은 일반적으로 10~30분 정도이다.
- 다른 치료를 위한 준비의 목적일 경우에는 4~8분 정도 실시한다.
- 자극을 주기 위해 5초 동안은 욕조 속에 발을 담그고, 5초 동안은 욕조 밖에 내놓는 방법을 치료시간이 끝날 때까지 계속할 수도 있다.

(4) 한랭욕의 적용방법

- 한랭(cold)에서 빙랭(very cold) 범위의 찬물에 발을 비교적 짧은 시간 동안 침수시키는 방법이다.
- 치료를 시작하기 전에 환자의 발을 따뜻하게 해주고, 침수되어 있는 동안은 지속적으로 다리를 문질러 마찰을 시킨다.
- 적용되는 물의 온도는 4.4~21.1℃의 범위이고, 적용시간은 물의 온도에 따라 5초~10분의 범위이다.

3) 적용효과

(1) 고온욕의 적용효과

- 피부의 충혈과 국소 순환(local circulation) 증진
- 골반장기(pelvic organ)의 울혈 감소
- 뇌와 팔의 울혈 감소
- 근육경축의 이완
- 통증 감소

(2) 한랭욕의 적용효과

- 반사적 혈관운동 반응(reflex vasomotor reaction, 혈관의 반사적 수축)에 의한 뇌와 골반, 방광, 위장관(gastrointestinal tract), 간, 폐기관(pulmonary organ)의 울혈 감소
- 고온욕보다 더 지속적인 효과

4) 적응증

(1) 고온욕의 적응증

- 울혈성 두통(congestive headache)
- 신경통(neuralgia)
- 발목 염좌(sprained ankle): 급성기 이후
- 통증 감소
- 통풍(gout)
- 일부 패혈성 질환(septic disease)
- 월경통(dysmenorrhea)
- 자궁과 난소의 울혈 감소
- 골반, 내장기관, 폐의 울혈 감소
- 동상(chilblain)
- 심한 감기나 목앓이(sore throat): 장딴지의 절반까지 담그는 고온 겨자 족욕(hot mustard foot bath)을 10~15분 정도 실시한다.
- 뇌의 울혈 방지를 위한 고온 적용 시 준비 치료
- 좌욕이나 전기광선욕(electric light bath) 등에서 "반응"을 촉진시키고자 할 때 적용
- 류마티즘(rheumatism)
- 불면증(insomnia)

(2) 한랭욕의 적응증

- 땀악취증(bromidrosis): 땀샘의 장애에 의한 것
- 뇌와 골반조직의 울혈 감소
- 발목 염좌나 타박상 시 혈종(hematoma) 감소
- 순환장애로 인한 발의 한기(coldness)
- 방광이나 콩팥의 출혈 조절
- 출산 후 출혈 조절: 출혈 조절은 한랭 족욕 시 내장기관의 반사적 혈관수축에 의함
- 배와 골반장기(pelvic organ) 자극

5) 금기증

(1) 고온욕의 금기증

- 말초혈관질환(peripheral vascular disease)
- 감각상실(loss of sensation)
- 동맥경화(arteriosclerosis)

- 당뇨병(diabetes)

(2) 한랭욕의 금기증

- 월경(menstruation)
- 방광염(cystitis)
- 골반, 폐, 복부의 급성기 염증(inflammation)
- 오한(chill)을 느끼는 환자

3. 고무장갑욕

1) 개요

고무장갑욕(rubber glove bath)은 전도에 의해 열을 손이나 발에 적용하기 위한 부분 침수욕이다. 고무장갑욕의 특징은 팔다리에서 열의 정체(retention)에 뒤이어 국소 온도의 증가가 있고, 이 온도의 증가는 손과 발에서 땀 분비를 유도해 파라핀욕을 했을 때처럼 피부와 고무장갑 사이의 땀에 의해 젖은 열이 존재한다는 것이다.

2) 적용방법

(1) 치료기구

- 고무장갑 또는 수술용 장갑
- 고무양말
- 메틸 살리실레이트 등의 연고
- 물 그릇

(2) 적용순서

- 환자의 손보다 약간 큰 고무장갑이나 수술용 장갑을 착용한다.
- 발을 치료할 경우에는 장딴지의 반 정도까지 담글 수 있는 고무양말이나 비닐로 발을 무릎까지 감싼다.
- 필요하면 치료 실시 전에 메틸 살리실레이트(methyl salicylate)나 멘톨(menthol) 같은 연고를 피부에 바른 후 고무장갑을 끼고 침수시킨다.
- 고무장갑을 착용한 팔다리를 견딜 수 있을 만큼 뜨거운 고온수에 담근다.
- 치료시간이 다 되면 고온수에서 손을 꺼내서 고무장갑을 벗긴다.

- 고무장갑을 벗은 후 마사지나 운동을 적용해도 되며, 가정에서도 적용 가능하다.
- 적용되는 물의 온도는 43.3~48.8℃의 범위이다.
- 치료시간은 10~30분 정도이고, 치료빈도는 매일 또는 환자의 상태나 원하는 효과 등에 따라 달라진다.

3) 적용효과

- 손과 발의 경직 및 통증 감소
- 손과 발의 발한 증가

4) 적응증

- 관절염(arthritis)
- 염좌나 좌상
- 오래된 손상에 의한 강직(stiffness)
- 손바닥이나 발바닥의 섬유염(fibrositis)
- 편평발(flat foot)의 도수치료를 위한 준비

5) 금기증

- 급성 염좌나 좌상
- 손바닥이나 발바닥의 섬유소염(fibrinous inflammation)
- 호흡곤란(dyspnea)
- 말초혈관질환(peripheral vascular disease)

4. 좌욕/엉덩이욕

1) 개요

좌욕 또는 엉덩이욕(sitz hip bath)은 일반적으로 작은 특수 욕조를 사용하는 부분 침수욕으로, 욕조는 높고 윗부분에 약간 경사가 있어 환자가 앉으면 안락한 느낌을 주며, 의자에 앉을 때처럼 무릎을 구부리고 발은 마루바닥 위에 위치한 자세를 취한다. 좌욕 시 보통 넙다리 윗부위, 엉덩이 그리고 배꼽 아래의 복부까지 침수된다.

2) 적용방법

(1) 치료기구

- 좌욕용 욕조
- 온도계
- 수건, 가운
- 샤워모자
- 얼음주머니

(2) 고온 좌욕의 적용순서

- 좌욕 시 족욕을 동시에 실시하는 경우도 있으며, 이때 두 욕조의 온도는 모두 36.7℃에서 시작하여 원하는 최대 온도까지 상승시킨다.
- 2분마다 온도가 약 0.6℃ 정도 상승되도록 한다.
- 이마에 냉찜질을 실시하고 약 2분마다 새것으로 교체해준다.
- 환자를 포함하여 욕조를 시트로 덮고 순간 맥박을 3분마다 측정한다.
- 환자에게 음료수를 충분히 공급해준다.
- 치료를 마무리할 때에는 침 분무욕(needle spray)을 실시하는데, 온도는 처음에 38.8℃에서 시작하여 점차 34.4℃까지 낮춘다. 이것을 1~2분 정도 적용한다.
- 온도는 36.6~46.1℃의 범위에서 적용하고 처음에는 낮은 온도에서 시작하여 환자가 온도에 익숙해지

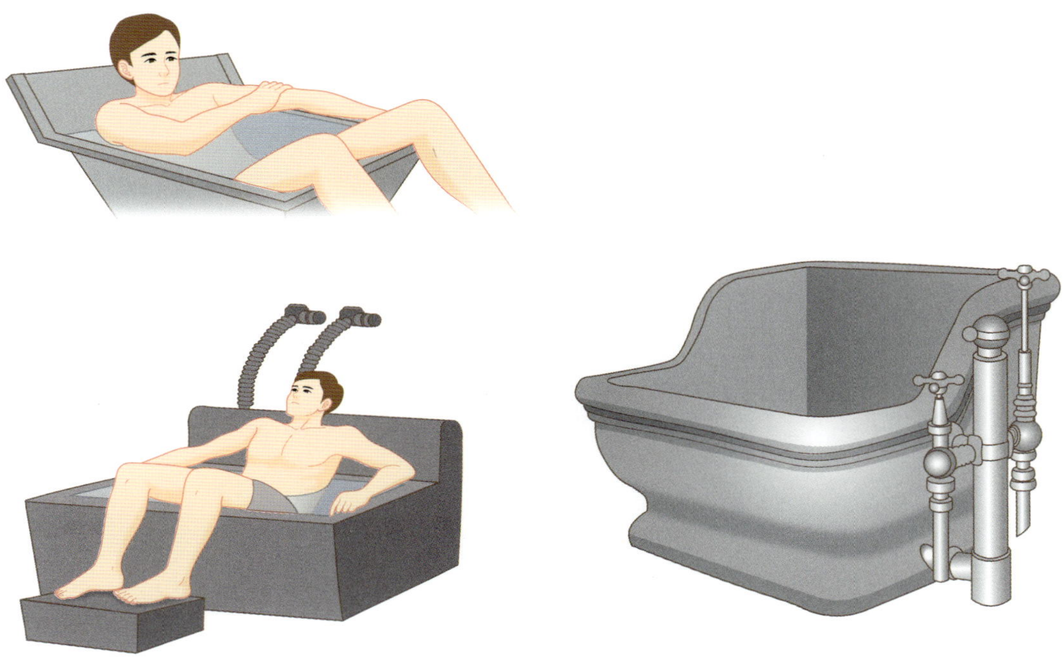

그림 9.3 좌욕기

도록 하거나 2~3일에 약 1.2℃씩 올려서 최고 온도에 도달하게 한다.

- 치료시간은 사용되는 물의 온도나 환자의 상태, 치료목적에 따라 다르나 일반적으로 2~10분 정도 실시한다.

(3) 한랭 좌욕의 적용순서

- 마찰이나 뜨거운 수건 혹은 담요 등으로 다리를 따뜻하게 유지한다.
- 환자가 욕조에 앉아 있는 동안 신체의 윗부분을 담요 등으로 감싸준다.
- 한랭 적용 시 침수된 부위를 잘 문질러준다.
- 적용 후 수건이나 운동 등을 통해 피부를 건조시키고 만일 운동을 할 수 없다면 마사지를 해준다.
- 적용온도는 10~21.1℃의 범위에서 사용한다.
- 치료시간은 21.1℃에서 10분 그리고 10~12.7℃에서 2~5분 정도 실시한다.

(4) 한랭-고온 교대 좌욕 적용순서

- 고온수에서 3분 침수 후, 한랭수에서 30~60초 동안 침수하는 방법이다.
- 고온수는 40.5~46.1℃ 그리고 한랭수는 12.7~29.4℃의 범위 내에서 적용한다.
- 온열 욕조의 물 높이는 한랭 욕조의 물 높이보다 2.5cm 정도 높게 한다.
- 온열과 한랭은 3번 반복하고 항상 한랭에서 마무리한다.

(5) 중온 좌욕의 적용순서

- 33.3~36.1℃의 중온수를 적용하는 방법이다.
- 치료시간은 15분~2시간까지 적용할 수 있다.

3) 좌욕효과

(1) 고온의 적용효과

- 골반과 배의 순환 증진
- 침수된 부위의 근육이완
- 강력한 진통 효과
- 내장으로부터 혈액 유도 및 문맥순환(portal circulation)으로부터 혈액 유출

(2) 한랭의 적용효과

- 소염(antiphlogistic) 효과: 염증의 완화 또는 예방
- 진정 효과: 골반장기의 반응성 충혈 생성
- 꿈틀운동(peristalsis) 증진: 복부로 많은 양의 혈액을 보냄

(3) 고온-한랭 교대의 적용효과

- 골반순환 증진
- 골반장기 민무늬근의 긴장력 증진

(4) 중온의 적용효과

- 정신적인 흥분이 가라앉고 평안함을 유지함
- 성적 흥분(sexual excitement)이 가라앉음

4) 적응증

(1) 고온의 적응증

- 월경통이나 무월경(amenorrhea)
- 전립샘염(prostatitis)
- 경직성 변비(spastic constipation)
- 산후관리(postpartum care)
- 통증성 혹은 염증성 치핵(painful or inflammatory hemorrhoid)
- 치핵절제술(hemorrhoidectomy)이나 방광경(cystoscope) 수술 후
- 울혈성 두통(congestive headache)
- 요관산통(ureteral colic)
- 만성 골반염증성 질환
- 급성 혹은 만성 방광염
- 엉덩이 부위의 섬유조직염이나 근육염
- 경련성 방광으로 인한 소변의 잔류(retention)
- 위창자내공기참(flatulence)
- 질경련(vaginismus, 질의 감각과민에 의한 동통성 경련)
- 난소나 고환, 방광의 신경통
- 궁둥신경통(sciatica)
- 급성 복통(acute abdominal pain)

(2) 한랭의 적응증

- 실금(incontinence)
- 전신 강장 효과(general tonic effect)
- 유뇨증(enuresis)
- 무긴장변비(atonic constipation)

- 위창자기관(gastrointestinal organ)의 울혈과 혈행 정지
- 전립샘루(prostatorrhea), 사정(spermatorrhea), 성신경증(sexual neurosis), 발기부전(impotence)
- 자궁, 방광, 곧창자, 잘록창자의 민무늬근 긴장도 증가
- 자궁, 하부 창자, 곧창자의 출혈 감소
- 치질 수술 후의 치료
- 자궁의 퇴축불완전(subinvolution)

(3) 한랭-고온 교대의 적응증

- 무긴장변비(atonic constipation)
- 질감염(vaginal infection)
- 만성 전립샘염(chronic prostatitis)
- 만성 변비(chronic constipation)
- 산후관리(postpartum care)
- 치핵(hemorrhoid)
- 열창(fissures)
- 울혈성 두통(congestive headache)
- 만성 골반염증성 질환
- 복부 울혈

(4) 중온의 적응증

- 급성 방광염(acute cystitis)
- 가려움증(pruritus)
- 정신적 혹은 성적 흥분(mental or sexual excitement)
- 급성 전립샘염(acute prostatitis)

5) 금기증

(1) 고온의 금기증

- 임신(pregnancy)
- 월경(menstruation)
- 충수염(appendicitis)

(2) 한랭의 금기증

- 생식기의 과민성(irritability)이 증가되어 있는 경우

- 급성 내장염증(acute internal inflammation)
- 콩팥병(renal disease)
- 복부의 강직이나 급통증(colic)

5. 반신욕

1) 개요

반신욕(half bath)이란 골반 또는 엉덩이 부위 및 다리를 침수시키는 부분 침수욕이다(그림 9.4). 다리에 대한 정수압 효과를 통해 다리의 혈액이 팔과 몸통으로 이동해 다리 부종의 감소와 피로회복 등의 효과가 있다.

2) 적용방법

(1) 고온의 적용순서

- 욕조에 환자가 앉았을 때 배꼽 부위까지 잠길 수 있도록 물을 채운다.
- 고온수를 첨가하여 물이 명치 부위까지 차도록 한다.
- 반신 고온욕 시 적용온도는 39.4~43.3℃이며, 물의 온도를 유지하기 위해 주입하는 물의 온도는 46.1~48.9℃를 사용한다.
- 고온수를 더 채워 넣을 때에는 손으로 물을 휘저으면서 부어준다.
- 치료를 하는 동안 이마에 냉찜질을 해준다.

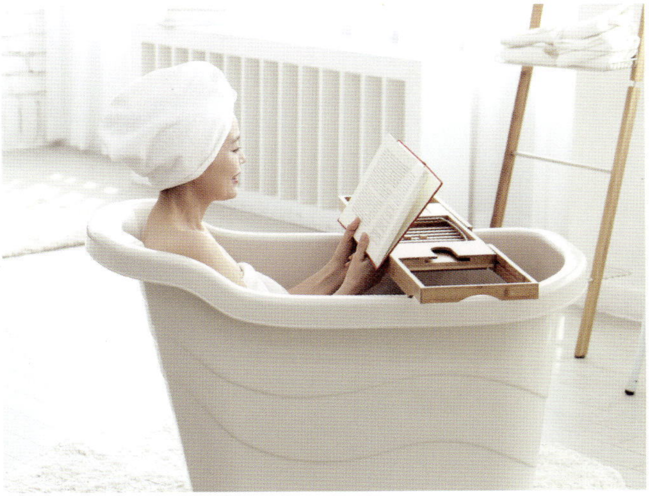

그림 9.4 반신욕

- 치료를 끝낼 때에는 냉수(cool water)로 몸을 씻은 후 마무리한다.
- 적용시간은 약 10~15분 정도로 한다.

(2) 한랭의 적용순서

- 일반적으로 치료는 온수에서 시작하므로 처음에는 치료온도보다 약간 더 높은 물을 욕조에 적당한 높이로 채운다.
- 욕조 속에 환자를 들어가게 한다.
- 찬물을 욕조에 넣어서 온도를 맞추고 손을 이용하여 환자의 얼굴과 등을 문질러준다.
- 반신 한랭욕 시 적용온도는 21.1~29.4℃이며, 물의 온도를 유지하기 위해 주입하는 물의 온도는 10~21.1℃를 사용한다.
- 치료를 끝낼 때에는 냉수로 몸을 씻은 후 마무리한다.
- 일반적으로 치료시간은 3~8분 정도이다.

3) 적용효과

(1) 고온욕의 효과

- 다리의 말초순환 증진
- 땀남(diaphoresis) 작용 증진
- 침수된 부위의 열손실 방해로 인한 체온 상승

(2) 한랭욕의 효과

- 자극 효과
- 혈관수축
- 심장으로 혈액 유도(derivation) 작용 증가
- 유동(fluxion): 혈관에서부터 체액으로 흐름 증가

4) 적응증

(1) 고온욕의 적응증

- 급성 궁둥신경통
- 다리의 심한 동통성 질환
- 말초순환 자극
- 땀 분비 작용 증진

(2) 한랭욕의 적응증

- 기능성 신경장애(functional nervous disorder)
- 만성 저색소빈혈(chronic hypochromemia)
- 신경쇠약(neurasthenia)
- 멜랑콜리아(melancholia)

5) 금기증

(1) 고온욕의 금기증

- 동맥경화증(arteriosclerosis)
- 심한 고혈압(hypertension)
- 진행된 쇠약증(debility)
- 동맥류(aneurysm)
- 기능성 신경증(functional neurosis)
- 출혈성 질환(hemorrhagic disease)

(2) 한랭욕의 금기증

- 심한 신경과민(nervousness)
- 허약한 사람
- 한랭자극에 반응이 잘 일어나지 않는 사람

6) 주의점 및 기타

신경쇠약증(neurasthenia) 환자는 처음에 한두 번 치료를 한 후에 치료를 그만하기를 원하는 경우가 종종 있다. 가벼운 치료 후에 일시적인 피로를 느낄 수 있으나 이 느낌은 2~3회 정도의 치료 후에는 없어진다.

6. 교대욕

1) 개요

교대욕(대조욕, 대비욕, contrast bath)이란 고온수와 한냉수에 팔다리를 번갈아 가면서 침수시키는 수치료법의 일종이다(그림 9.5).

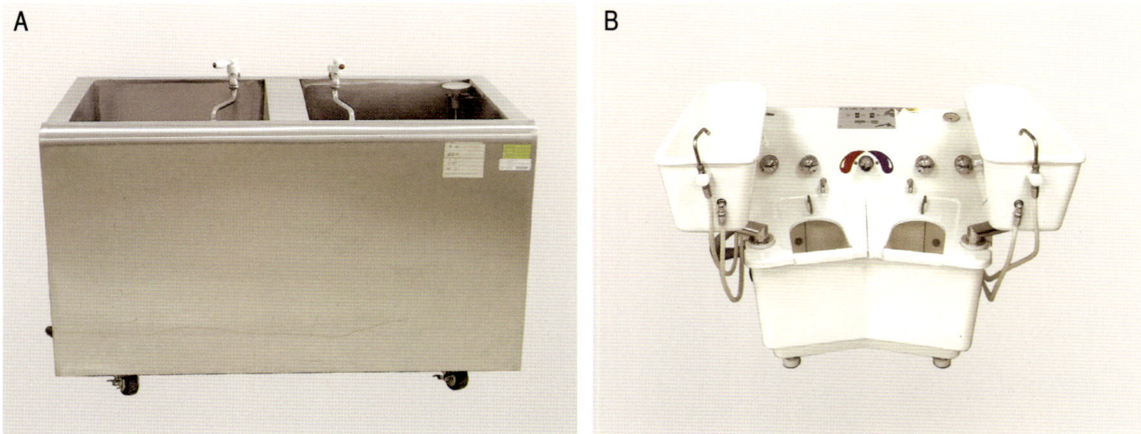

그림 9.5 교대 욕조 A: 다리 교대 욕조, B: 갈바니(Galvanic) 욕조

2) 적용방법

(1) 치료기구

- 바닥이 넓은 욕조 2개
- 온도계
- 시트나 가운
- 수건, 냉습포, 얼음조각
- 살균제

(2) 적용순서

- 물의 온도를 측정할 수 있는 온도계나 한랭수의 온도를 조절할 얼음조각, 치료 부위의 크기에 적당한 욕조를 2개 준비한다.
- 치료 전에 반드시 맥박을 확인한다.
- 일반적으로 온수에서 시작하여 온수로 마무리한다.
- 고온에서 3~4분 정도 침수한 후 한랭에서 30~60초 정도 침수한다.
- 온랭수 교대 반복횟수는 3~6회 정도이며, 치료에 소요되는 전체시간은 약 12~30분 정도이다.
- 침수시간이나 침수온도, 반복횟수 등은 환자의 상태에 따라 적당하게 결정한다.
- 두 욕조의 온도는 고온수와 한랭수를 부어 온도가 일정하게 유지되도록 한다.

3) 적용온도와 적용시간

(1) 고온의 적용

- 고온수의 온도는 약 37.7~46.1℃의 범위이다.
- 침수의 지속시간은 1~4분 정도이다.

(2) 한랭의 적용

- 한랭수의 온도는 약 10~17.7℃의 범위이다.
- 한랭수의 침수는 20~60초 정도이다.

4) 적용효과

- 혈관의 능동적인 이완과 수축: 주된 효과
- 팔다리에서의 활발한 혈액순환 증진
- 침수되지 않은 다른 부위에 대한 반사적 반응 효과

5) 적응증

- 혈관경련질환(기관성이 아닌 것)
- 동상(frostbite)이나 참호족염(trench foot)과 같은 순환장애나 비슷한 질환
- 발의 땀과다증(hyperhidrosis)
- 두통(headache)
- 관절염(arthritis)
- 골절: 순환 증가에 의한 칼슘화 촉진
- 좌상이나 염좌
- 흉터(scar)나 상처(wound)
- 절단부(amputation stump)

6) 금기증

- 동맥부전증(arterial insufficiency)
- 진행된 동맥경화증
- 진행된 말초혈관 장애
- 당뇨병(diabetes)
- 화농성 질환
- 고온이나 한랭 적용이 금기인 모든 질환

7) 주의점 및 기타

- 신체의 넓은 부위에 적용 시 이마나 목 등에 냉찜질을 해준다.
- 맥박이 80 이상으로 올라가면 심장에 얼음주머니를 대준다.
- 극도의 서열이나 한랭은 말초혈행장애나 당뇨병 환자에게 사용하지 않는다.
- 개방성 상처(open wound)가 있을 때에는 욕조의 청결에 특히 주의한다.

7. 국소 한랭욕

1) 개요

국소 한랭욕은 한랭에 알레르기 반응이 나타나는 경우, 한랭에 대한 과민한 감각을 탈민감화(desensitization)하는 데 효과가 있다. 감각을 무디게 하기 위해 약물을 주사하는 방법에서 효과가 나타나는 경우도 있는데, 0.1mg 이하의 히스타민을 하루 2회, 2~3주 동안 피하주사를 놓는 방법이다.

2) 적용방법

(1) 치료기구

- 치료 부위가 충분히 잠길 수 있는 깊이의 욕조
- 온도계
- 얼음 또는 냉수
- 수건

(2) 적용순서

- 얼음을 욕조에 넣어 물을 약 10℃로 맞춘다.
- 치료 부위를 1~2분 동안 침수한다.
- 하루에 2회씩 3~4일 동안 계속 실시한다.
- 다른 방법으로는 18.3℃의 물에서 7.2℃까지 온도를 내리면서 매일 침수시간을 조금씩 늘려간다.

3) 적용효과

한랭에 과민한 환자의 감각을 무디게 하는 효과

4) 적응증

한랭에 예민한 환자

5) 금기증

당뇨병 또는 혈관질환이 있는 환자

CHAPTER 10

기계적 자극을 동반한 수치료

Hydrotherapy with Mechanical Stimulation

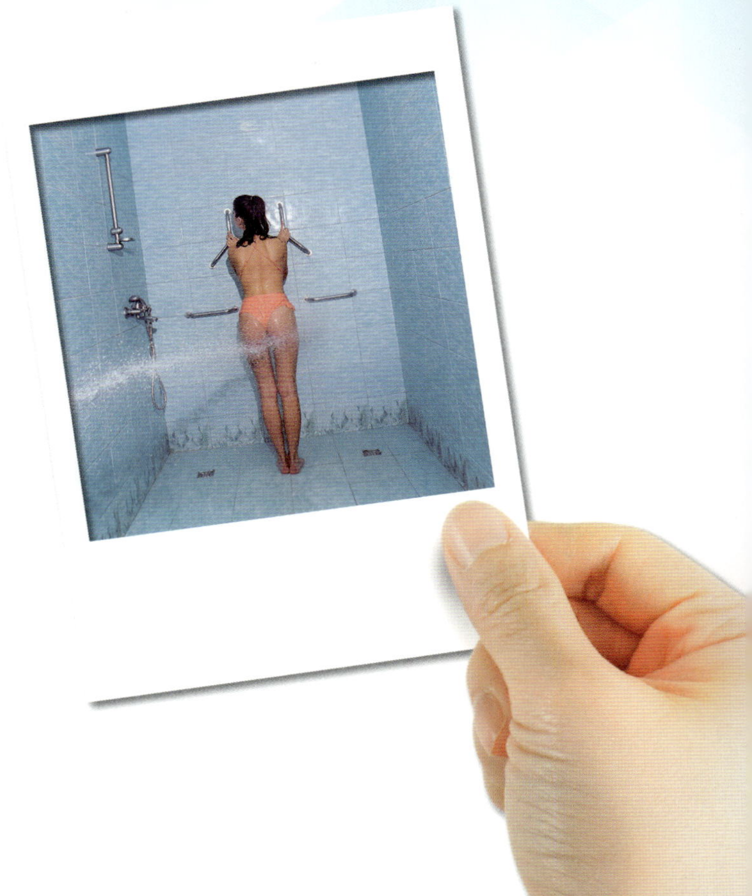

학습목표

1. 물의 회전을 이용한 다양한 치료방법의 개요와 적용방법 및 효과를 설명할 수 있다.
2. 물의 압력을 이용한 다양한 치료방법의 개요와 적용방법 및 효과를 설명할 수 있다.
3. 도수 마찰을 겸한 다양한 치료방법의 개요와 적용방법 및 효과를 설명할 수 있다.

주요 키워드

1. 소용돌이욕(와류욕)
2. 허바드 탱크
3. 유속치료
4. 비키식 압주욕
5. 에이스식 압주욕
6. 스코틀랜드식 압주욕
7. 수중 압주욕
8. 강우 분무욕
9. 소금 마찰
10. 수건 마찰
11. 알코올 마찰
12. 세정
13. 관주욕

1. 물의 회전을 이용한 수치료

1) 소용돌이욕(와류욕)

(1) 개요

소용돌이욕(와류욕, whirlpool bath)은 프랑스의 외과의사가 고안하여 사용하였으며, 제1차 세계대전 이후에 수치료 시설이나 병원 등에서 폭넓게 이용되기 시작하였다. 소용돌이욕은 공기를 끌어들인 다음 물과 함께 급속히 회전시키는 교반기(agitator)가 설치된 기구를 이용하는 수치료법으로, 공기가 포함된 물의 회전으로 기계적 자극이 동반된다. 팔 또는 다리, 때로는 전신욕을 실시할 수 있는 크기로 제작된 것도 있다. 소용돌이욕을 실시하면 공기방울과 물방울에 의한 물마사지 효과(hydromassage effect)가 동반된다.

(2) 적용방법

① 치료기구

- 소용돌이 욕조(교반기 포함)(그림 10.1, 10.2)
- 교대를 위한 욕조
- 의자(그림 10.3)나 긴 의자
- 냉습포, 얼음주머니
- 시트, 가운

② 적용순서

- 소용돌이 욕조를 깨끗하게 청소한 후, 치료에 적합한 온도의 물을 욕조에 채운다.
- 질환이나 치료목적에 따라 물의 적용온도는 33.8~43.3℃의 범위 내에서 사용한다.

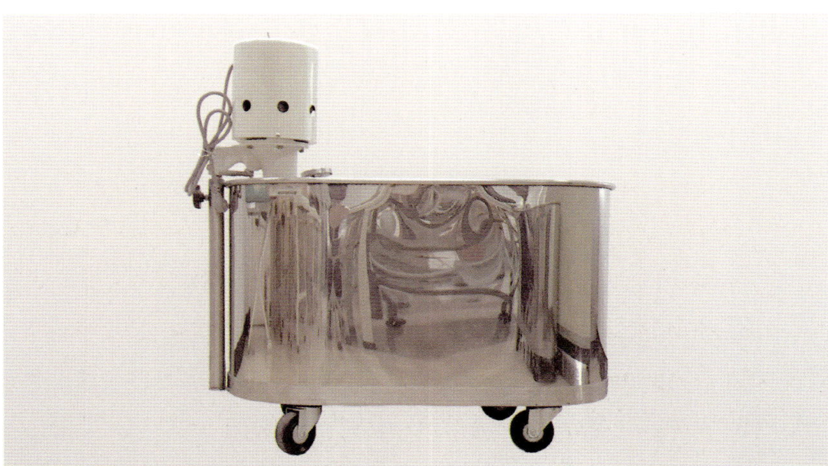

그림 10.1 전형적인 소용돌이 욕조

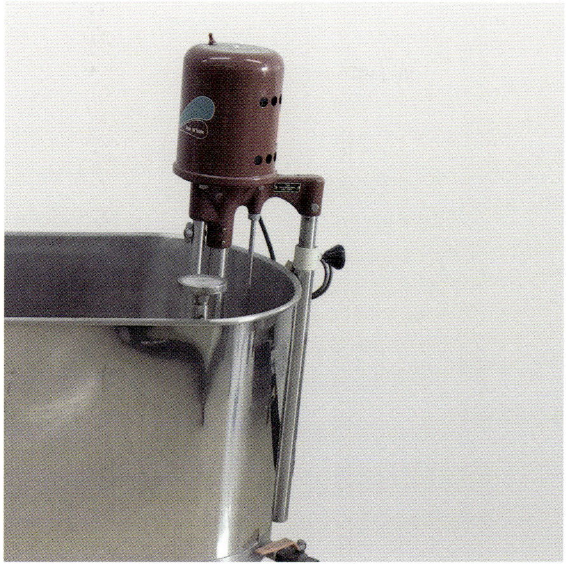

그림 10.2 교반기

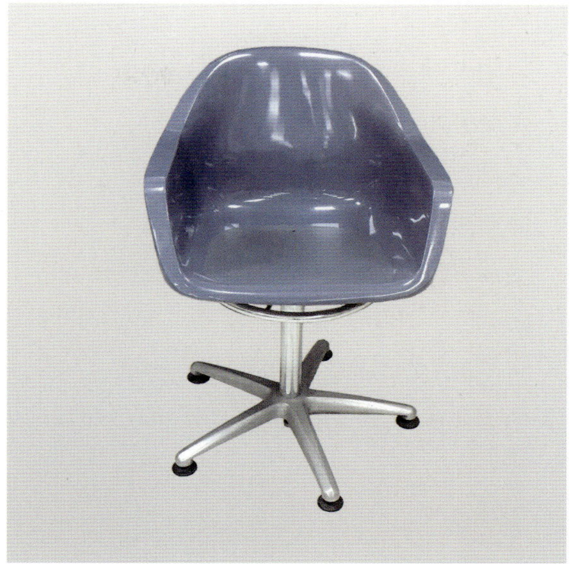

그림 10.3 높이 조절이 가능한 치료용 의자

- 전기사고를 방지하기 위해 접지선은 수도관이나 전용 접지선에 연결한다.
- 전염성 혹은 세균성 감염의 위험이 있으면 헥사클로로펜(hexachlorophene)을 사용하여 소독한다.
- 개방성 상처(open wound)가 있을 경우 염화 벤제토늄(benzethonium chloride) 0.01% 또는 클로르헥시딘글루콘산염(chlorhexidine gluconate sol) 0.1~0.5%의 용액을 사용하여 감염 부위를 소독한다.
- 상처에 감염이 있을 경우, 8gal의 물에 설파다이어졸 나트륨(sulfathiazole sodium) 10g을 녹여서 사용한다.
- 화상 환자를 위한 등장성 식염용액은 0.9%의 농도를 사용한다.
- 치료시간은 5~10분에서 25~30분까지 증가시킬 수 있다.
- 교반기(agitator)를 작동시키기 전에 옷이 교반기에 흡입되지 않도록 치료할 부위의 옷을 모두 벗는다.
- 환자의 자세를 조절하여 편안한 자세에서 치료받을 수 있도록 한다.
- 교반기의 높이와 물의 순환속도 그리고 물의 세기를 조절해준다.
- 팔다리의 관절에 적용할 때는 정맥환류를 촉진하기 위해 치료 중에 계속 움직이면서 운동을 한다. 운동을 통해 부종 발생을 방지한다.
- 관절에 강직이 있을 경우에는 욕조 속에서 치료사가 수동뻗침운동을 하거나 마사지를 해준다.
- 혈관수축반응을 얻고자 할 때는 한랭수를 적용한 후 치료를 마무리한다.
- 치료 후에는 피부 부위를 잘 건조시켜 주고 보온해준다.

(3) 적용효과

- 상처 치유 촉진
- 통증과 근경직 감소
- 대류열과 전도열에 의한 순환 증진
- 가벼운 마사지
- 골절이나 염좌 후 오래된 유착증 분해
- 기계적 자극에 의한 괴사조직과 고름 제거
- 뻗침운동이나 다른 치료 전의 준비
- 적용된 팔다리의 둘레가 약 1cm(1/3~1/2인치) 정도 늘어남

(4) 적응증

- 절단부(amputation stump)의 상처(wound)
- 급성기 이후 염좌와 타박상(sprain and contusion)
- 정형외과적 수술 후
- 말초혈관질환: 욕창이나 정맥질환은 40.5℃, 동맥질환은 33.8℃ 이하에서 적용
- 말초신경(peripheral nerve)손상
- 관절염(arthritis)
- 화상(burn)
- 괴사조직 분리
- 동상(frostbite)이나 만성 부종(cronic edema)
- 영양 공급 불량 시
- 힘줄윤활막염(tendinous synovitis)이나 신경염(neuritis)
- 유착증
- 순환(circulation) 불량
- 근육연축(muscle spasm)
- 근육통(muscle pain)

(5) 금기증

- 당뇨병
- 심한 동 · 정맥경화증
- 심한 말초혈관증
- 급성 염증
- 외상성 질환
- 말초신경손상으로 화상의 위험이 있는 환자

- 기타 고온 부분욕이 금기증인 모든 질환
- 물의 압력을 견딜 수 없는 환자

(6) 주의점 및 기타

- 압박궤양이나 화상 부위에 교반기에서 나오는 물줄기를 직접 적용할 때는 신중히 적용해야 한다.
- 특히 말초혈관장애, 말초신경손상 환자는 화상에 주의한다.
- 냉수 소용돌이욕은 손가락, 팔꿈관절, 발목관절 등의 급성 염좌와 근육이나 힘줄의 부분단열 후의 염증, 부종, 발목간대경련(ankle clonus) 등에 사용하며, 적용온도는 15℃, 치료시간은 3~5분 정도로 한다.
- 중온 소용돌이욕은 급성기가 바로 지난 염좌나 타박상, 정형외과적 수술 후, 순환불량, 근경축, 근육통, 절단부의 상처, 화상, 말초혈관질환, 말초혈관손상 등에 사용하며 적용온도는 34.4~36.1℃, 치료시간은 10~25분 정도로 한다.
- 전신 소용돌이욕은 팔다리마비, 다리마비, 다발경화증 등의 전신 경직을 제거하는 목적으로 사용하며 27℃에서 10분 정도 적용한다.
- 물의 높이가 30~50cm 정도 되면 팔다리에 미치는 압력이 0.03~0.05 기압 정도 상승하여 부종 감소에 도움이 된다.

2) 허바드 탱크

(1) 개요

허바드 탱크(Hubbard tank)는 1920년 후반에 Hubbard가 완전 침수욕을 실시할 수 있도록 개발하였다. 허바드 탱크의 표준형은 아라비아 숫자의 8자형이며, 최근에는 용도에 따라 변형시킨 다양한 형태가 나와 있다. 허바드 탱크에는 물을 밀어내는 터빈(turbines)이 부착되어 있어 물의 압력에 의한 물마사지 효과를 얻을 수 있다. 허바드 탱크에 붙어 있는 분사 호스(jet hose)를 통해 물마사지 효과를 얻거나 수중에서 압주욕을 실시할 수 있다.

허바드 탱크에서는 주로 완전 침수욕이나 물마사지 효과 또는 수중운동을 실시한다(그림 10.4).

(2) 적용방법

① 치료기구

- 허바드 탱크 욕조
- 교반기
- 리프트, 승강기, 운반차
- 온도계, 아마포
- 수영 모자
- 냉습포

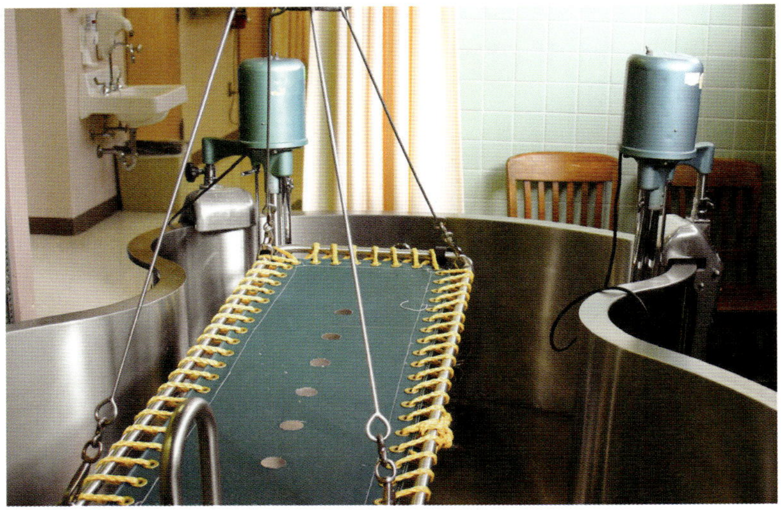

그림 10.4 허바드 탱크

② 적용순서

- 치료목적에 따라 적절한 온도의 물을 허바드 탱크에 채운다.
- 치료를 실시하기 전에 환자에게 잘 설명해 주어 충분히 이해시킨다.
- 필요할 경우 치료용 옷으로 갈아입거나 머리에 수영 모자를 쓴다.
- 환자가 스스로 이동할 수 없는 경우, 수동식 리프트나 자동 승강기로 허바드 탱크에 천천히 내려놓는다.
- 치료 중에는 냉찜질을 실시하며 자주 새것으로 교체하고, 발한(sweating)에 의해 소실된 수분을 물이나 음료수로 보충해준다.
- 부력이나 저항을 이용하여 환자에게 운동을 실시한다.
- 물마사지 효과를 고려하여 적용한다.
- 탱크의 청결을 유지하여 교차 감염(cross infection)을 피한다.
- 피부발진(skin rash)이나 감기 등이 있으면 치료를 연기한다.
- 환자의 상태에 따라 다르나 물온도의 범위는 약 32.2~40℃ 정도이다.
- 치료시간은 일반적으로 10~30분 정도이다.

(3) 적용효과

- 청결(괴사조직 제거)과 근육이완 작용
- 물의 부력을 이용한 적당한 운동
- 가벼운 열을 통한 근육이완과 통증 경감
- 물마사지 효과를 통한 순환 증진
- 정수압이 순환에 도움을 주지만 동시에 호흡운동을 제한하기도 함

- 오른심방압과 대정맥압 상승
- 불감온도를 사용하는 중온욕에서는 교감신경 작용 억제
- 미온욕에서는 드물게 수축기 혈압 상승이 발생하지만 심박수는 변하지 않거나 약간 감소함
- 심근의 산소소비량 증가
- 화상 환자의 피부이식을 위한 준비

(4) 적응증

- 류마티스관절염
- 반신마비(hemiplegia)
- 회색질척수염(poliomyelitis)
- 파킨슨병(Parkinson's disease)
- 다발경화증(multiple sclerosis)
- 뇌성마비(cerebral palsy)
- 정형외과적 수술 후
- 화상이나 압박궤양

(5) 금기증

- 급성 염증이나 열병(febrile disease): 회색질척수염 등
- 관절의 급성 염증(acute inflammation)
- 급성 통증 신경염(acute painful neuritis)
- 피부 감염
- 미란관절병변(erosive joint lesion)
- 콩팥염(nephritis)
- 결핵(tuberculosis)
- 심장 보상실패(cardiac decompensation)
- 관상동맥부전(coronary insufficiency)
- 빈혈(anemia)
- 호흡기능부전(respiratory insufficiency)
- 심장기능상실(heart failure)

(6) 주의점 및 기타

- 익사 등의 사고 위험이 있기 때문에 환자를 절대로 혼자 두지 않는다.
- 맥박이나 호흡 등을 검사하고 쇼크 증상(shock sign) 등이 있는지 살펴본다.
- 교차 감염(cross infection)에 주의해야 한다.

■ **교차 감염을 피하기 위한 방법**

– 전염성 질환이 있는 환자는 입욕을 시키지 말고 꼭 필요한 경우에는 단독으로 실시한다.
– 환자 치료 후, 물을 교환하고 약품을 이용하여 허바드 탱크를 소독한다.
– 치료 시 물에 약간의 방부제를 첨가한다.

(7) 각종 질환에 대한 허바드 탱크의 임상치료 예

① 초기 회복기의 회색질척수염

- 처음에는 물의 온도가 36.6℃가 되도록 조절한다.
- 환자를 허바드 탱크 안으로 서서히 들어가게 한다.
- 처방된 운동을 약 10분 정도 실시한다.
- 욕조의 온도를 38.8℃까지 올린다(단, 12세 이하 어린이는 37.7℃까지만 적용).
- 치료 부위에 터빈을 적용하면서 7~8분 정도 환자를 쉬게 한다.
- 온도를 다시 36.6℃까지 낮춘 후, 치료사가 약 10분 정도 뻗침운동을 시킨다.
- 환자를 허바드 탱크에서 나오게 하여 재빨리 몸을 건조시킨다.
- 침대로 환자를 옮긴 후 쉬게 한다.

② 골절 또는 반신마비

- 환자의 상태에 따라 탱크 물의 온도를 32.2~36.6℃ 범위 내에서 조절한다.
- 높은 온도는 통증의 경감이나 구축에 대한 뻗침운동 시 적용한다.
- 낮은 온도는 능동운동치료 시에 사용한다.
- 일반적으로 이완마비(flaccid paralysis)는 32.2℃, 강직마비(spastic paralysis)는 37.7℃를 사용한다.
- 환자가 허바드 탱크 안으로 들어가 자세를 잡으면 터빈을 치료 부위에 적용한다.
- 물이 가열되고 순환을 이용한 치료가 끝나면 뻗침운동을 실시하거나 관절가동범위운동을 수동 또는 능동으로 실시한다.
- 치료가 끝나면 피부를 잘 건조시켜 준다.
- 치료시간은 20~30분 정도이다.
- 환자의 예후, 관절가동범위, 근력, 통증의 완화 정도 등을 기록한다.

③ 류마티스관절염

- 허바드 탱크에 36.7~37.8℃의 물을 채우고 환자를 안으로 들어가게 한다.
- 3~5분 후 허바드 탱크의 온도를 점진적으로 40~41℃까지 올린 후, 다음 순서로 치료한다.
  – 첫 번째 치료는 환자의 온도가 0.6℃(1℉) 정도 상승될 때까지 실시한다.
  – 두 번째 치료는 환자의 온도가 1.2℃(2℉) 정도 상승될 때까지 실시한다.
  – 세 번째 그리고 계속되는 치료에서는 환자의 온도가 38.3~38.9℃에 이를 때까지 실시한다.
- 적용온도에 이르렀을 때 관절의 통증범위(range of pain point) 안에서 최대한 관절운동을 실시한다.

- 환자를 허바드 탱크에서 나오게 한 후, 정상체온의 범위까지 몸을 식힌 다음 마사지를 실시하고 치료를 마무리한다. 일반적으로 주무르기(kneeding)와 쓰다듬기(stroking)를 많이 사용하며, 관절 주위에서는 환자가 견딜 수 있으면 마찰(friction)을 사용한다.
- 치료목적이 장시간의 미열 효과를 얻기 위함이면 치료가 모두 끝난 후 환자를 담요 등으로 감싸준다.
- 허바드 탱크 안에 있는 동안 환자의 맥박을 측정하고, 필요할 경우에는 심장 등에 얼음주머니를 대준다.
- 치료 이후에는 결과를 기록한다.
- 치료는 일반적으로 1주일에 2~3회 실시한다.

④ 화상

- 34.4~36.7℃의 물을 환자의 신체 조건에 따라 적절히 조절하여 채운다.
- 물에 식염을 첨가하여 0.9%의 등장성 용액을 만든다.
- 허바드 탱크 안으로 환자를 운반한 다음, 적당한 자세를 취해준다.
- 환자가 충분히 젖어서 이완되면, 환자가 견딜 수 있을 정도의 세기로 신중히 터빈을 작동시킨다.
- 특히 괴사조직의 손실에 주의를 요한다.
- 환자의 상태에 따라서 구축방지를 위한 운동을 실시한다.
- 치료시간은 10~30분이며, 운동이 처방된 환자에게는 운동을 실시한다.
- 환자가 호흡기 감염(respiratory infection)을 일으킬 수 있기 때문에 통풍은 피한다.
- 허바드 탱크에서 환자가 나오면 화상을 입지 않은 부위는 약간 건조시켜 준다.
- 환자가 병실로 간 후에도 신체의 균형을 잘 유지할 수 있도록 조치해준다.
- 예후를 관찰하면서 지속적인 치료계획을 수립한다.

⑤ 욕창

욕창에 대한 적용은 화상에서와 거의 비슷하며, 효과 및 적응증이나 기구 및 준비, 실시상의 고려점 등도 거의 동일하다. 염수를 만드는 방법은 5%의 식염용액(예: 1,520lb의 물에 76lb의 식염을 혼합하면 5%의 염수가 된다)이 되도록 하고, 황산마그네슘(magnesium sulfate) 용액이 2.5%가 되도록 혼합한다. 이 용액을 34.4~36.6℃(94~98℉)로 가열한 다음, 환자를 허바드 탱크 안으로 운반하여 치료를 실시한다. 치료시간은 1~30분 정도이며 환자의 상태에 따라 운동계획을 수립한다. 그리고 허바드 탱크의 청결에 특히 유의한다.

⑥ 다발경화증과 파킨슨병

■ 효과 및 적응증

- 근육연축(muscle spasm)의 감소
- 간대경련(clonic convulsion)의 이완

- 협조(coordination) 능력 증진
- 체온 하강: 가벼운 저체온증

■ **치료 및 고려점**

- 치료에 제안된 온도의 범위는 21.1~26.7℃이다.
- 환자의 상태에 따라 치료시간을 10~20분 사이에서 조절한다.
- 첫 번째 치료는 35.6~36.7℃에서 시작하여 26.7℃까지 낮춘다.
- 두 번째 치료는 환자가 견딜 수 있을 만큼 낮추어 그 온도에서 실시한다.
- 이 치료는 체온을 낮추는 것이기 때문에 체온 상승은 없다.
- 운동은 환자가 견딜 수 있는 정도로만 실시하고 욕조에서 나오면 물기를 빨리 닦아준다.
- 가정에서도 쉽게 실시할 수 있다.

3) 유속치료

(1) 개요

유속치료(fluidotherapy)는 곱게 분리된 기체와 고체 셀룰로오스 입자의 혼합으로, 교란을 일으키면서 열을 가하는 치료방법이다. 건조 소용돌이욕 또는 유동치료라고도 부르며, 건조하고 따뜻한 바람이 불면서 미립자의 충격을 통해 촉각적인 마사지 효과와 열감이 전달된다. 팔다리의 표면가열에 이용되고 특히 손목, 손가락 그리고 발목과 발가락에 이용된다(그림 10.5).

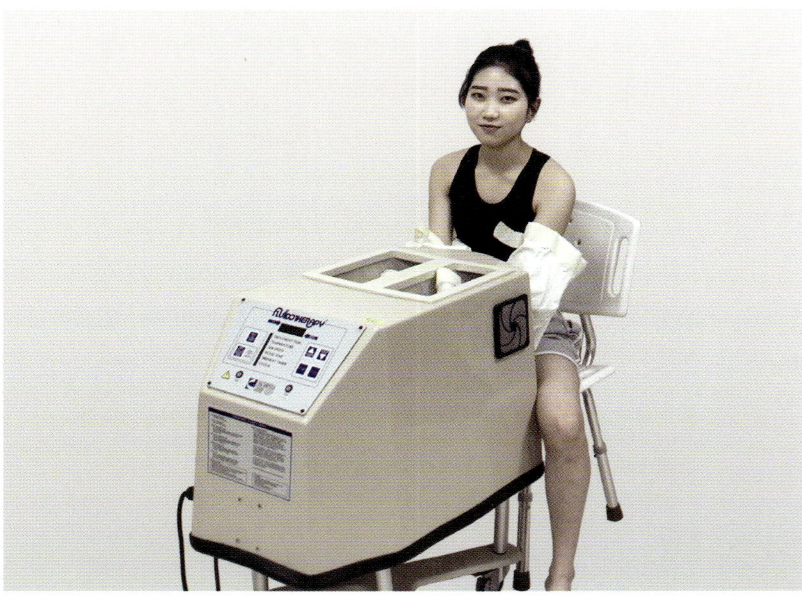

그림 10.5 유속치료

(2) 적용방법

① 치료기구

- 증기실과 두꺼운 판
- 판 위에 깔 시트와 패드

② 적용순서

- 치료를 시작하기 전에 기구를 미리 작동하여 예열한다.
- 약 43.3~51.6℃의 온도로 적용한다.
- 20분간 치료하고 하루에 여러 번 반복하여 적용할 수 있다.
- 발 부위에 적용할 때는 낮은 온도에서 적용한다.

(3) 적용효과

- 운동 및 통증 감소
- 마사지 효과
- 조직의 열 흡수 증가를 위해 사용
- 일정한 온도로 치료 가능
- 피부 압박 효과 및 피부의 유연성 증가
- 금속이식 대상자에게 사용 가능
- 물보다 높은 온도에서 치료 가능
- 치료 부위의 혈액순환 증진
- 감염 위험 없이 상처 치유 가능
- 부력과 정수압 효과는 없음
- 과민성 대상자의 감각을 깨워줌

(4) 적응증

- 통증 경감
- 골관절염
- 상처
- 관절 이식
- 절단
- 염좌와 타박상
- 부종
- 급성 손상

(5) 금기증

- 노출된 개방성 상처나 감염된 상처
- 말초혈관질환
- 감각이상
- 암과 관련된 장애

(6) 주의점 및 기타

- 조직손상 및 증상이 악화된 경우에는 치료하지 않는다.
- 감염성 질환으로 교차 감염이 의심되면 붕대를 감고 적용한다.
- 개방성 상처 부위는 붕대를 감고 낮은 온도에서 적용한다.
- 낮은 온도는 부종이 발생하기 쉬운 대상자, 높은 온도에 과민반응을 하는 대상자 또는 과민성을 낮추는 목적으로 적용한다.

2. 물의 압력을 이용한 수치료

1) 압주욕

압주욕(douches)과 분무욕은 기계적 효과(mechanical effect)를 동반한 수치료법이며, 치료 부위, 물의 온도, 물의 압력과 치료시간 등에 따라 치료 효과가 달라진다. 물이 피부를 때리는 충격에 의한 자극의 크기는 물의 압력을 조정하여 조절되며, 피부에 적용되는 물의 질량(water mass)을 결정하는 분사기의 노즐은 실처럼 가늘게 분출되는 것에서부터 직경이 2.5cm 혹은 그 이상에 이르는 것도 있다.

(1) 치료기구

- 스프레이와 같은 압력 호스
- 압력 호스 조절기
- 치료용 침대 및 의자
- 배수가 가능한 시설

(2) 비키식 압주욕

① 개요

비키식 압주욕(vichy douche)은 분무 마사지(spray massage)라고도 하며, 손으로 하는 마사지와 물의 분무를 동시에 실시하는 것이다. 프랑스의 비키(Vichy) 지역에서 광천수를 이용하여 맨 처음 실시

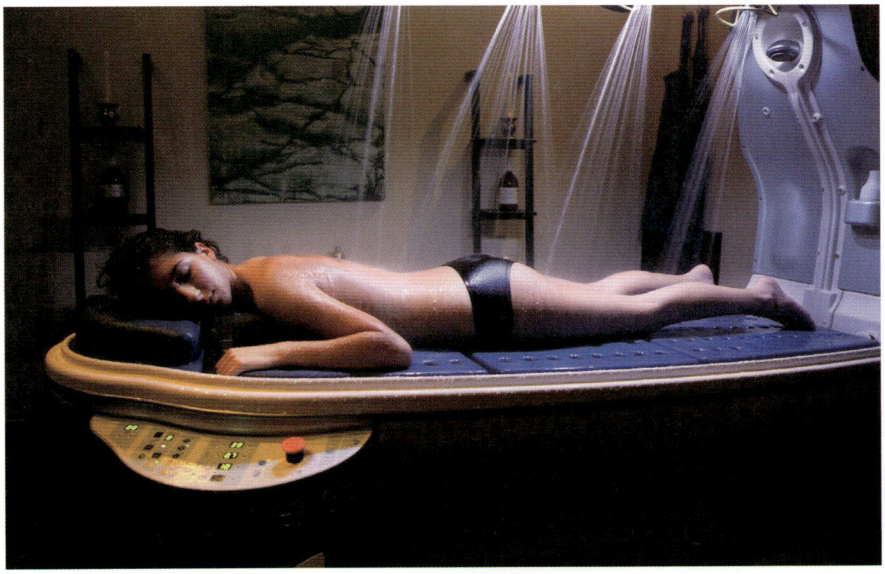

그림 10.6 비키식 압주욕

되었다(그림 10.6).

② 적용방법

- 치료는 샤워욕(shower bath)으로부터 시작한다.
- 경우에 따라서는 발한을 위해 증기욕(steam bath)을 먼저 사용하기도 한다.
- 환자를 치료용 침대에 눕힌다.
- 치료 시 36.6~41.1℃의 물을 30~60cm의 거리에서 환자에게 분무한다.
- 머리 부위를 제외한 전신에 분무하면서 동시에 마사지를 실시한다.
- 환자는 먼저 반듯이 누운 자세에서 몸통의 앞부분을 마사지한다.
- 엎드린 자세에서 몸통의 뒷부분을 같은 방법으로 마사지한다.
- 환자가 선 자세에서도 할 수도 있으며, 분무는 짧게 부분적으로 실시한다.
- 비키식 압주욕 혹은 분무 마사지 시 침 분무를 함께 적용하기도 한다.
- 치료가 끝난 후 30분 정도 휴식하면서 몸을 식힌다.
- 적용되는 물의 온도는 38.8℃ 정도로 하거나 약간 높게 한다.
- 분무되는 물의 압력은 4~6lb 정도로 한다.
- 치료는 20분 정도 실시한다.
- 강장 효과(tonic effect)와 진정 효과(sedative effect)를 목적으로 실시하고자 할 때는 다음과 같이 실시한다.

■ **강장 효과**

몸통과 배(abdomen)의 가쪽면(쓸개 부분은 피한다)에 부채꼴 분무(fan spray)를 36℃의 온도로 적용하기 시작하여 점차 온도를 41℃까지 상승시킨다. 적용시간은 3~5분 정도로 한다.

■ **진정 효과**

배에 36~37℃의 압력이 제거된 물을 2~4분 정도 원형 혹은 나선형으로 분무한다.

③ 적용효과

- 모세혈관 및 림프순환(capillary and lymphatic circulation) 증가
- 충혈(hyperemia) 효과
- 타진 효과(percussion effect)를 통한 조직 유착 제거
- 신체 전체에 대한 자극을 통한 활동적이고 편안한 느낌

④ 적응증

- 섬유염(fibrositis)
- 비만(obesity)
- 순환(circulation) 불량
- 류마티즘(rheumatism)
- 지방층염(panniculitis)
- 열치료, 마사지, 진흙욕 치료 후

⑤ 금기증

- 심장질환(heart disease)
- 동맥경화증
- 마사지가 금기증인 모든 질환
- 오한이 있는 환자

(3) 에이스식 압주욕

① 개요

에이스식 압주욕(aix douche)은 이 치료법이 맨 처음 실시되었던 프랑스의 Aix-les Bains의 지명을 딴 것이다. 이것은 압주욕과 활기찬 마사지를 동시에 하며, 일반적으로 국소에 적용된다.

② 적용방법

- 환자를 치료하기 전, 강우 분무(rain spray)나 샤워욕(shower bath)을 실시한다.
- 분무기에서 나오는 물을 환자의 등에 직접 뿌린 다음, 호스를 환자의 마사지 부위 쪽으로 가져와 분출(마사지할 부위) 물줄기를 적용한다.
- 환자의 등이나 배를 마사지할 때는 환자를 침대나 긴 의자에 눕게 한다.
- 치료를 끝낼 때에는 짧은 시간 동안 침 분무욕을 시행한 후 끝낸다.

- 사용되는 물의 온도는 약 38.8℃, 압력은 6lb 정도로 한다.
- 치료는 비키식 압주욕에서와 마찬가지로 20분 정도 실시한다.

③ 적용효과

- 염증성 반을 제거
- 경직된 관절의 움직임 회복

④ 적응증

에이스 압주욕은 신체의 특별한 부분에 사용하며 적응증이나 금기증은 비키식 압주욕과 동일하다.

- 관절통증
- 관절염증(관절 위에 적용)
- 궁둥신경통
- 허리통증
- 관절굳음

(4) 스코틀랜드식 압주욕

① 개요

스코틀랜드식 압주욕(Scotch douche)은 충격 압주(percussion douche) 또는 충격 샤워(percussion shower)라고도 하며, 고온수와 한랭수의 물기둥과 물줄기를 몸에 교대로 적용하는 교대 압주욕(contrast douche)의 일종이다(그림 10.7, 10.8).

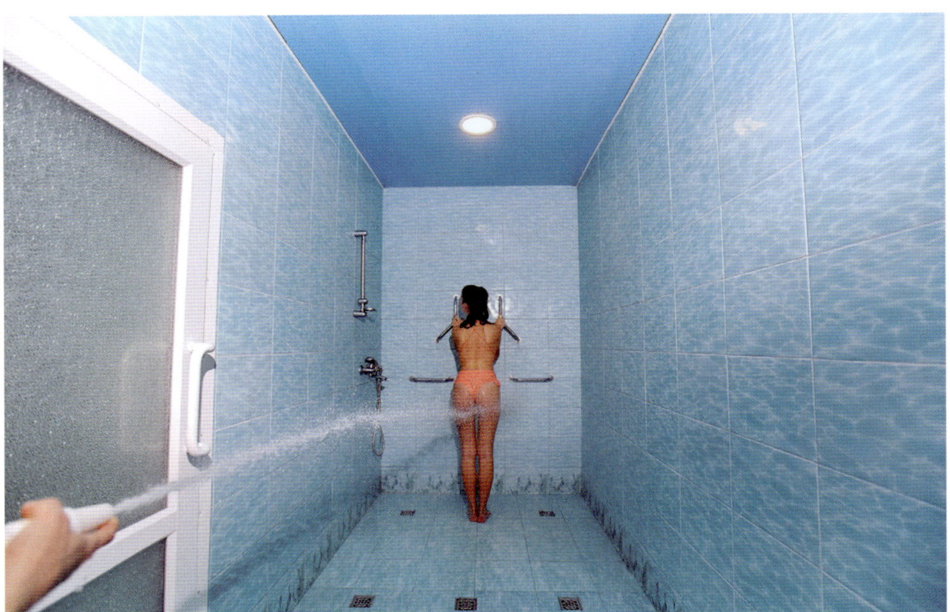

그림 10.7 스코틀랜드식 압주욕

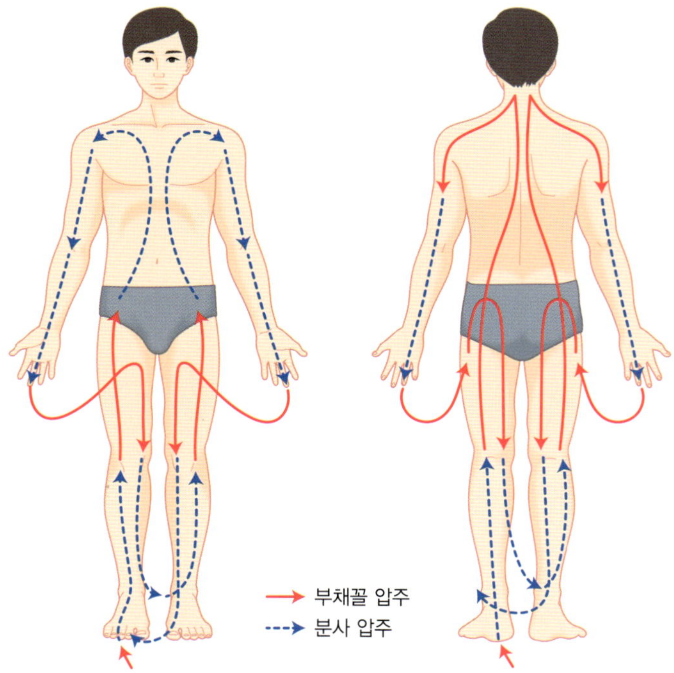

그림 10.8 스코틀랜드식 압주욕의 물줄기 적용순서

② 적용방법

- 스코틀랜드식 압주욕은 환자가 서 있는 상태에서 중온 침 분무욕으로부터 시작한다.
- 특별한 샤워실이 필요하며, 샤워실로부터 3~3.3m 떨어진 곳에 제어판(control panel)을 위치시켜 물의 온도와 압력을 치료사가 조절할 수 있도록 한다.
- 환자의 상태에 따라서 물의 온도와 압력을 조절한다.
  - 고온수의 온도는 일반적으로 40.5℃이며, 37.7~43.3℃의 범위 내에서 사용한다.
  - 한랭수의 온도는 일반적으로 18.3℃이며, 15.5~26.6℃의 범위 내에서 적용한다.
  - 고온 분출의 압력은 10~20lb, 한랭 분출의 압력은 15lb 정도로 한다.
- 치료의 시작은 고온수, 한랭수의 순으로 교대로 적용하고 한랭수로 마무리한다.
- 고온수의 적용시간은 1~3분, 한랭수의 적용시간은 10~45초 정도로 한다(일반적으로 한랭수는 고온수를 적용한 시간의 1/4 범위 내에서 적용한다).
- 환자를 뒤로 돌아서게 한 후 먼저 발꿈치부터 고온 물줄기를 적용하기 시작하여 장딴지, 척추 부위를 적용한 후, 발과 손으로 내려간다.
- 한랭 분출도 같은 방법으로 신체의 부위에 적용하나 약간 빠른 속도로 움직인다.
- 신체 부위에 따라 부채꼴 압주(fanning douche)와 분사 압주(jet douche)를 번갈아 가면서 적용한다.
- 마지막에 한랭을 적용할 때는 몸의 뒤쪽에 실시하고 마무리한다.

- 전체 치료시간은 3~10분 정도로 실시한다.
- 환자의 생식기나 배, 이마 등에 적용은 피하고, 한랭반응(cold reaction)이 좋지 않은 사람은 치료를 중단한다.

③ **적용효과**

- 현저한 자극: 물의 충돌에 의한 피부감각신경의 흥분이 일어난다.
- 피부 충혈: 피부의 혈관이 수축과 이완을 교대로 일으킨다.
- 신진대사 자극
- 조직 유착 제거

④ **적응증**

- 온도 변화에 대한 혈관신경계의 적응을 위한 훈련 목적
- 열을 국소 또는 전신에 적용 시 얻을 수 있는 것과 같은 원기회복의 목적
- 좌식생활(sedentary living)에서 기인한 쇠약
- 정신분열증(schizophrenia), 멜랑콜리아(melancholia), 건강염려증(hypochondria) 등
- 허리통증(lumbago)
- 류마티즘

⑤ **금기증**

- 심장장애(cardiac disorder)
- 콩팥병(renal disease)
- 고혈압(hypertension)
- 동맥경화증(arteriosclerosis)
- 정맥류(varicose vein)
- 신경염(neuritis)
- 안구돌출갑상샘종(exophthalmic goiter)
- 신경과민(nervous irritability)

(5) 수중 압주욕

① **개요**

수중 압주욕(underwater douche)은 물속에 잠겨 있는 신체 부위에 호스를 통해 물줄기를 적용하는 것이며, 일반적으로 침수욕과 함께 사용된다(그림 10.9).

② **적용방법**

- 환자를 경사가 있는 욕조나 앉을 수 있는 욕조에 들어가게 한다.
- 욕조의 온도는 압주에 의해 분출되는 온수와 한랭수의 작은 물줄기가 적당하게 혼합되어 항상 일

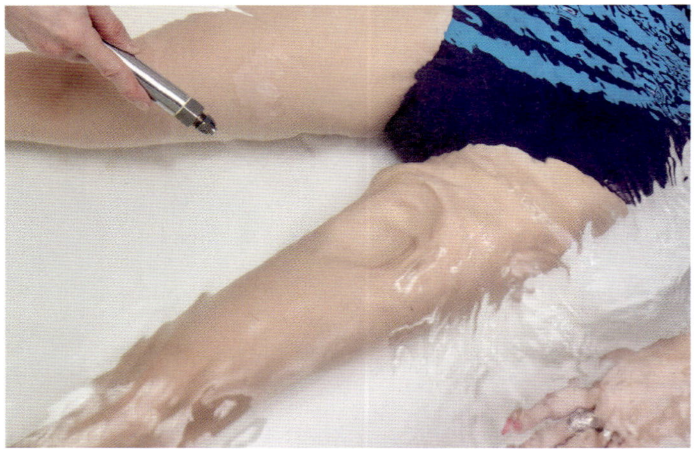

그림 10.9 수중 압주욕

정하게 유지되도록 해야 한다.

- 호스의 노즐은 치료할 부위에서 약 10cm 정도 거리를 둔다.
- 치료는 국소 또는 전신으로 나누어 한다.
- 중온 욕조에서 실시할 경우에는 호스를 환자에게 가까이 가져가 천천히 몸에 적용할 수 있으며, 심장질환 환자나 혈압 저하를 목적으로 할 때에는 욕조의 온도를 일정하게 유지한다.
- 압주에 의해 분출되는 물의 온도는 욕조의 온도보다 약 2~2.5℃ 정도 높게 한다.
- 물줄기의 압력은 10lb 정도로 한다.
- 욕조 물의 온도는 36~38℃ 정도로 한다.
- 치료시간은 환자에 따라 다르나 일반적으로 10분 이상 적용한다.

③ 적용효과

- 순환 증진
- 국소 비후(local thickenings)의 연화(softening)
- 단시간 압주욕은 피부민감성을 증진시키나, 장시간 적용 시에는 감소됨

④ 적응증

- 만성 섬유염(chronic fibrositis)
- 만성 궁둥신경통(chronic sciatica)
- 만성 뼈관절염과 통풍(gout)

⑤ 금기증

- 급성 염증질환
- 고혈압: 부채꼴 압주욕에 한함

2) 강우 분무욕

(1) 개요

강우 분무욕(rain spray)이란 다수의 침 분무 노즐로부터 분무되는 물줄기를 머리와 발을 제외한 신체의 전 표면의 네 방향에서 수평으로 적용하는 수치료법의 일종이다. 강우 샤워(rain shower), 침 분무 샤워(needle spray shower)라고도 한다.

(2) 치료기구

- 시트: 1~2개
- 수건: 2~3개
- 샤워 모자
- 치료용 의자

(3) 종류 및 적용방법

① 중온 강우 분무욕(neutral rain spray)

- 37.7~38.8℃의 온도로 시작하여 34.4~36.1℃의 물을 적용한다.
- 적용시간은 3~5분 정도로 한다.
- 진정 및 이완 효과를 위해 부채꼴 분무나 마찰 없이 건조시킨다.
- 진정 효과와 이완 효과가 있다.

② 고온 강우 분무욕(hot rain spray)

- 37.7℃의 온도로 시작하여 환자가 참을 수 있는 범위까지 점차적으로 온도를 43.3~46.1℃까지 올려 2분간 적용한 다음, 급격하게 29.4~32.2℃까지 온도를 떨어뜨려 냉각시킨다.
- 시트나 수건을 이용한 마찰을 실시하면서 건조시킨다.
- 청결 효과가 있다.
- 한랭 분무욕과 한랭 압주욕을 위한 준비로 사용한다.

③ 점진적 강우 분무욕(graduated rain spray)

- 급속하게 온도를 43.3~46.1℃까지 올려 1~3분 정도 적용한 후, 점차적으로 온도를 37.7℃까지 내려 3분 정도 유지한다. 그리고 다시 34.4℃까지 낮추는데, 절대로 오한을 느끼지 않을 때까지만 한다.
- 환자는 열의 보존 대신 오한을 느낄 위험이 있으므로 마찰과 함께 건조시킨다.
- 냉각 효과(cooling effect)는 있으나 강장 효과와 자극 효과는 없다.

④ **냉온 교대 강우 분무욕**(hot and cold rain spray)

- 37.7℃에서 시작하여 온도를 1분 동안 43.3℃까지 올린 다음, 30~60초 후에 다시 32.2℃로 급속하게 내려 30~60초 정도 적용한다. 그리고 44.4℃로 30~60초 정도 적용한 다음, 46.1℃의 고온으로 1분, 34.4℃의 중온으로 2~3분 정도 적용한다.
- 치료를 끝낼 때는 마찰과 함께 마무리한다.
- 반복횟수는 3회 정도로 한다.
- 강력한 강장 효과가 있다.
- 혈관운동 효과가 있다.

(4) 적용효과 및 적응증

- 청결 효과
- 강장 효과

3. 도수 마찰을 겸한 물의 적용

1) 소금 마찰

(1) 개요

소금 마찰(salt rub)은 젖은 소금을 이용하여 몸 전체를 마사지하거나 마찰하는 것으로, 피부에 선명한 홍조가 나타난다. 이 홍조는 소금의 화학적 자극과 피부를 마찰시키는 기계적 자극 등이 연합되어 나타난다(그림 10.10).

(2) 적용방법

① **치료기구**

- 소금 그릇
- 고온 발욕 기구
- 고무 시트
- 물 그릇
- 수영 모자

② **적용순서**

- 소금 마찰은 치료사에 의해서 적용되거나 환자 스스로 할 수 있다.
- 1~2lb의 식염을 용기에 담은 후, 소금이 용해되지 않고 질척거릴 정도로 물을 가하여 소금이 충분

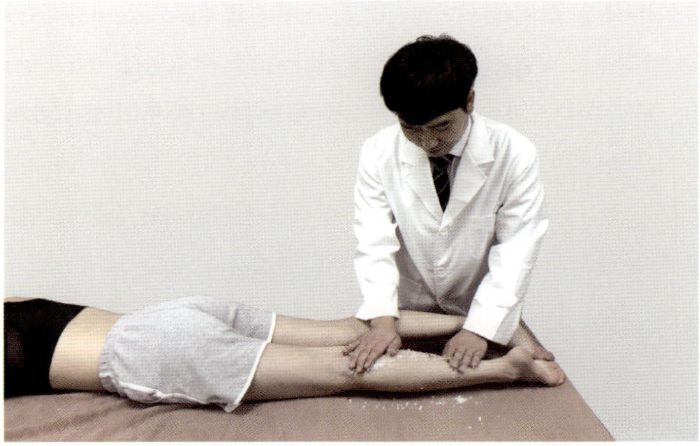

그림 10.10 소금 마찰을 종아리에 적용

히 습기를 흡수할 수 있도록 한다.

- 누워서 실시할 경우에는 환자를 고무 시트로 감싸준다. 약간 비스듬하게 눕히거나 앉아서도 할 수 있다.
- 앉아서 하는 경우에는 고온 족욕을 동시에 실시한다. 이때 온도는 36.6℃에서 시작하여 38.8~46.1℃까지 환자가 견딜 수 있을 정도까지 올린다.
- 필요할 경우에는 이마에 냉찜질을 해주고 적용하는 동안 자주 바꾸어 준다.
- 양손에 젖은 소금을 들고 환자의 신체에 원형(circular)이나 회전(rotary)을 하는 것과 같은 방법으로 약간 압력을 가하여 실시한다.
- 용해된 식염용액을 사용할 경우에는 스펀지를 사용하고, 마찰 후에는 한랭수나 미온수를 스펀지에 적셔 몸에 떨어뜨려 씻는다.
- 천천히 적용하는 것이 빠른 속도로 문지르는 것보다 혈관 내의 혈액 고갈 없이 피부를 자극하는데 더 효과적이다.
- 피부를 세게 문질러서는 안 되며 민감한 부분이나 돌출부는 부드럽게 문지른다.
- 시작은 종아리 아래부터 실시하며 신체의 뒷면은 앞면보다 압력을 약간 더 가한다.
- 한쪽 종아리를 완전히 끝낸 후 다른 쪽 종아리를 하고, 그러고 나서 양손을 실시하고 어깨와 목으로 올라간 다음 다른 부분을 실시한다.
- 위팔의 피부는 매우 얇기 때문에 특별히 조심하여 부드럽게 문지르고, 목은 양손을 사용하여 원형 마찰(circular friction)을 실시한다.
- 목을 실시한 후 몸통과 가슴 또는 등에 적용하는데, 이때 가슴과 등은 수평으로 쓰다듬는(horizontal strokes) 것과 같은 방법으로 실시한다.
- 가슴 부위는 젖꼭지를 피해 8자 모양으로 실시한다.
- 엉덩이는 강한 회선 마찰(rotary friction)을 적용하고 생식기 근처나 얼굴 부위는 피한다.

- 환자가 스스로 적용하는 경우에는 어깨부터 시작하여 발 부분으로 내려가도록 한다.
- 치료가 끝나면 샤워해서 식염을 씻어내고, 환자가 침대 위에 있을 경우에는 침 분무, 부채꼴 압주욕을 실시하며, 건강한 대상자는 물통 압주욕을 실시한다. 환자가 앉아 있거나 가정이라면 고온수와 스펀지를 사용하여 씻어낸다.
- 운동이 필요하면 소금 마찰이 완전히 끝난 후 산책을 실시하거나 운동을 시킨다.
- 치료시간은 환자의 체격과 치료사의 경험에 따라 달라지나 약 3~12분 정도이다.

(3) 적용효과

- 온열이나 한랭에 의하지 않고 혈관이완이 나타나며, 체온의 상승 없이도 혈액순환이 증진된다.
- 피부에 선명한 분홍색 홍조가 형성된다.
- 환자에 따라 홍조가 급속히 나타나는 경우도 있고, 처음에는 피부가 창백해지거나 핏기가 없어졌다가 나중에 형성되는 경우도 있다.
- 피부가 부드러워진(smooth) 느낌이 든다.
- 순환반응(circulatory reaction)과 유도 효과(induction effect)가 있으며, 소금을 얼음물에 적셔서 사용하면 강력한 온도반응(thermic reaction)을 나타낸다.
- 소금 홍조는 다음과 같은 효과가 있다.
  - 피지샘 자극
  - 혈관이나 신체조직에 대한 이차적인 강장 효과
  - 피부의 청결과 불순물 제거
  - 신경계나 전체 기관에 대한 원기 회복

(4) 적응증

- 다발경화증(multiple sclerosis)
- 헌팅톤 무도병(Huntington's chorea)
- 빈혈이나 가벼운 우울증(depression)
- 만성 알코올중독(chronic alcoholism)
- 만성 모르핀중독(chronic morphinism)
- 조울병(manic-depressive illness)과 같은 정신질환을 가진 쇠약 환자
- 히스테리(hysteria) 같은 신경정신증
- 만성 콩팥염(chronic nephritis)
- 경련성 질환(convulsive disease)
- 류마티스관절염(rheumatoid arthritis)
- 허리통증
- 통풍(gout)

(5) 금기증

- 습진(eczema)
- 개방성 상처(open wound)
- 급성 질환(acute disease)

2) 수건 마찰

(1) 개요

수건 마찰(towel rub)은 수건욕(towel bath)이라고도 하며, 단시간에 한랭을 적용하는 방법 중의 하나이다. 혈관운동계(vasomotor system)에 대한 가벼운 자극으로 혈관확장을 유도한다(그림 10.11).

(2) 적용방법

① 치료기구

- 수건
- 15.5~21.1℃의 물이 담긴 양동이
- 담요와 시트 각 1장
- 아마포 수건

② 적용순서

- 침대 위에 눕힌 다음, 시트 1장과 담요 1장으로 덮어준다.
- 치료할 부위를 노출시키고 물에 적신 수건을 양손으로 길게 문지르면서(long stroking) 마찰한다. 수건이 따뜻해지면 다시 물에 적셔서 사용한다.

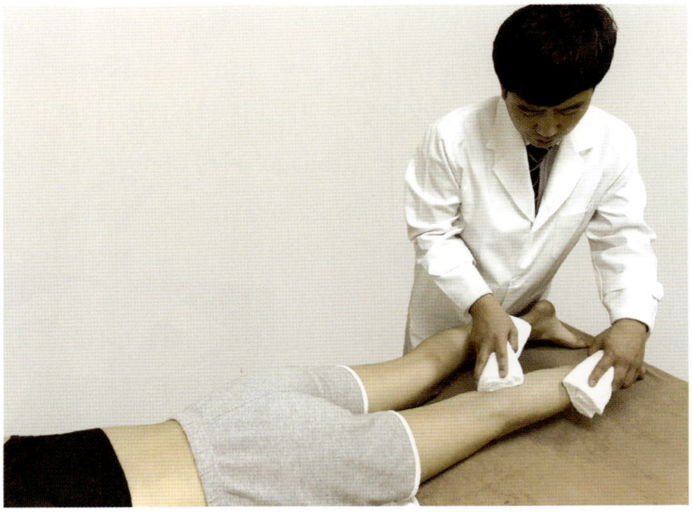

그림 10.11 수건 마찰

- 치료 부위를 마른 수건으로 건조시킨 후, 시트나 담요로 덮어주면 분홍색 홍조가 나타난다.
- 다른 노출 부위를 동일한 방법으로 순서대로 실시한다.
- 치료가 끝나면 환자를 쉬게 한다.

(3) 적용효과

- 강장 효과
- 해열
- 진정

(4) 적응증

- 급성 콩팥 울혈
- 염증질환
- 허파출혈 또는 장출혈
- 심부전
- 발열
- 우울증

(5) 금기증

- 천식
- 심한 심부전이 있는 환자의 경우 가슴에 적용하지 않음

3) 알코올 마찰

(1) 개요

알코올 마찰은 빠르게 증발하는 알코올을 사용하여 몸을 가볍게 마찰하는 것으로, 전신이나 국소에 사용한다. 땀을 흘리게 하는 치료 적용 후, 냉 마찰 대신에 사용하거나 열을 내릴 수 있다. 알코올은 외용으로만 적용한다.

(2) 적용방법

- 알코올 마찰을 실시하기 위하여 90%의 순수한 에틸알코올(pure ethylalcohol)에 물을 혼합하여 70%의 용액을 만든다. 이때 물과 알코올의 비율이 1:2가 되도록 한다.
- 목욕 수건이나 탈지면 등에 혼합된 알코올을 흐르지 않을 정도로 적당히 적셔서 몸을 문지르거나 톡톡 때리면서 적용한다.
- 손으로 약간씩 끼얹어 주면 강력한 해열 작용을 얻을 수 있다.

- 치료는 팔, 가슴, 다리, 등의 순서로 적용한다.
- 목 부분이나 겨드랑이(axilla), 가슴 아래, 배꼽, 샅굴부위(groin), 볼기틈새(gluteal cleft) 등은 잘 건조시켜 준다.
- 체온 저하를 확인하기 위해 체온을 주기적으로 측정한다.
- 눈, 입 및 생식기에는 적용하지 않도록 조심한다.

(3) 적용효과

- 발열 완화
- 세척 효과
- 가벼운 강장 효과

(4) 적응증

- 발열이 있는 환자의 해열 작용
- 수렴 작용(astringent effect)에 의한 피부의 압박 부위 보호
- 온열 적용 후 상쾌함 회복
- 목욕을 할 수 없는 환자에게 적용하여 신선한 감각 제공

(5) 금기증

- 오한을 느끼는 환자
- 극도로 쇠약한 환자
- 유아나 어린아이(알코올을 흡수할 수 있음)

4) 세정

(1) 개요

세정(ablution)은 물에 적신 천을 이용하거나 몸에 물을 쏟아서 시행하는 수치료법으로, Kneipp 물 적용법(Kneipp water application) 중에서는 중간 정도로 부드러운 치료법이다. 세정이 일반 목욕과 다른 점은 신체의 특정 부위에만 물을 적용한다는 것이다. 일반적으로 세정은 목적에 따라 팔, 가슴, 등, 다리, 엉덩이, 전신, 배 등으로 나누어 실시한다.

(2) 적용방법

- 좋은 반응을 얻기 위해서는 따뜻한 방이 필요하며, 경우에 따라서는 적용 전에 환자의 피부를 따뜻하게 해주어야 한다.
- 환자를 고무 시트 위에 세우거나 앉히고 담요나 시트로 몸을 덮어준다.

- 물은 다음의 두 가지 방법으로 사용한다.
  - 첫 번째 치료는 35~36.7℃의 물을 환자에게 적용하고, 계속되는 치료에서는 환자가 견딜 수 있을 정도까지 물의 온도를 낮춘다.
  - 두 가지 용기를 준비하여 한 용기에는 10~18.3℃의 물을 담아 얼굴과 손을 세척하는데 사용하고, 다른 용기에는 21.1~35℃의 물을 담아 신체의 나머지 부분을 세척하는데 사용한다.
- 천을 물에 적신 후 꺼내 치료 부위에 적용한다. 치료 부위는 건조시켜 주고 담요나 시트로 덮어준다.
- 치료를 끝내고 나서 마른 시트나 담요로 감싸준다.
- 치료시간은 5~30분 정도로 한다.

(3) 적용효과

- 피부신경종말의 가벼운 자극
- 깊은 호흡
- 근긴장력의 증가와 혈관확장
- 피부를 통한 열손실(heat loss)의 증가

(4) 적응증

- 해열 작용: 특히 어린아이들의 급성 열병(acute febrile disease)
- 기능성 신경장애(functional nervous disorder)
- 만성 저색소빈혈(chronic hypochromemia)

5) 관주욕

(1) 개요

관주욕(affusion)은 Kneipp 물 적용 중에서 가장 부드러운 방법으로, 압력이 없는 물을 호스를 통해 적용하는 수치료법이다.

(2) 적용방법

- 일반적으로 팔, 가슴, 등, 다리, 엉덩이, 전신, 배 등으로 구분해서 적용한다.
- 한랭 무릎 관주욕(cold knee affusion)을 실시할 때는 18.3℃의 물을 오른쪽 종아리의 먼 쪽에서 시작해서 종아리 뒤쪽, 발 외측, 다리오금 부위 그리고 발의 내측으로 이동한다. 왼쪽도 같은 방법으로 실시한다.
- 교대 무릎 관주욕(alternate knee affusion)을 실시할 때는 한랭 무릎 관주욕과 적용순서는 같으나 36.1~37.8℃의 고온수와 18.3℃의 한랭수를 교대로 적용한다. 이때 치료는 한랭수에서 마무리한다.
- 관주욕은 피부가 붉어질 때까지 실시한다.

- 관주욕을 실시하는 동안 환자는 숨을 고르게 들이쉬고 내쉬게 한다.

(3) 적용효과

- 신경계 자극 효과
- 혈압 강하
- 수면 패턴 변화
- 혈액순환 증가

(4) 적응증

- 혈관성 두통(vascular headache)
- 다리의 혈액순환 불량(poor blood circulation)
- 한랭에 대한 적응훈련

(5) 금기증

- 월경(menstruation)
- 궁둥신경통(sciatica)
- 저혈압(hypotension)
- 방광 혹은 콩팥 감염(bladder or kidney infection)
- 지속적으로 오한을 느끼는 사람

UNIT 4 수중물리치료학

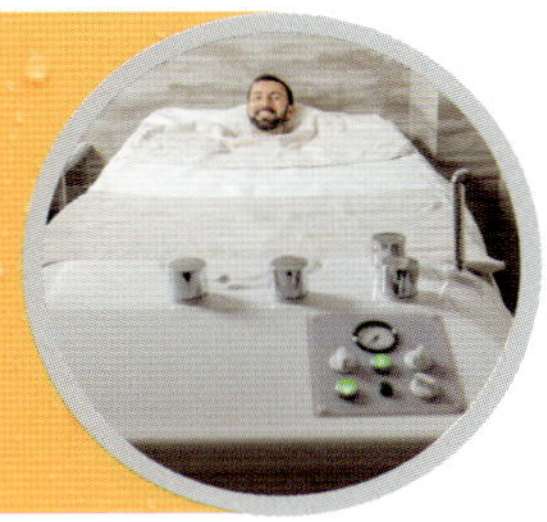

CHAPTER 11 수중물리치료의 개요

CHAPTER 12 할리윅

CHAPTER 13 와츠

CHAPTER 14 바드라가즈링

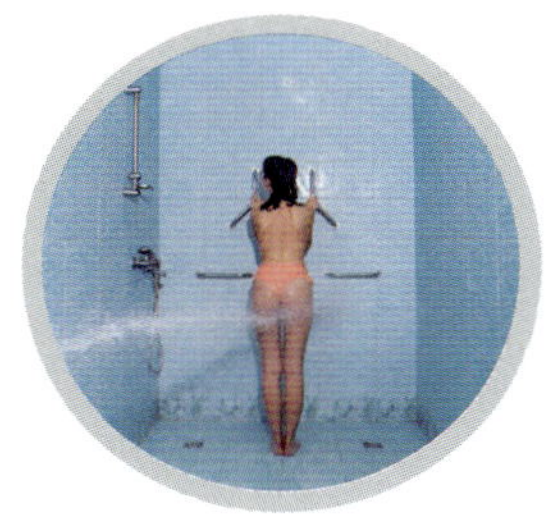

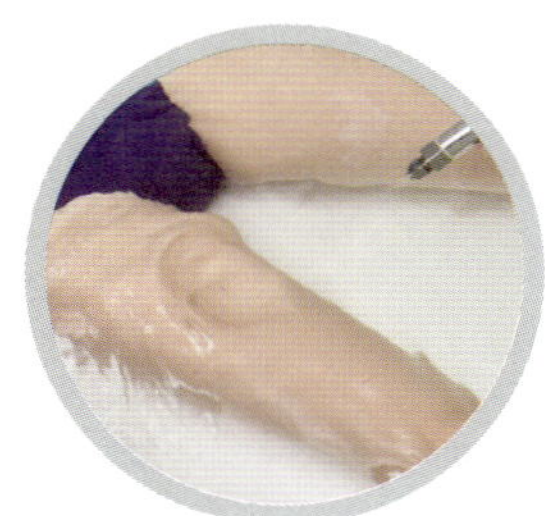

CHAPTER 11

수중물리치료의 개요

Overview of Aquatic Physical Therapy

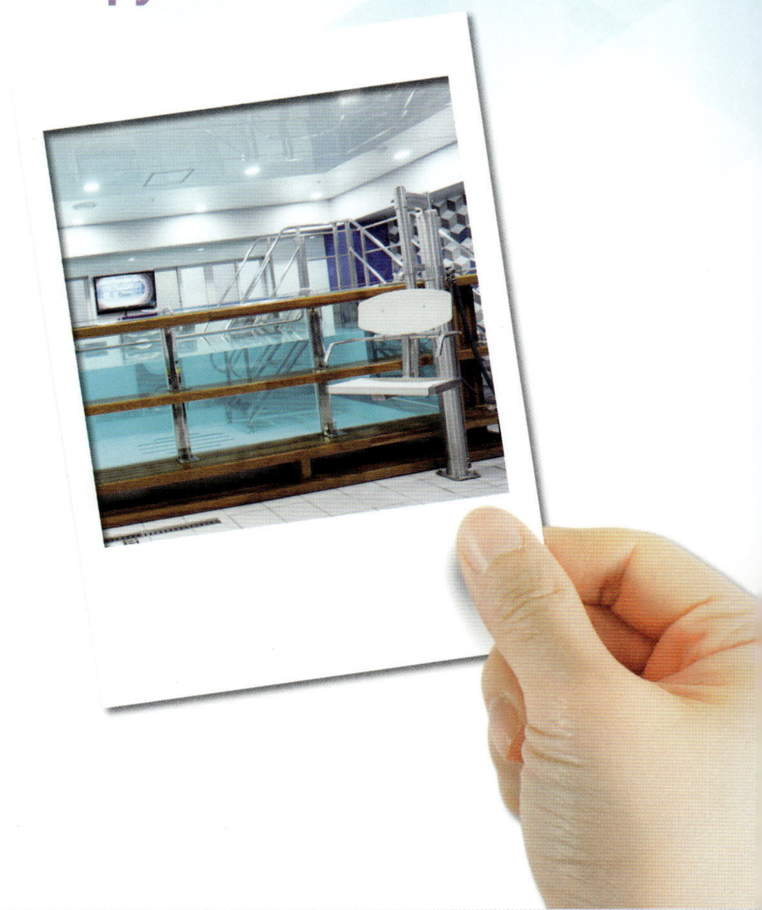

학습목표

1. 수중물리치료의 정의를 설명할 수 있다.
2. 수중물리치료의 역사를 설명할 수 있다.
3. 수중물리치료의 환경을 설명할 수 있다.
4. 수중물리치료의 원리를 설명할 수 있다.
5. 수중물리치료의 효과를 설명할 수 있다.
6. 수중물리치료의 장점과 단점을 설명할 수 있다.
7. 수중물리치료의 금기증을 설명할 수 있다.

주요 키워드

1. 수중물리치료 정의
2. 수중물리치료 역사
3. 바드라가즈링
4. 할리윅
5. 와츠
6. 수온
7. 수중물리치료 원리
8. 중력
9. 정수압
10. 침수

1. 수중물리치료의 정의

수치료(hydrotherapy)는 물을 이용하여 치료하는 모든 치료방법이 포함된 전통적 의미의 수치료와 휴식, 건강, 재활 등 치료적 이점을 얻기 위하여 물속 환경의 물리적인 특성을 이용하여 운동하는 수중물리치료(aquatic physical therapy)가 있다. 물속의 환경은 지상에서 수행하기 힘든 움직임을 부력을 이용하여 체중부하가 줄어든 상태에서 가능하게 한다. 따라서 수중물리치료는 부유(floating), 부분 침수, 완전 침수 상태에서 치료적 운동을 수행한다.

일반적으로 일정한 자격을 갖춘 치료사가 온도 조절이 가능한 치료 수영장(therapy pool)에서 환자들에게 치료적 운동을 제공하며, 주로 신경계 질환, 소아질환, 근육뼈대계 통증, 수술 후 재활을 위한 치료에서 신체 기능을 개선하기 위해 사용된다. 수중물리치료는 치료사에 의해서 제공되는 수동적 치료, 환자가 스스로 신체를 위치하고, 움직이는 능동적 치료가 있다.

치료적 접근법으로는 태극권을 기초로 신체의 휴식과 강화를 위하여 물속에서 횡격막 호흡과 능동적 · 점진적 저항운동을 하는 아이치(Ai Chi), 환자의 목, 팔, 골반, 무릎에 고리를 걸어 보조하고 수중에 수평으로 눕혀 치료사-도움운동(therapist-assisted exercise)을 적용하여 신경근 기능 재활에 초점을 맞추는 바드라가즈링, 균형과 중심 안정성(core stability) 훈련을 통하여 균형조절 능력, 수영 능력, 독립성을 증진시키는 할리윅, 환자에게 치료사가 움직임과 스트레칭을 제공하여 이완과 치료적 효과를 높이는 와츠와 같은 방법들이 있다. 자세한 치료방법은 12~14장에서 다루기로 한다.

2. 수중물리치료의 역사

1) 세계의 수중물리치료

치료목적으로 물을 처음으로 사용한 기록은 기원전 2400년으로 거슬러 올라간다. 고대 이집트, 아시리아, 모하메드 문화의 기록에는 18세기에 걸쳐 미네랄워터를 치료목적으로 사용했다는 기록이 있다.

1911년 Lowman 박사는 로스앤젤레스의 정형외과 병원에서 뇌성마비 환자와 경직 환자(spastic patients)를 치료하기 위해 치료 욕조를 사용하기 시작했다. Lowman 박사는 시카고에 있는 장애아동을 위한 스폴딩 학교(spaulding school)를 방문한 후 영감을 받아, 마비 환자들에게 나무로 만들어진 운동 탱크를 사용하도록 했다.

1928년에 Walter Blount는 대형 욕조에서 회전욕과 수중운동을 적용하는 운동활성화 소용돌이욕에 대해서 언급하였고, 이후 Hubbard에 의해 허바드 탱크로 발전하여 수중물리치료가 시작되었다. 점차적으로 아이치, 바드라가즈링, 할리윅, 와츠와 같은 현대의 수중물리치료로 발전하기 시작하였다.

1930년대에 걸쳐 수중운동, 수영장치료(pool treatment), 스파(spa)치료와 관련된 연구와 문헌들이 게재되기 시작했고, 1937년 Lowman 박사에 의해 신체적 손상으로 인한 손실된 근육의 기능을 회복하는 데 도움이 되는 수중운동이 소개되었다.

1950년대에는 국립 소아마비재단(National Foundation for Infantile Paralysis)에서 소아마비 환자에게 Lowman 박사의 치료기술(Lowman's techniques)을 적용하기 위해 수영장을 이용하기 시작하였다.

이후 1989년 Judy Cirullo와 Richard C. Ruoti가 로비 활동을 시작한 후, 덴버에 있는 미국 물리치료협회 대표의회에서 투표하였고, 1992년 정식으로 미국 물리치료협회에 수중물리치료 분야가 인정되었다.

(1) 바드라가즈링

바드라가즈링(Bad Ragaz Ring)의 이름은 스위스 동부의 유명한 바드라가즈(Bad Ragaz) 천연온천에서 유래되었다. 1930년 치료사들은 말초병변이 있거나 관절가동범위가 감소한 환자들에게 물을 이용한 치료를 시작했다. 수영장 벽면에 부착한 손잡이를 잡게 하거나 다양한 방법으로 벽면에 기대게 하여 일차원-평면적 운동(one-dimensional land-based movements)의 저항운동을 적용하였다.

1950년 초기 Tum Suden(1955)과 Knupfer(1956)는 독일의 빌드바드(Wildbad)에서 환자에게 링을 착용하게 하고, 치료사에게서 멀어지고 가까워지는 움직임을 하는 치료기법을 소개하였다. 신경생리학 및 운동생리학의 관점에서 보았을 때, 빌드바드에서 소개된 방법은 특이성(specificity)과 정확성(precision)을 만족시키지 못했다.

1952년 Kabat과 1968년 Knott에 의해서 고유수용성신경근촉진법(proprioceptive neuromuscular facilitation)이 소개된 이후, 1967년 Davies에 의해서 물속에서 삼차원 움직임을 포함한 운동이 시작되었고, 이후 Egger와 McMillan에 의해 삼차원 대각선 움직임(Three dimensional and diagonal movement)이 통합되어 새로운 바드라가즈링을 고안하게 되었다.

현대적 바드라가즈링은 대상자의 목, 골반, 발과 같은 신체 부위에 다양한 부력보조도구를 적용하여 수평 위를 유지한 상태로 일차원-평면적 운동과 대각선운동(diagonal movement)이 제공되어 저항과 안정성을 높이는 치료기술로 적용되고 있다(그림 11.1).

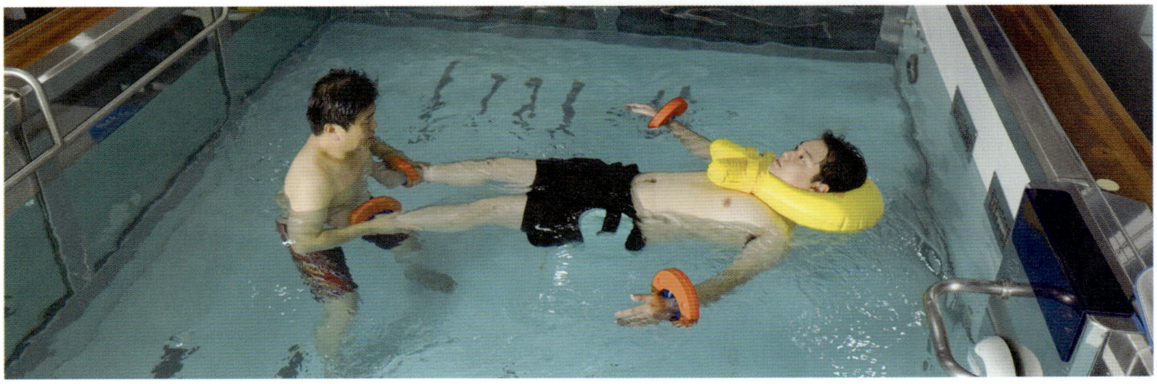

그림 11.1 바드라가즈링

(2) 할리윅

할리윅(Halliwick)은 수영 코치이자 엔지니어인 James McMillan과 그의 아내 Phyl이 함께 개발하였다. McMillan은 1949년 할리윅 여성 장애인 학교의 수영 갈라쇼에 참석하였다. 이 당시에 뇌성마비 아동들은 심각한 경직이 동반되기 때문에 물속으로 들어간다는 생각을 하지 못했다. 하지만 McMillan은 물의 물리적 특성을 이용하여 아동들에게 수영을 가르쳤다.

Halliwick Penguins라는 작은 단체를 시작으로 1952년 할리윅 수영치료협회(Halliwick Association of Swimming Therapy)가 설립되었고, 1996년에 국제 할리윅협회(IHA)가 설립되었다. 현재 수중물리치료의 한 분야로 세계 각국에서 교육 과정을 운영하고 있다(그림 11.2).

(3) 와츠

와츠(Watsu)는 'Water'와 'Shiatsu(일본식 지압마사지)'를 합친 용어로 1980년대 초 Harold Dull에 의해 처음 고안되었다. Dull은 일본에서 Zen Shiatsu를 배우고 미국으로 돌아왔다. 따뜻한 물속에서 동양적

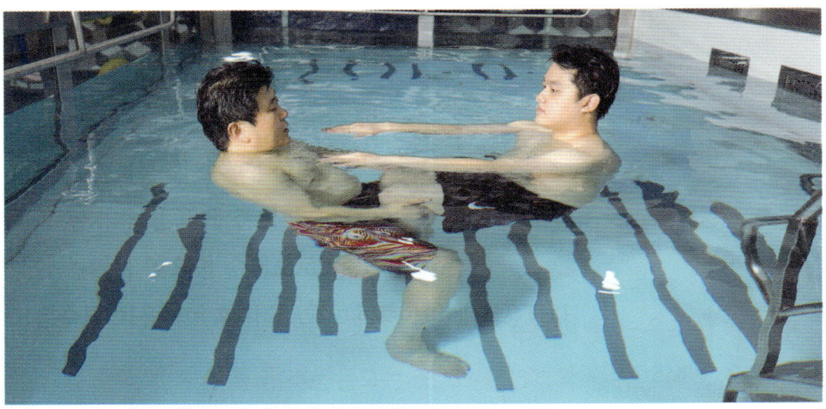

그림 11.2 할리윅

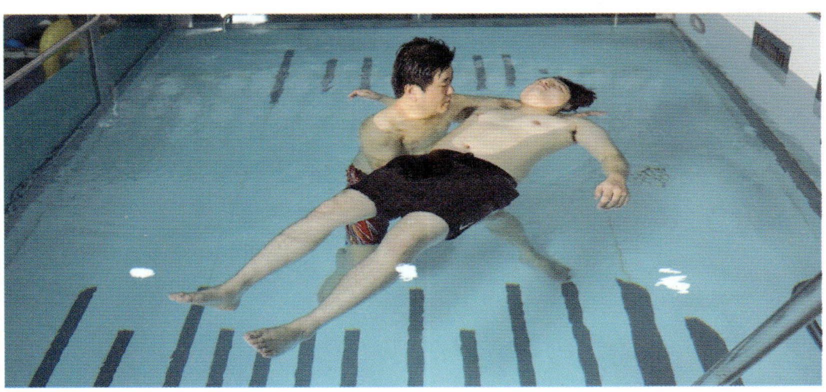

그림 11.3 와츠

철학(호흡 형태와 명상 상태)과 지압법을 환자들에게 적용한 후, 환자들이 신체적 · 정서적으로 이완되는 것을 경험한 것이 와츠의 시작이다.

이후 1980년대 후반과 1990년대 초, 물리치료사와 건강관리자들은 정형외과적 · 신경학적 질병을 치료하기 위하여 와츠를 적용하기 시작했다. 현재 국제적인 수중운동 방법으로 인정받고 있으며, 세계 각국의 병원 및 재활 관련 기관에서 수중 재활기술로 사용하고 있다(그림 11.3).

2) 우리나라의 수중물리치료

1995년 김태열 박사가 외국인 강사를 초청하여 수중물리치료 방법을 소개하며 우리나라의 수중물리치료가 시작되었다. 1996년 한국 할리윅연구회가 구성되고, 1997년 국제 강사 Johan Lambeck에 의해 할리윅 방법이 보급되었다. 2001년 대한 수중물리치료학회가 구성되어 다양한 연수 및 세미나가 열렸으며, 2011년 국제 수중물리치료협회 한국지회가 설립되어 최신 수중물리치료 방법들이 소개되고 있다.

3. 수중물리치료의 환경

1) 기본시설

수중물리치료를 위해서는 대상자가 눕고 대상자의 다리가 벽에 닿지 않고 움직일 수 있는 너비의 수영장이 요구되며, 1인당 요구되는 공간은 가로 2.5m, 세로 2.25m 이상이다. 물의 깊이는 1~1.5m로 치료사 신장의 2/3로 설정한다. 물의 깊이를 적절하게 조절하는 것은 중력과 부력을 이용하여 체중부하 훈련을 효율적으로 할 수 있도록 한다.

수영장의 모양은 직사각형 모양이 활용도가 높다. 고정식 또는 이동식 이동보조장치를 설치하여 대상자가 안전하게 입수할 수 있도록 보조한다. 계단은 높이 15cm, 너비 30cm, 폭 60cm로 눈에 띄는 색깔의 미끄럼 방지 타일로 설치하여 대상자가 안전하게 이용할 수 있도록 한다. 또한 창문을 설치하여 온도와 습도를 적절하게 조절한다(그림 11.4).

2) 적정 온도와 수질

유산소 프로그램을 적용하기 위해서는 27~30℃의 수온이 적당하다. 정적인 수중운동을 제공할 때는 32~36℃의 온도가 적절하며, 이완 프로그램을 적용한다면 물의 온도는 35(피부 온도)~37(심부 체온)℃가 적당하다. 수영장의 실내 온도는 20~25℃, 습도는 55%를 유지한다. 수영장의 수질은 마실 수 있는 정도로, 수소이온농도 pH 5.8~8.6, 유리잔류염소 0.4~1.0mg/L, 과망간산칼륨 소비량 15mg/L, 탁도 1.5NTU 이하를 유지한다.

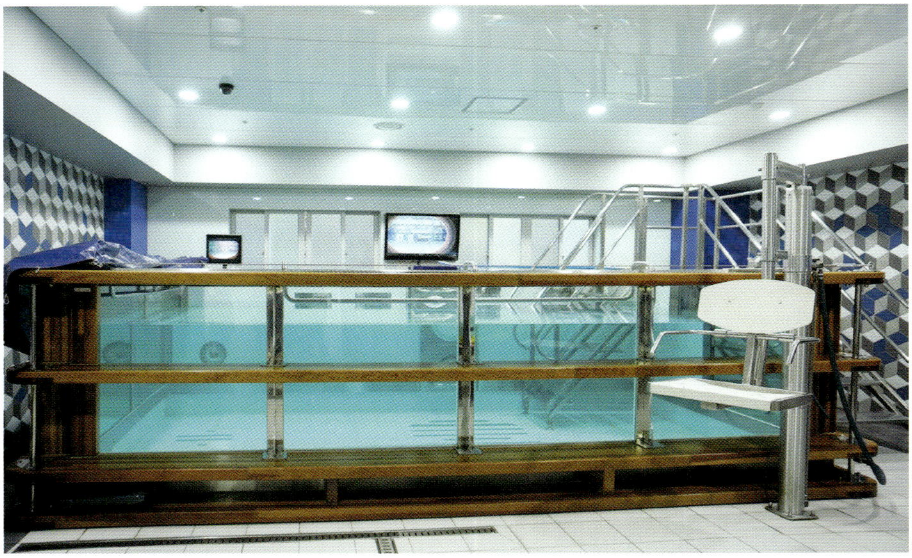

그림 11.4 수중물리치료실

3) 부력보조기구

수중운동에서 이용되는 보조기구들은 신체의 부력보조, 균형의 보조와 조절, 움직임에 저항을 제공하는 등 여러 목적으로 이용된다. 이러한 보조기구의 이용과 제거는 대상자들이 운동 강도의 변화를 경험하도록 도와준다.

(1) 칼라, 링, 벨트, 조끼

대상자의 자세를 보조하기 위해 이용되며, 대상자의 목과 사지 그리고 몸통에 제공된다. 공기유압식 목 칼라(cervical collars)는 목을 지지하여 똑바로 누운 자세에서 머리가 물에 잠기지 않도록 해 준다. 여러 가지 크기로 구성된 부력 링(floating ring)은 입수한 상태에서 사지를 지지하기 위해 이용된다. 링은 자세 조절이나 이완을 보조하기 위한 치료 시 손목이나 발목에 부착한다. 여러 가지 벨트들은 사지나 몸을 지지하기 위해 이용된다. 벨트나 구명조끼는 물의 깊이에 따라 눕거나 엎드린 자세 그리고 선 자세를 조절하는 데 이용된다.

(2) 부력 아령

부력 아령(swim bars)은 길고 짧은 여러 가지 형태가 있다. 이는 똑바로 선 자세에서 상체와 몸통의 보조 또는 눕거나 엎드린 자세에서 하지의 보조에 사용된다. 이것을 이용해 환자는 깊은 물에서 앉거나 선 자세에서 균형과 고유수용감각의 강화를 할 수 있으며, 몸통의 근력운동을 위해 길이가 긴 부력 아령을 이용할 수도 있다.

(3) 물갈퀴 장갑, 손 손잡이, 수중장력기

상지 저항운동에는 물갈퀴 장갑(groves)이나 여러 가지 크기의 손 손잡이(hand paddles)가 사용된다. 이 보조도구는 움직임 방향으로 저항을 유발한다. 큰 칼집 모양의 플라스틱 장비인 수중장력기(hydro-tone bells)는 상지가 움직이는 동안 끄는 힘을 증가시킨다. 실제로 상지 수중장력기가 장갑이나 손잡이보다 더 큰 저항을 만들 수 있다.

(4) 발갈퀴, 부츠

발갈퀴(fins)나 부츠(boots)는 물에서 움직이는 면에 저항을 증가시켜 하지운동에 적용된다. 특히 발갈퀴는 엉덩이, 무릎, 발목 강화를 위해 이용된다. 하지 수중장력기는 물에서 걷기와 달리기에 가장 효과적이다.

(5) 킥보드

킥보드(kickboards)는 제작자에 따라 모양과 종류가 다양하며 수중 프로그램 수행력을 향상하기 위해 여러 방면으로 적용되고 있다. 또한 눕거나 엎드린 자세에서 부력을 제공하며, 얕은 물에서는 걷는데 저항을 만들고, 깊은 물에서는 앉기, 무릎 서기, 선 자세에서 균형을 잡는 데 사용된다.

4) 수중트레드밀

수중트레드밀은 주로 걷기에 어려움이 있는 대상자들이 좀 더 쉽게 걷기 위한 프로그램에 이용되었다. 오늘날에는 엘리트 선수들의 경기력 향상을 위한 컨디셔닝(무산소에 가까운 고강도 유산소운동) 프로그램으로도 이용된다(그림 11.5).

수중트레드밀은 물의 부력, 정수압, 점성 등을 이용할 수 있다는 점에서 일반적인 트레드밀과 차이가 있다. 신체가 물에 잠기는 깊이에 따라 부력에 의한 체중부하 감소를 경험할 수 있다. 두덩결합 높이까지

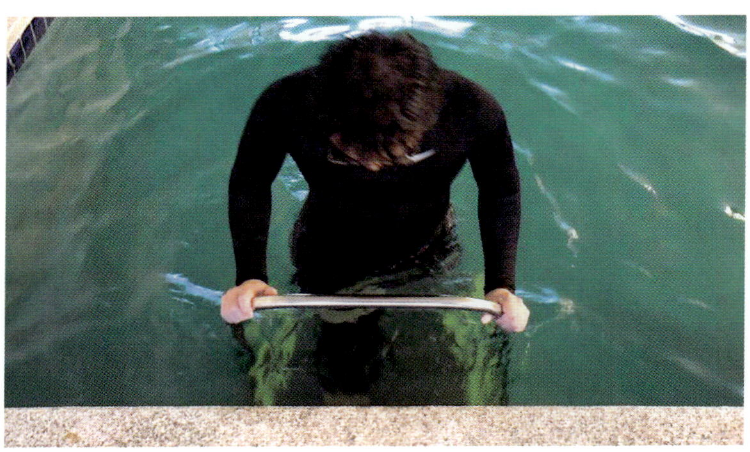

그림 11.5 수중트레드밀

물에 잠기면 체중의 40%, 허리 높이까지 물에 잠기면 체중의 50%, 칼돌기 높이까지 물에 잠기면 75%, 목 높이까지 물에 잠기면 90%의 체중부하 감소 효과가 있다.

4. 수중물리치료의 원리

1) 뉴턴의 운동법칙

뉴턴의 운동법칙에는 관성의 법칙, 가속도의 법칙, 지렛대의 법칙이 있다.

(1) 관성의 법칙

정지된 상태에서 움직이려고 하거나 움직이는 상태에서 정지하거나 방향을 바꾸기 위해서는 힘이 필요하다는 것을 말한다. 동적관성(dynamic inertia)은 수중에서 신경근 자극, 관절가동범위 향상, 대상자 이동에 도움을 준다.

(2) 가속도의 법칙

신체의 움직임 속도는 신체에 제공되는 힘의 양에 따라 달라진다는 것을 말한다. 치료 패턴으로 제공되는 힘과 저항을 이용하여 움직임의 방향을 조절할 수 있다.

(3) 지렛대의 법칙

힘 팔(forced arm)의 길이가 길어지면 더 큰 힘을 유발할 수 있다는 것을 의미한다. 짧은 지렛대는 긴 지렛대보다 적은 힘이 요구된다. 고정 점이 신체의 몸쪽에서 먼 쪽으로 이동하면 지렛대의 길이가 길어져 부하가 커지고 저항을 증가시킬 수 있다.

2) 아르키메데스의 부력

부력은 수중에서 중력 방향의 반대인 위로 향하는 힘이다. 아르키메데스(Archimedes)의 원리에 의하면 신체는 이완하면 물에 뜨고, 물에 잠긴 신체의 무게만큼 위로 올려지는 힘을 경험할 수 있다. 물의 밀도를 1이라고 했을 때, 신체가 이완되면 밀도는 1보다 작아야 뜰 것이고, 신체가 수축하거나 긴장도가 높아지면 밀도는 1보다 커져서 가라앉게 된다. 이와 같은 원리는 환자의 신체 밀도에 따라 적절한 부력보조장비를 이용하는 데 활용할 수 있다.

3) 경심

경심(metacenter)은 수면에 떠 있는 신체의 부력 중심과 중력 중심의 수직 교차점이다. 신체 밀도와 모양이 변화하면 변위가 발생하여 부력 중심이 바뀌고 새로운 경심이 만들어질 때까지 몸은 회전한다.

4) 정수압

정수압(hydrostatic pressure)은 침수된 신체에 가해지는 물의 압력이다. 파스칼의 법칙(Pascal's law)에 의하면 침수된 신체에 가해지는 물의 압력은 같다. 호흡기능 저하, 불안정한 혈압, 만성 폐쇄성 폐질환, 혈액 응고, 심각한 심장질환과 콩팥기능장애 등은 수중물리치료의 금기 대상이다. 일부 대상자들은 가슴 공간에 가해지는 물의 압력을 낮추기 위해 부력보조장비의 이용이 필요하다.

5) 점성

점성(viscosity)은 수중 움직임에서 저항을 일으키는 특성을 말한다. 물 분자 사이의 마찰이 저항을 만든다. 수중에서 저항을 증가시키는 것은 이동속도이다. 물의 점성은 몸을 지지해 주기도 하고 저항운동의 환경을 제공해 주기도 한다. 물에서 움직이는 것은 뻗침반사를 통해 근육 수축을 촉진시킨다. 움직임의 방향과 속도에 따라 부력보조장비와 저항보조기의 위치를 조절하여 저항의 강도를 조절할 수 있다. 벙어리장갑과 같은 저항장비는 움직임에 저항을 증가시킬 수 있다. 만성 통증이 있는 손상 부위에 집중된 운동은 지양해야 한다. 신체의 먼 쪽 운동은 손상 부위에서 방사를 유발하므로 적절히 수행해야 한다.

6) 유선형 흐름

유선형 흐름(streamline flow)은 물 분자들이 평행하게 이동하는 얇은 층을 말한다. 저항을 증가시키거나 감소시키기 위해서 물과 접하는 표면적과 이동속도를 변화시킬 수 있다. 대상자의 능력에 따라 적절한 저항의 양을 점진적으로 증가시키기 위해 보조도구의 크기와 모양을 선택할 수 있다.

7) 난류

난류(turbulence)는 물 분자들의 불규칙한 움직임을 말한다. 난류는 항력(drag), 소용돌이(eddy line), 파동(wave)을 만들고, 흐름이 약화되어 저항이 감소된 방향으로 몸을 움직이게 한다. 수중에서 빠른 움직임은 대상자의 상황에 따라 스스로 일으키는 난류의 흐름이 저항으로 작용하게 된다. 이렇게 발생한 난류를 저항 또는 보조도구로 사용할 수 있다.

8) 빛 굴절

빛 굴절(light refraction)은 광선이 낮은 밀도의 매체에서 높은 밀도의 매체로 통과하면서 굽어지는 현상을 말한다. 굴절은 신체와 수중장비에 대해서 시각적으로 왜곡을 유발할 수 있다. 치료사는 대상자에게 팔과 다리의 움직임을 촉진하고, 시각적 왜곡으로 인해 당황하지 않도록 굴절현상에 관해서 설명해야 한다.

9) 유체역학과 생체역학

수중물리치료의 수행 과정은 유체역학(hydrodynamic)을 이용하여 달성된다. 유체역학과 신경심리의 기초를 제공하는 생체역학(biomechanical)에 대한 지식이 저항을 제공하는 데 필요하다. 방향, 강도, 속도와 같이 관절에 가해지는 동작이 인접한 관절에 영향을 주었을 때 움직임을 이어가게 된다.

바드라가즈링은 능동 · 수동 움직임의 대항력(counter-force)을 이용한다. 교차한 방향의 움직임은 중력 중심을 중심선으로 이동시켜 회전을 유발하고, 회전을 방지하기 위해서는 대항력이 활성화되어야 한다. 대항력으로 인해 발생한 수동 움직임은 자동으로 발생하며, 치료적 가치가 높고 대상자가 스스로 인식할 수 있다. 이러한 자동적 움직임은 낮은 강도에서 발생하고 천천히 나타나며, 치료사에 의해 쉽게 조절된다.

수중에서 몸통이나 사지의 움직임이 자유로울 때 물의 흐름 방향으로 움직이는 힘이 생긴다. 물의 움직임을 동반하는 다양한 기계적 힘이 신체를 특정 방향으로 이동시킨다. 움직임을 시작하기 전에 관성을 극복해야 하고, 속도를 점진적으로 증가시켜 거친 물 흐름을 만들고 마찰을 증가시킨다. 물의 마찰은 물속과 지상의 밀도와 점성 차이로 발생되며, 수압에 의해 점성이 증가한다. 물속은 지상보다 14배 높은 마찰이나 저항을 보인다. 움직임이 빨라지면 거친 물 흐름이 유발되어 저항은 더 증가한다. 바드라가즈링은 움직임이 빨라지면 거친 물 흐름이 유발되어 발생하는 저항과 같은 기계적 힘을 이용하기 때문에 치료가 적용되는 동안 물에 떠 있는 상태가 유지되어야 한다.

5. 침수가 심혈관계에 미치는 효과

잠수반사에 의해서 느린맥(bradycardia), 말초혈관 수축(peripheral vasoconstriction), 주요 부위로 혈액 이동 등의 현상이 나타난다. 침수에 대한 사람의 심혈관계 적응은 어떤 사람에서는 반응이 나타나지만 다른 사람에서는 반응이 나타나지 않는 것과 같이 개인과 상황에 따라 다양하며, 다음과 같이 여러 가지 요인들과 관련되어 있다.

1) 온도

인체는 수온이 낮을 때 심박수가 감소하지만, 신체의 산소요구량은 감소하지 않는다. 낮은 온도의 물에 침수하면 산소소모량이 증가하는 것처럼 대사량이 증가한다. 이처럼 낮은 온도에서 대사율이 증가하는 것은 체온을 유지하려는 신체의 반응이다.

수온이 낮으면 신경반사적 느린맥, 혈관수축에 따른 가슴우리를 향한 혈액 이동, 정맥환류 증가와 같은 현상이 나타난다. 정맥환류의 증가는 프랭크-스탈링의 법칙에 따라서 1회 박출량(stroke volume)을 증가시키게 되고, 1분 동안 박출하는 혈액의 양(심박출량, cardiac output)을 유지하기 위해서 심장이 뛰

표 11.1 온도에 따른 심박수의 변화

온도	심박수
체온보다 낮은 온도	감소
체온과 비슷한 온도	변화 없음
체온보다 높은 온도	증가

는 횟수(심박수)가 감소한다. 침수에 따른 무호흡성 느린맥(apneic bradycardia)은 수온이 낮을수록 맥박이 점차적으로 느려지지만 일정 한계에 도달하면 더 느려지지 않는다. 따뜻한 물(36~37℃)에 몸을 담그면, 온열 효과로 인하여 말초혈관이 확장되고 심박수가 증가한다. 온도에 따른 심박수의 변화는 표 11.1과 같다.

혈관은 수온이 낮으면 수축하고, 20~40℃의 수온에서는 변화가 없으며, 수온이 높으면 확장한다.

2) 중력

물속에서도 중력이 작용하지만 지상과 비교했을 때, 물속에서는 중력의 영향을 덜 받는다. 이는 체액을 위쪽으로 이동시키는 데 영향을 미친다. 이러한 중앙집중화 현상은 정맥환류를 증가시키고 혈관에 위치한 압수용기(baroreceptor)를 자극하며, 1회 박출량을 증가시키고 반사적으로 심박수를 감소시킨다.

3) 정수압

정수압에 따른 혈액의 이동을 살펴보면, 수심이 깊어질수록 압력이 높아져서 다리에서 머리 쪽으로 혈액을 이동시키지만, 일정한 한계에 도달하면 혈액을 위쪽으로 이동시키지 않는다. 침수와 함께 호흡을 정지하면 지상에서 호흡이 정지했을 때보다 느린맥의 진행 속도가 더 뚜렷하지만, 정상 호흡을 하면 느린맥이 감소한다. 흡기와 함께 침수하면 느린맥의 나타나고, 호기와 함께 침수하면 빠른맥(tachycardia)이 나타난다. 호흡정지가 혈관수축에 미치는 영향을 살펴보면 물속과 지상에서 모두 말초혈류를 감소시킨다. 흡기를 최대로 하고 호흡을 멈추면 말초혈관의 수축이 나타나고, 혈류는 감소한다. 과호흡과 함께 호흡을 정지했을 때도 혈류를 감소시킨다.

4) 임상적용

침수가 인체에 미치는 좋지 않은 영향을 최소화하기 위해서는 얼굴과 손을 물에 적시고, 입수를 천천히 하며, 물의 온도를 너무 차갑게 하지 않아야 한다.

6. 침수가 신장에 미치는 효과

침수에 따라서 소변량이 증가하고 혈장량이 감소하는 이뇨작용이 나타난다. 또한 나트륨 배설 증가, 칼륨 배설 증가, 바소프레신 감소, 레닌 감소, 알도스테론 감소가 나타나며, 낮은 온도의 물에서는 앞에서 언급한 반응이 촉진된다. 침수에 따른 이뇨작용은 다음과 같은 요인들과 관련된다.

1) 수압

수압은 정맥 정체에 대해서 저항력으로 작용한다. 또한 물의 깊이가 깊어질수록 정수압은 증가하게 된다. 이는 정맥 정체를 방지하고 가슴우리 쪽으로 혈액 이동을 촉진한다.

2) 음압호흡

음압호흡은 가슴우리 안쪽의 혈류량을 증가시켜 소변의 양을 증가시키고, 양압호흡은 가슴우리 안쪽의 혈류량을 감소시켜 소변의 양을 감소시킨다.

3) 온도

낮은 수온은 신장반응을 촉진한다. 말초혈관이 수축하여 혈액은 신체중심부로 이동하며, 가슴우리 내의 혈류량과 소변량이 증가한다. 높은 수온은 사지의 혈관을 이완시키고 가슴우리 내의 혈류량을 감소시키며, 소변의 양을 줄인다.

4) 시간

기전이 명확하지는 않지만, 침수에 따른 이뇨는 밤보다 낮에 명확하게 나타난다.

5) 유체밀도

소금물은 염분이 적은 물과 비교하여 부력이 증가된다. 따라서 신체중심부로 체액의 이동이 촉진되고 이뇨를 증진한다.

6) 나이

나이가 많을수록 심방나트륨이뇨인자(atrial natriuretic factor, ANF) 분비가 증가한다. 따라서 장년층과 노년층을 비교했을 때, 노년층에서 장년층보다 이뇨반응이 증가하며, 알도스테론 감소, 심방나트륨이뇨성인자에 의한 혈관확장 감소, 항이뇨호르몬 감소가 나타난다.

7) 감정

두려움, 불안과 같은 감정적 스트레스는 이뇨를 증가시킨다.

8) 운동

운동은 이뇨를 감소시킨다.

9) 임상적용

부종을 감소시키기 위해서 침수를 적용할 수 있다. 침수하면 혈액이 신체중심부로 이동되고 그 결과, 소변의 배출량을 증가시킨다. 일반적으로 부종을 관리하기 위해서 머리를 아래로 한 자세를 취하게 되는데, 이는 체액을 신체중심부로 유도하기 위함이다. 침수는 머리를 아래로 한 자세를 취하는 것보다 안전하고 빠르게 감소시킬 수 있으며, 물속에서 능동운동을 할 수 있다는 장점이 있다.

7. 수중물리치료의 효과

물은 저항, 열 안정성, 정수압, 부력 등의 특성이 있다. 물속 환경은 근력, 유연성, 균형능력, 지구력 향상에 영향을 줄 수 있을 뿐만 아니라 운동 중 근육뼈대계 손상의 위험을 낮출 수 있다는 장점이 있다. 침수 부위, 침수 깊이, 물의 온도에 따라서 다양한 효과가 나타날 수 있으므로 반드시 전문가가 환자의 상태를 정확하게 평가한 후에 적용해야 한다. 수중물리치료의 효과는 표 11.2와 같이 요약할 수 있다.

1) 수중물리치료의 생리학적 효과

물의 온도, 운동의 유형, 운동시간에 따라 여러 가지 효과가 나타난다. 물속에서 운동의 생리학적 효과는 지상에서 운동했을 때의 효과와 유사하다. 운동하는 근육으로 혈액공급이 증가하고, 근육이 수축하는 동안 화학적 변화에 따라 열이 방출되어 근육 온도가 상승한다. 또한 산소에 대한 요구량과 이산화탄소의

표 11.2 수중물리치료의 효과

- 통증과 근육 경련 완화
- 근육 이완
- 관절가동범위 유지 및 증가
- 마비된 근육의 재교육
- 약화된 근력 및 지구력 강화
- 부력에 의한 체중 경감
- 걷기 등 기능적 활동 증진
- 피부 수용기 자극
- 혈액순환 증진
- 운동 수행에 대한 자신감 증진
- 정수압에 의한 부종 및 통증 감소

생산이 증가한다. 이에 따라 관절가동범위와 근육의 힘도 증가한다.

수중물리치료에 따른 심혈관계의 변화는 물의 온도와 밀접한 관계가 있다. 일반적으로 체온보다 차가운 물에 침수하게 되면 심박수가 감소하고, 체온보다 높은 온도의 물에 침수하면 심박수가 증가하며, 체온과 비슷한 온도의 물에 침수하면 심박수의 변화가 거의 없다. 말초혈관의 변화는 물의 온도가 낮으면 혈관이 수축되고, 물의 온도가 높으면 말초혈관이 확장된다. 이처럼 말초혈관의 수축은 물의 온도와 반비례 관계에 있다. 따라서 환자의 신체적 상태를 충분히 고려하여 물의 온도를 결정해야 한다.

신체가 따뜻한 물에 잠겼을 때의 생리학적 변화는 다른 형태의 열을 적용했을 때와 비슷하지만, 열 적용이 국소화되지 않고 넓은 부위에 적용할 수 있다는 차이가 있다. 따뜻한 물에 의해서 열을 공급받을 뿐만 아니라 근육수축에 따른 열 생산이 동반되기 때문에 체온이 상승한다. 피부가 가열됨에 따라 표면에 있는 혈관이 확장되고 혈액공급이 증가하게 된다. 또한 신경종말의 민감성을 감소시키고, 근육 주변의 혈액에 의해 근육이 따뜻해지면 근육긴장도가 감소한다.

2) 수중물리치료가 재활에 미치는 효과

현재 수중물리치료는 근육뼈대계 환자 재활, 신경계 환자 재활, 수중장비를 이용한 재활 등 다양한 목적으로 적용된다.

(1) 근육뼈대계 환자 재활

침수(immersion)에 따른 신체적 압박과 반사적 혈관긴장도 조절을 통해 관절염과 같은 만성 질환의 통증 완화와 급성 손상을 치료하는 데 사용된다. 신체를 부유(flotation)하여 중력이 관절에 미치는 영향을 감소시키고 관절 내 충격을 완화하는 환경을 제공할 수 있다. 수축기 혈압의 상승은 혈액순환을 증가시키므로 통증을 감소시키고, 근육긴장도를 조절한다. 골관절염 환자에게 수중물리치료를 적용한 많은 연구에서 통증 감소, 신체적 기능 증진, 삶의 질 향상이 공통적으로 보고된다. Suomi 등(2003)은 관절염 환자 10명에게 수심 1.05m, 수온 31.7℃의 환경에서 45분, 주 2회, 8주 동안 관절가동범위운동, 유연성운동, 근지구력운동을 시행한 결과, 근력과 보행능력이 향상되고 통증이 감소함을 보고하였다. 유사하게 Hinman 등(2007)은 관절염 환자 35명을 대상으로, 대상자의 골반 높이의 수심, 수온 34℃의 환경에서 45~60분, 주 2회, 6주 동안 수중 근력운동을 실시한 결과, 다리근력과 보행능력, 삶의 질이 향상하고 통증이 감소함을 보고하였다.

(2) 신경계 환자 재활

물속 환경은 낙상에 대한 두려움을 감소시키고, 중력이 관절에 미치는 영향을 보조하여, 자세 안정성에 도움이 된다. 파킨슨병 환자에게 수중물리치료를 적용하였을 때 버그균형척도(Berg balance scale) 점수와 낙상 효능감(falls efficacy)이 개선되었으며, 뇌졸중 환자에게 아이치 기법을 60분, 주 3회, 6주 동안 적용하였을 때, 안정성 한계(stability limit), 버그균형척도, 퓨글-마이어 평가(Fugl-Meyer assessment)

가 증진되었음이 보고되었다. 이태한 등(2012)은 20명의 뇌졸중 환자를 두 그룹으로 할당하여 주 5회, 40분, 6주 동안 할리윅을 기초로 한 수중재활 프로그램과 중추신경계 발달치료를 적용하여 비교한 결과, 중추신경계 발달치료와 비교하여 수중재활 프로그램에서 동적, 정적 균형능력, 보행속도가 유의하게 향상되었다고 보고하였다.

(3) 수중장비를 이용한 재활

수중물리치료는 혈압, 혈중젖산 농도, 심박수 증진과 같은 심혈관계 기능 향상에 영향을 미친다. 수중물리치료가 심혈관계에 미치는 영향을 알아보기 위해서 수중트레드밀이나 자전거와 같은 장비를 이용한 훈련의 효과에 관한 연구들이 이루어지고 있다. 수중에서 트레드밀을 이용한 뛰기 훈련은 최대 및 최대 하 유산소 능력, 최대 환기량(maximum breathing capacity), 안정 시 심박수, 혈압을 증진시키며, 수중에서 자전거 타기는 혈압, 공복혈당, 혈중지방을 감소시킨다. 이처럼 수중에서 장비를 이용한 훈련은 효과적이지만 대중적으로 이용할 수 없다는 단점이 있다. 따라서 덤벨이나 패들(paddle)과 같은 쉽게 접근할 수 있는 도구를 함께 이용한다면 단점을 보완할 수 있다.

8. 수중물리치료의 장점과 단점

수중물리치료의 장점과 단점은 표 11.3과 같다.

표 11.3 수중물리치료의 장점과 단점

장점	단점
• 수술 후 조기 운동 가능 • 관절에 부하를 줄일 수 있음 • 대상자의 자신감 향상 • 부력을 이용하여 능동보조운동 또는 저항운동 가능 • 신체를 자유롭게 움직일 수 있음 • 대칭적 운동 가능 • 등속성 운동 가능 • 온열 효과로 인한 대사 촉진 • 정수압에 의한 부종 감소 • 근육 활동 관찰이 쉬움	• 난류로 인하여 신체 안정이 어려울 수 있음 • 삼투압 현상으로 인해 체액이 빠져 무기력할 수 있음

9. 수중물리치료의 금기증

수중물리치료의 금기증은 표 11.4와 같다.

표 11.4 수중물리치료의 금기증

• 과도한 피로 • 심혈관질환 • 심폐질환 • 당뇨 • 균형장애(balance disorder) • 뇌혈관질환 병력 • 실금	• 미로염(labyrinthitis) • 독감(influenza) • 고열 • 개방성 상처 • 염소 과민반응

CHAPTER

12

할리윅

Halliwick

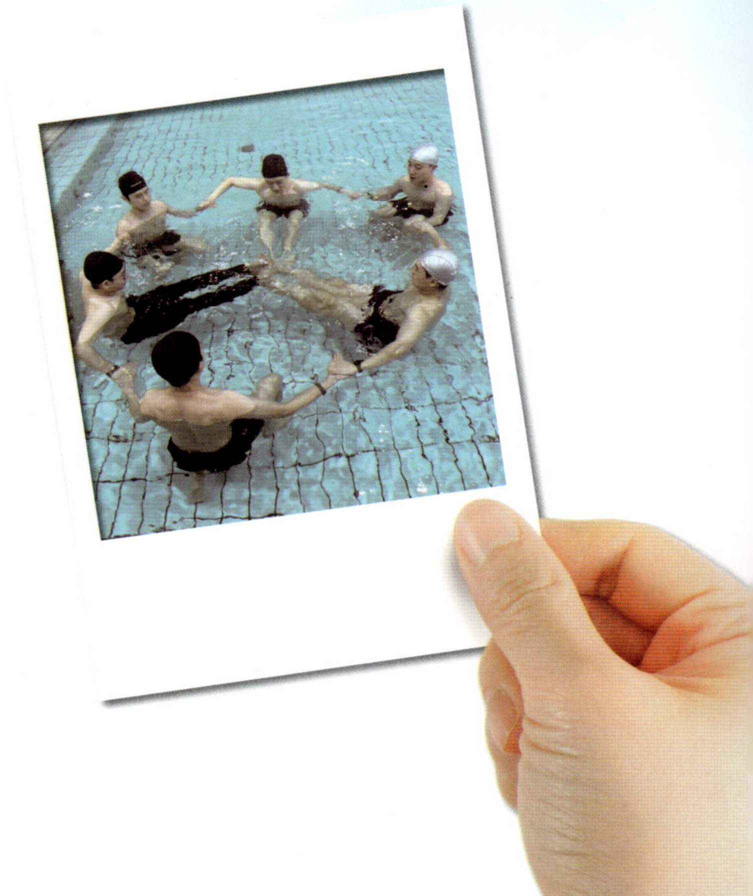

학습목표

1. 할리윅 방법의 개요와 치료효과를 설명할 수 있다.
2. 할리윅 10단계 프로그램의 정신적 적응과 움직임을 설명할 수 있다.
3. 할리윅 10단계 프로그램의 균형 조절을 설명할 수 있다.

주요 키워드

1. 할리윅 개념
2. 단계적 진행 과정
3. 할리윅 10단계 프로그램

1. 개요

할리윅 개념(Halliwick concept)은 장애인뿐만 아니라 모든 사람들이 수중 활동을 하거나 독립적인 수중 움직임 그리고 수영을 지도하기 위한 접근방법이다. 이러한 개념은 전통적인 수영 지도와 수중물리치료방법에 영향을 미쳤을 뿐만 아니라 다양한 치료방법으로 발전되고 있다. 수중 활동을 통해 얻어지는 신체적 · 개인적 · 심리적 · 사회적 · 치료적 장점에 기초를 두고 있으며, 수중 활동을 배우고 지도하기 위한 기본적 요소에서 시작한다.

2. 역사

런던의 Southgate Seals 수영클럽에서는 장애소녀들을 위한 할리윅 학교의 자선행사를 위해 특별한 수영 경기를 홍보하였다. 클럽의 수영 코치였던 James McMillan은 경기를 계획하며, 소녀들을 어떻게 하면 즐겁게 해 줄 수 있는지를 논의하였고, 왜 소녀들이 수영을 할 수 없는지, 이상적인 놀이공간이 물이면 안 되는지를 고민했다. 그는 학교와 협의를 통해 수영교실을 시행하였고, 장애인을 위한 Halliwick Penguins Swimming Club이 1950년에 처음 열렸다. 전적으로 자발적인 참여였으며 부모, 친척, 친구들이 치료사 혹은 보조자로 훈련받았다. 서로 다른 장애를 가진 12명의 소녀들로 수영교실이 시작되었고, 점차 다양한 종류의 신체적 · 정신적 학습과 감각이 장애인들에게 적용되었다. 그는 공학연구를 다시 시작했고 유체역학, 정수역학과 같은 물의 원리와 Archimedes, Pascal 등의 과학자들에 의해 알려진 지식이 신체와 물의 상관성을 찾는데 기초가 된다는 점을 인식했다. 물에서는 가능하지만 지상에서는 제한을 보이는 수중 활동은 점진적으로 발달되었고, 안전하고 즐거운 과정으로 '수영자(swimmer)'의 필요에 의해 이용되었다.

3. 철학

1949년 할리윅 방법이 시작된 이래로 할리윅은 물에서 재미와 즐거움을 통해 배움을 증진시킬 것을 강조했다. 이를 통해 끊임없는 배움의 질에 대한 철학을 유지해 왔다. 수영 가능 여부와 관계없이 '수영자'는 할리윅 과정을 배우는 사람을 칭하고 통합(integration), 참여(participation), 높은 기대감(expectation)을 강조한다. '수영자'는 부력보조기구 없이 물에서 스스로 균형을 조절하는 방법을 익혀야 한다. 이를 위해 최소 보조로 적절히 도움을 주는 치료사(helper)와 1대1 치료가 필요하다. 그룹 활동은 '수영자'에게 동기를 증진시켜 기술 습득을 향상시킬 수 있는 기회를 주며, '수영자' 간의 상호 경쟁을 유도하여 사회성과 소통의 기회를 제공한다. 놀이와 즐거움을 제공하는 게임에도 잘 참여할 수 있는 방법으로 이용된다. '수영자'와 치료사 간의 좋은 상호관계는 '수영자'가 더 많은 할리윅 과정에 참여하도록 유도할 수 있기 때문에 필수적이다. 할리윅 지도자는 사람들이 학습을 극대화할 수 있도록 다양한 방법을 고려한다. 이것은 장애가 있는 '수영자'나 새로운 강사를 가르칠 때에도 적용된다.

4. 10단계 프로그램

10단계 프로그램(10 point program)은 수중 활동 경험이 없는 사람에게 수중 환경에서 완전한 움직임 조절을 통해 독립적으로 활동할 수 있도록 지도하는 구조화된 과정이다(표 12.1). '수영자'는 10단계 프로그램을 통해서 호흡, 균형, 움직임 조절이 향상되고 물에서 자유로운 활동과 안전에 대한 확신을 경험하게 된다. '수영자'는 부력보조기구 없이 참여하며, 스스로 움직임을 시작하고 조절할 수 있도록 필요한 시기에 적절한 보조를 제공할 수 있는 치료사와 1대1로 실시한다. 10단계 프로그램을 통해 수영자는 능숙하게 수영하는 방법을 익힐 수 있고, 다양한 수중 활동에 참가할 수 있게 도움을 받을 수 있다.

10단계 프로그램은 수중에서 독립적 수행을 위해 정신적 적응(mental adjustment), 균형 조절(balance control), 움직임(movement)의 단계적 진행 과정을 포함한다. 정신적 적응은 '수영자'가 지상과 다른 수중의 환경, 상황, 과제에 유연하게 반응하는 능력이다. 치료사는 수중의 다양한 상황에 대해 적절하고 자동적 · 독립적으로 반응할 수 있도록 치료해야 한다. 균형 조절은 수중에서 조절된 방법으로 자세를 변화하고 유지하는 능력이다. 초보자는 새로운 수중 환경과 상황을 조절하는데 어려움을 보이고 과도한 움직임이 유발된다.

표 12.1 할리윅 10단계 프로그램

순서	프로그램	단계
1	정신적 적응(mental adjustment)	정신적 적응
2	분리(disengagement)	
3	가로축돌림조절(transversal rotation control)	균형 조절
4	시상축돌림조절(sagittal rotation control)	
5	세로축돌림조절(longitudinal rotation control)	
6	복합적돌림조절(combined rotation control)	
7	밀어 올리기(upthrust)	
8	균형은 안정(balance in stillness)	
9	거친 물흐름(turbulent gliding)	
10	단순한 진행과 기본 수영 동작 (simple progression and basic swimming stroke)	움직임

불필요한 움직임을 방지하고 효율적인 자세 조절을 위해 잘 조율된 균형 조절을 익히는 것이 '수영자'에게 요구된다. 움직임은 조직화된 인식과 신체 조절을 통해 효율적 활동을 수행하고 의도된 움직임을 만들어내는 능력이다.

1) 정신적 적응

수중은 지상과 다르다. 수중에서 '수영자'는 새로운 환경과 과제에 적절하게 반응할 수 있어야 한다. 정신적 적응은 이러한 과정을 익히는 단계이다. 예를 들어, 정신적 적응의 한 영역인 호흡 조절은 물 위에 불기를 통해 분리된 움직임을 시작할 수 있을 뿐만 아니라 수영장 바닥에 앉기와 같은 다른 기술들과 결합될 수 있다(그림 12.1).

'수영자'는 수중에서 다양한 자세와 동작의 조절을 배우게 된다. 등뼈 11번 높이보다 더 깊은 물에 들어가게 되면 발에서 체중을 전혀 인지할 수 없게 되고, 머리를 이용하여 균형 조절을 익히게 된다. 이러한 균형 조절은 수중에서 균형 잡기를 방해하는 요소인 거친 물의 흐름이나 물결, 점성 등을 쉽게 감지할 수 있게 만들어준다. 예를 들어, 서기, 앉기, 무릎서기, 걷기, 높이뛰기 등의 동작을 수행하면서 물에 의해 자극된 움직임의 조절이 강조된다.

수중에서 숨을 내뱉는 것은 끊임없는 주의력을 필요로 한다. 입에 물이 닿을 때마다 숨을 내쉬는 것은 자동적으로 유발되어야 하며, 호흡을 유지시켜 주고 머리 조절을 통해 균형을 잃지 않고 움직임을 가능하게 해 준다.

2) 분리

분리는 '수영자'가 신체적 · 정신적으로 독립하도록 이끌어내는 단계이다. 예를 들어, 수중에서 움직이는데 두려움을 가진 '수영자'는 많은 도움이 필요하지만 균형이 증진되면 보조의 양이 감소하고 점차 독립적으로 활동할 수 있게 된다(그림 12.2).

'수영자'는 수중에서 스스로 혼자 균형을 유지할 수 있으며, 정신적 · 신체적 독립 욕구가 자극을 받게 된다. '수영자'가 독립적으로 할 수 있을 때까지 도움을 받을 수 있지만, 수중에서 혼자 활동할 수 있도록 점차 도움의 양을 줄여나간다. 치료사와의 눈맞춤을 점차 줄여가는 것이 중요하며, 치료사의 강요가 없는 상황에서 '수영자' 자신이 눈맞춤을 하지 않도록 자극을 받아야 한다. 서 있거나 앉아 있는 자세에서 눈이 주시하는 방향으로 머리와 몸이 움직여 '수영자'의 균형반응을 유발시킬 수 있다. 점차 '수영자'가 치료사로부터 멀어져 독립적으로 수중 활동을 수행하는 단계이다.

3) 가로축돌림조절

가로축돌림조절은 가쪽에서 가쪽으로 향하는 축(안가쪽 축, mediolateral axis 또는 가로면 횡단 축, fronto-transversal axis)을 따라 발생되는 움직임을 조절하는 능력이다. 예를 들어, 호흡을 불어 물거품을 만들며 바로 서기, 선 자세에서 눕기, 누운 자세에서 서기, 앞이나 뒤로 균형을 잃지 않고 선 자세 유지하기 등이다(그림 12.3).

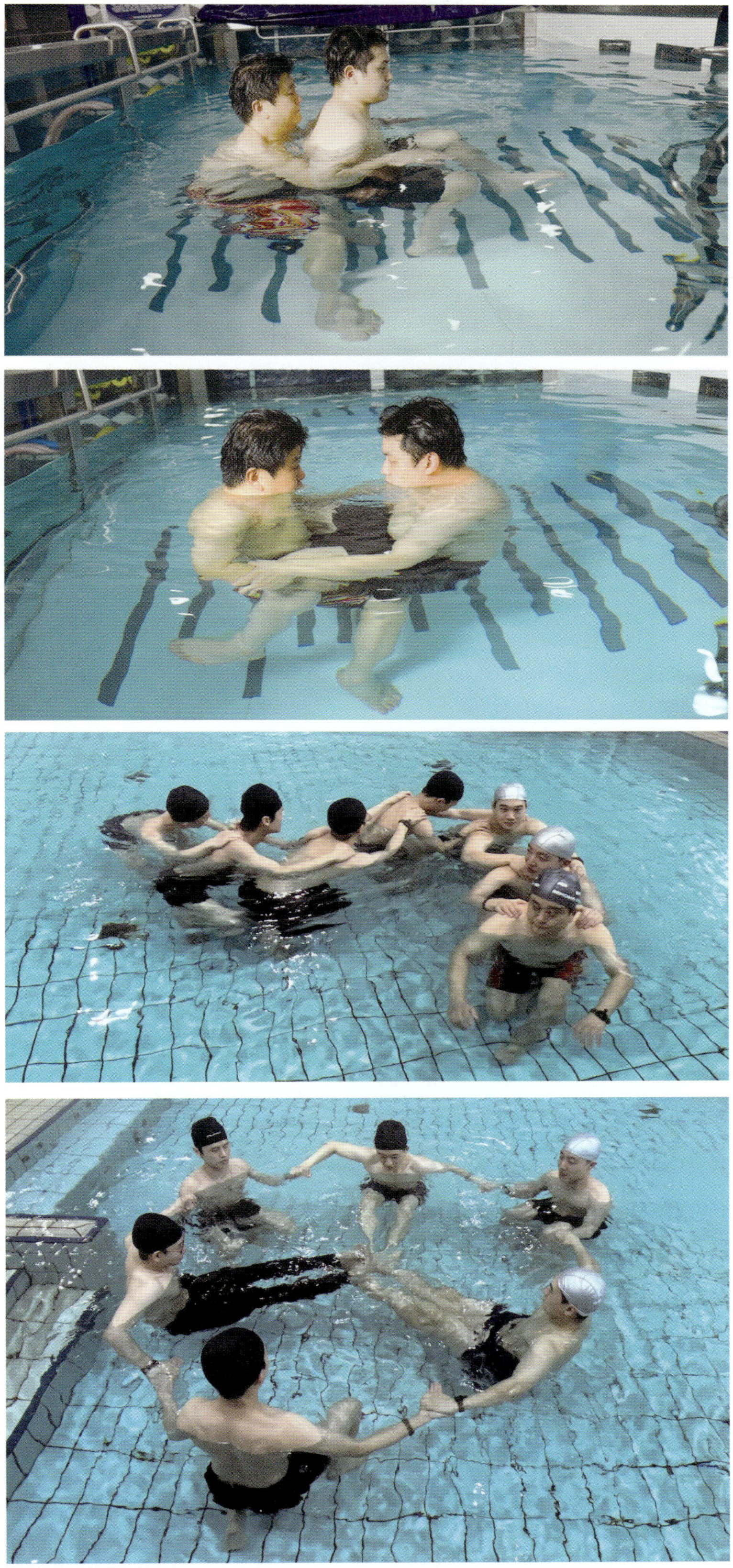

그림 12.1 정신적 적응

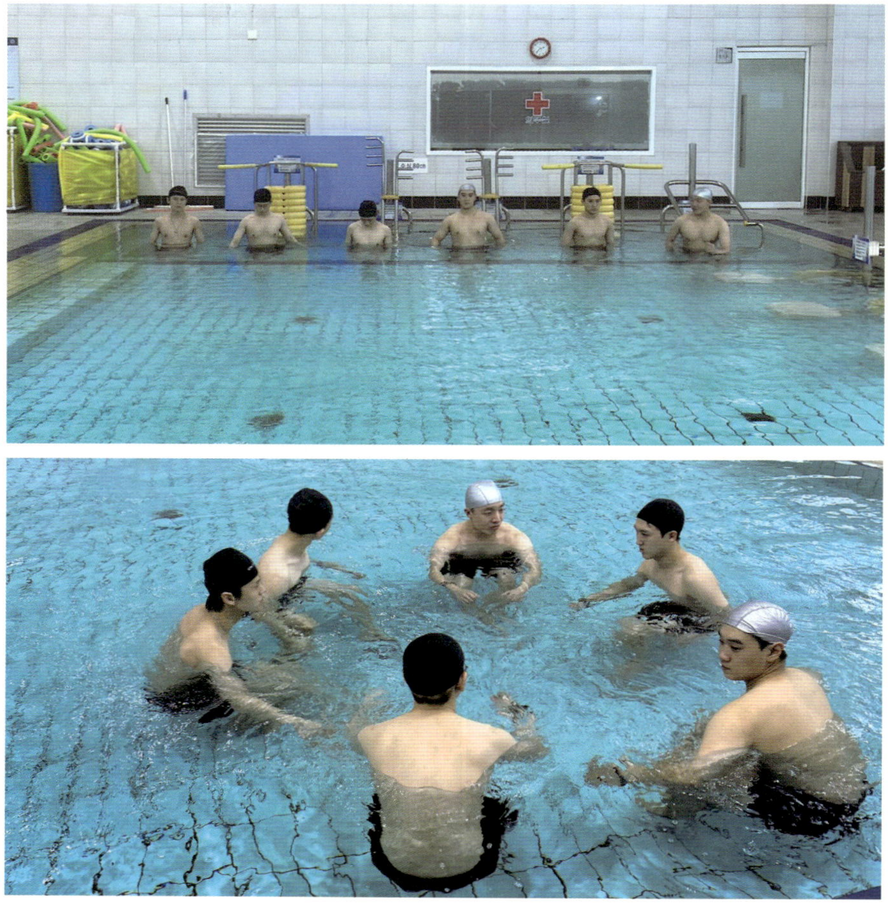

그림 12.2 분리

가로축돌림조절은 엉덩관절 주위에서 안가쪽 축을 중심으로 발생되는 자세와 움직임의 조절을 의미한다. 똑바로 누운 자세에서 바로 선 자세로(또는 반대로) 움직이는 방법을 습득한다. 앉은 자세에서 똑바로 누운 자세로 전환하는 수직돌림운동은 '수영자'가 자신이 볼 수 없는 공간으로 움직이는 것이다. 이러한 움직임은 몸을 안정시키는 수단으로 사용되고 돌림에 관한 신체 축을 전환시킨다. 수면 위에 똑바로 누워 있을 때는 앞뒤쪽 축으로 움직임이 이루어지고 일어서거나 눕기 위해서는 안가쪽 축에 의해 움직임이 유발된다. 특히, 누운 자세에서 바로 선 자세로 움직이는 가로축돌림조절은 머리를 들고 팔을 앞으로 뻗어 발목을 잡기 위한 동작을 수행하며, 수중에서 날숨을 유지한 상태로 머리, 무릎, 엉덩관절, 몸통을 굽혔다가 펴서 동작을 완료한다. 따라서 수중에서 호흡조절뿐만 아니라 몸통 정렬과 굽힘, 폄 근육의 자극이 동반된 움직임의 향상을 유도한다.

4) 시상축돌림조절

시상축돌림조절은 앞에서 뒤로 향하는 축을 따라 발생되는 움직임을 조절하는 능력이다. 예를 들어, 선 자세에서 귀를 물에 가까이 대기, 선 자세에서 양옆으로 움직이기 등이다(그림 12.4).

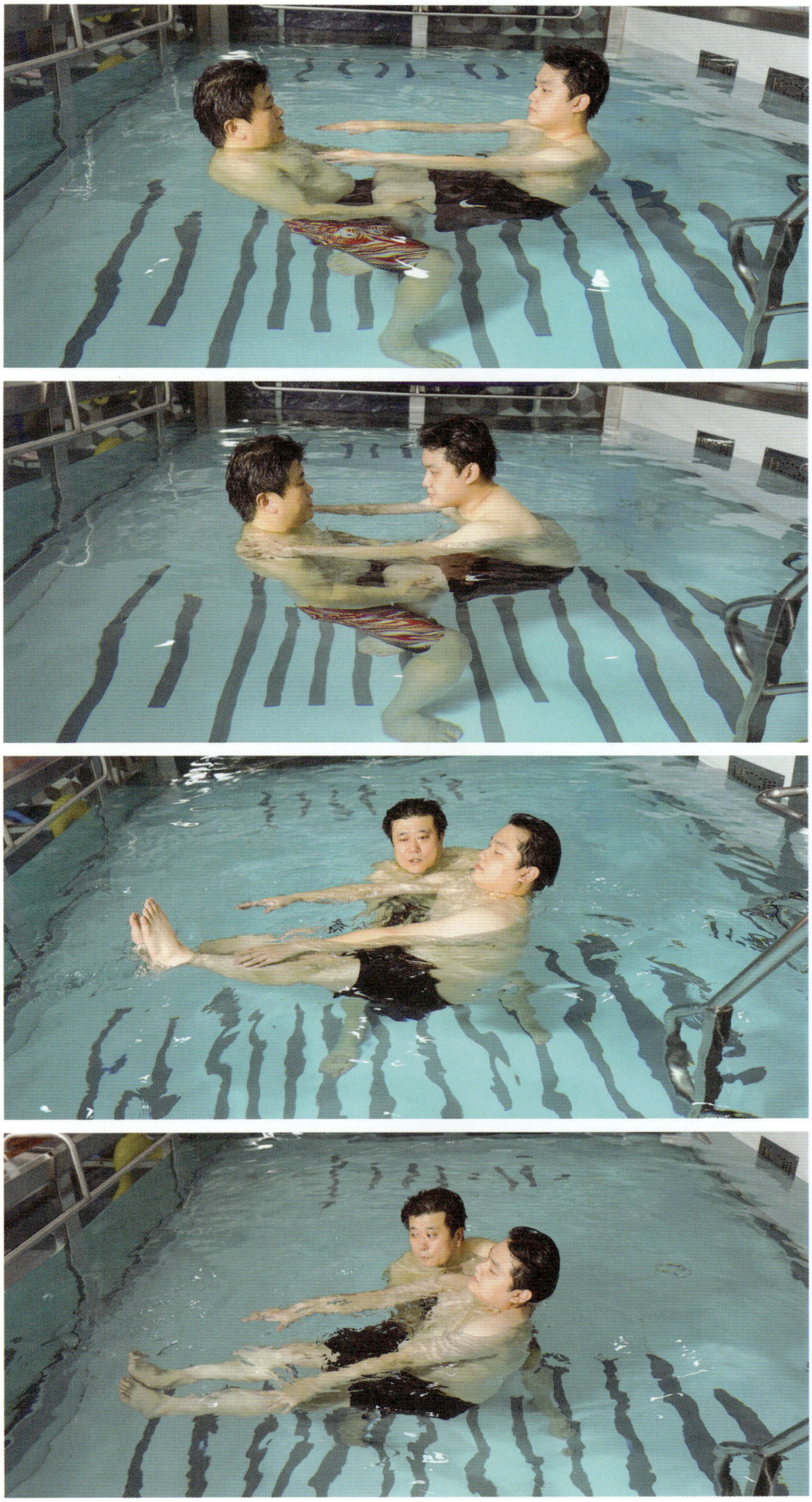

그림 12.3 가로축돌림조절

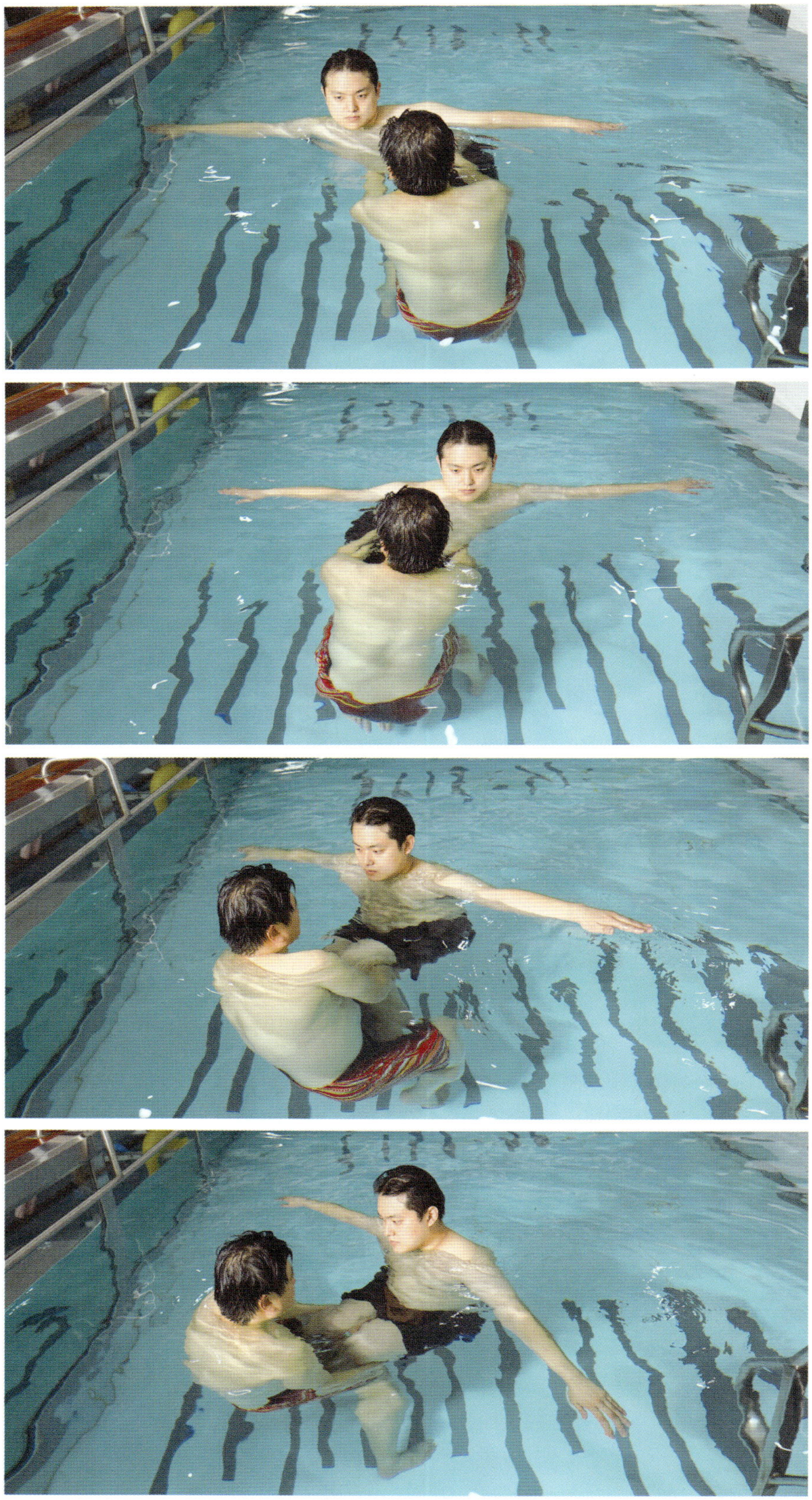

그림 12.4 시상축돌림조절

시상축돌림조절은 앉은 자세나 서 있는 자세에서 머리와 몸통을 왼쪽이나 오른쪽으로 기울였다가 다시 바른 자세로 회복할 수 있는 능력을 조절하는 것이다. 이것은 '수영자'에서 정위반응과 균형반응을 촉진시킬 수 있고, 몸통의 신장과 관절의 안정성을 증진시켜 자동적인 반응을 일반화시킬 수 있다. 치료사의 다리 사이에 '수영자'의 양발을 놓고 '수영자'의 겨드랑이나 어깨를 잡아 왼쪽과 오른쪽 기울임 동안 배 근육의 도움을 통해 자세를 유지한다. 또는 팔이나 손에 지지하는 자전거 탄 자세를 만들어 주고, 왼쪽과 오른쪽으로 기울임을 만들어 '수영자'의 몸통 움직임 반응을 조절할 수 있다. 똑바로 누운 자세에서 한 발을 고정시키고, 몸통을 왼쪽과 오른쪽으로 이동시키면서 엉덩관절의 벌림과 모음 동작을 향상시킬 수 있다.

5) 세로축돌림조절

세로축돌림조절은 머리에서 발로 향하는 축(위아래쪽 축, superoinferior axis)을 따라 발생되는 움직임을 조절하는 능력이다. 선 자세나 수평으로 누운 자세에서 시행된다. 예를 들어, 선 자세에서 한 방향으

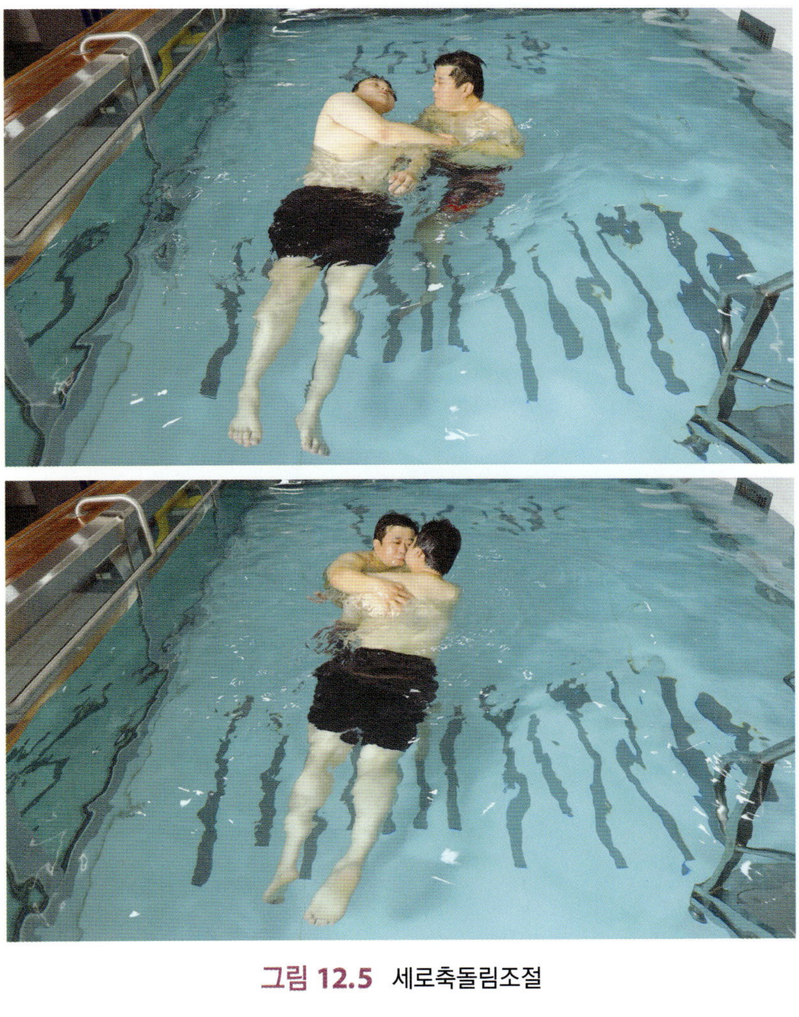

그림 12.5 세로축돌림조절

로 돌리기, 똑바로 누운 자세에서 얼굴을 수면에 잠기게 돌림하고 다시 똑바로 누운 자세로 연속 동작하기, 수영하면서 호흡을 위해 얼굴 돌리기 등이다(그림 12.5).

위아래쪽 축 중심의 돌림이 매우 중요하다. 만약 '수영자'가 세로축돌림조절을 완전히 습득하지 못한다면 균형 잡힌 스트로크 동작 수행이 어렵고, 수중에서의 움직임을 항상 불완전하고 두려운 과제로 느끼게 될 것이다. 세로축돌림조절은 위아래쪽 축을 기준으로 비정상적인 돌림에 대한 복원능력을 향상시키고, 안정된 호흡 조절을 유지하면서 누운 자세에서 엎드린 자세로, 다시 누운 자세로 360° 돌림을 이끌어 내는 것이다. 중력 중심과 부력 중심의 차이는 '수영자'에게 균형불안을 느끼게 하여 반사적으로 균형을 잡기 위한 움직임을 만든다. 세로축돌림조절은 이러한 반사적 행동을 억제하여 정상적인 균형과 올바른 반응을 유도한다.

6) 복합적돌림조절

복합적돌림조절은 다양한 돌림 동작이 결합된 움직임을 조절하는 능력이다. 물에서 '수영자'가 모든 공간에서 움직임 조절을 가능하게 한다. 예를 들어, 수영장 가장자리에서 앉았다가 물로 들어가기, 앞으로 물에 잠수한 후 똑바로 누운 자세로 만들기, 수영장 끝에서 방향 전환하기 등이다(그림 12.6).

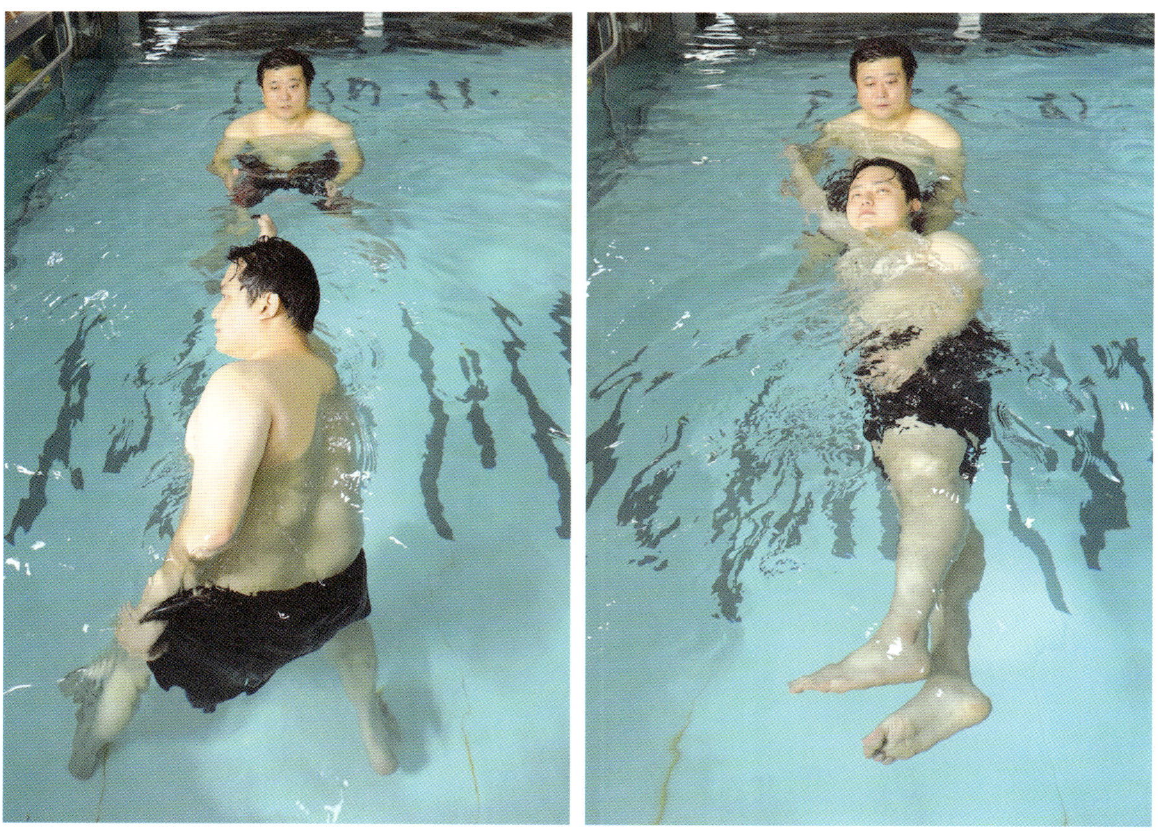

그림 12.6 복합적돌림조절

수중에서 행해지는 거의 모든 돌림은 가로축돌림, 시상축돌림, 세로축돌림이 복합적으로 동반되어 발생한다. 복합적돌림조절은 수영장을 들어갔다 나올 때 사용되고, 수중에서 걷는 자세에서 앞으로 넘어지면서 누운 자세로 바꾸는 동작에도 사용된다.

7) 밀어 올리기

밀어 올리기는 항상 물에 뜨는 '수영자'의 신체 특성을 이해하는 것이다. 물이 '수영자'를 떠오르게 할 것이라는 믿음을 가져야 한다. 이러한 단계는 '수영자'가 물에 가라앉지 않고 뜬다는 생각을 전환시켜 주기 때문에 정신적 전환이라고도 불린다. 이러한 관점에서 물에 잠겼을 때 밀어 올리기를 경험하고 물 안에 유지하는 것이 어렵다는 것을 알게 된다. 예를 들어, '수영자'가 바닥에서 발을 들면 물이 발을 위로 올리는 것 느끼기, 잠수해서 바닥의 사물을 잡으면 등이 위로 올라가는 것 느끼기 등이다(그림 12.7).

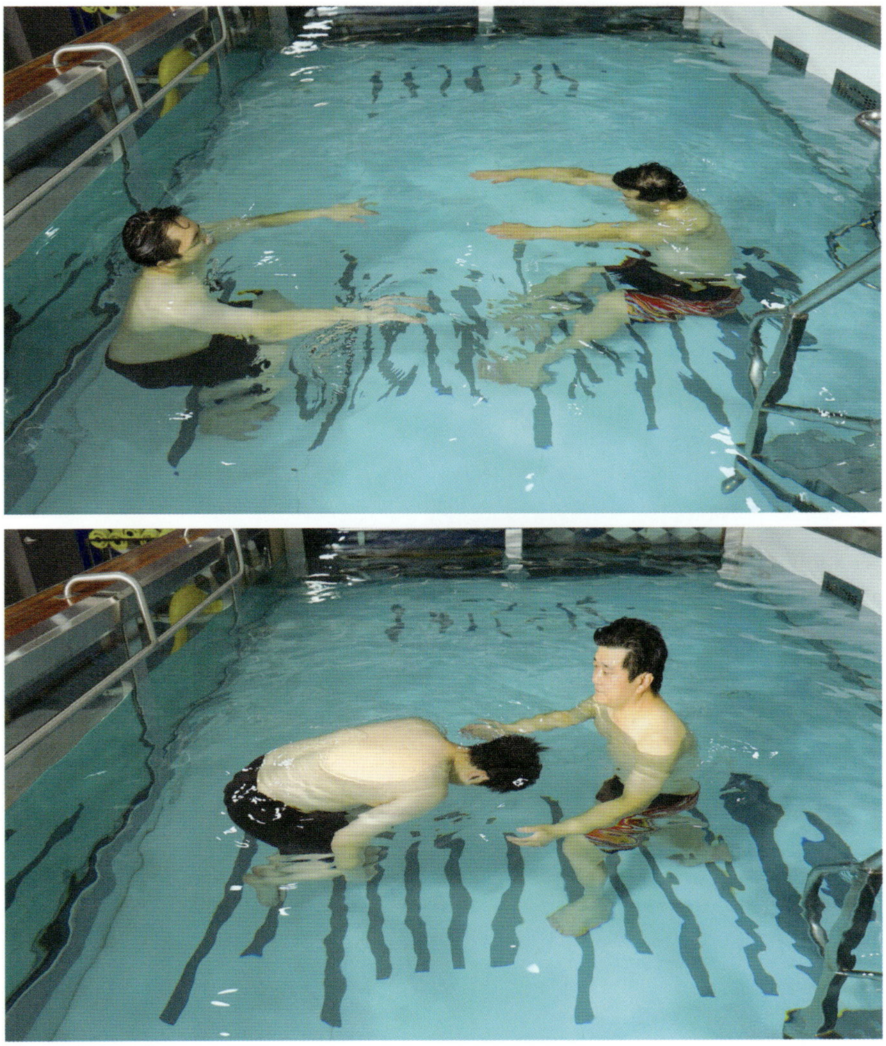

그림 12.7 밀어 올리기

'수영자'는 수영장 밑바닥에 앉아 있기 어렵다는 것과 물 표면에 항상 떠 있다는 것을 습득해야 한다. 이 단계에서는 외부의 도움 없이 독립적으로 돌림조절이 가능하며, 적절한 호흡 조절을 통해 바로 서거나 누운 자세로 회복하여 수중에 가라앉지 않는다는 것을 깨닫게 된다.

8) 균형은 안정

균형은 안정은 수중에서 고정되고 이완된 자세를 유지하는 능력이다. 정신적 · 신체적 균형 조절을 통해 다양한 자세에서 조절된다. 예를 들어, 수평 자세, 수직 자세, 버섯 자세로 물에 떠 있는 자세 유지하기 등이다. 균형이 유지될 때 다양한 수중 활동을 쉽게 수행할 수 있다(그림 12.8).

물의 흐름, 거친 물결과 같이 균형을 방해하는 요소의 영향으로부터 자세를 유지하기 위해서는 움직임의 억제가 중요한 요소가 된다. 수중에서 서기, 앉기, 무릎서기, 눕기, 기울어진 자세 등의 다양한 자세

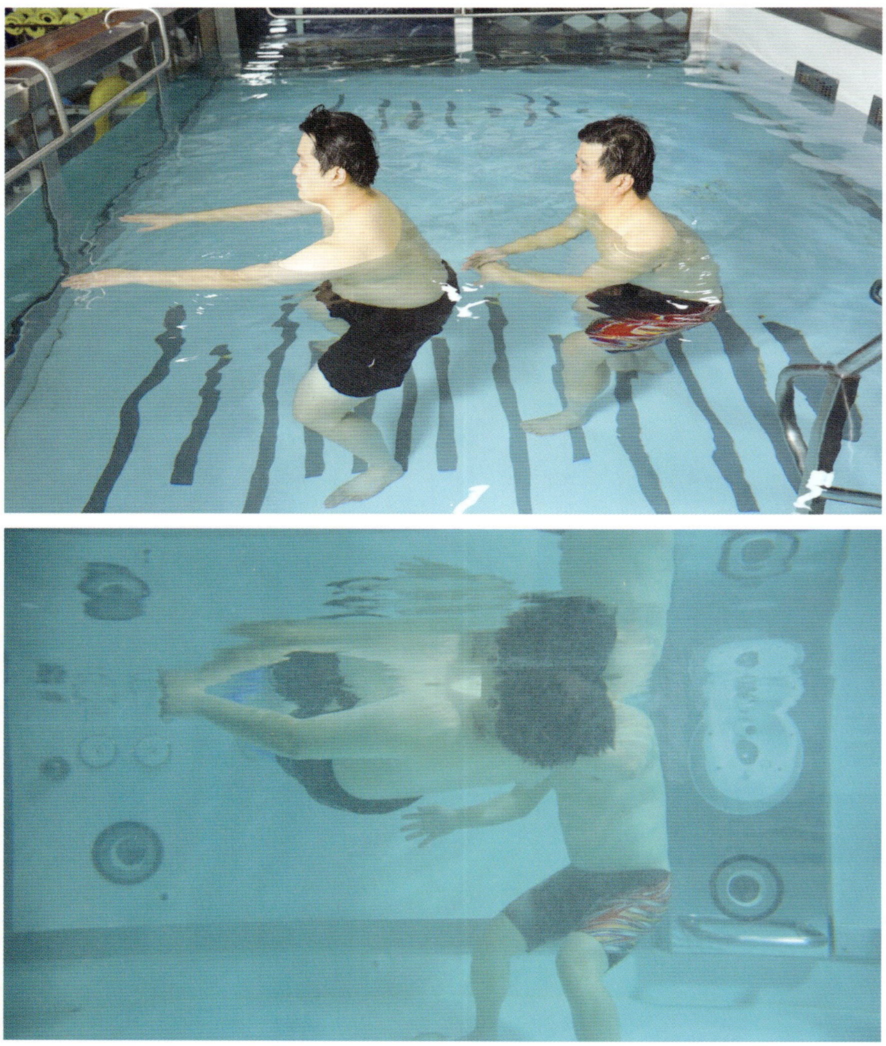

그림 12.8 균형은 안정

에서 균형과 안정을 유지하는 것이다. 수중 활동은 자전거 타기나 외줄에서 춤추기와 같이 간단한 과정이며, 이러한 활동을 위해 중요한 것은 균형을 유지하는 것이다.

9) 거친 물흐름

거친 물흐름은 '수영자'가 누운 자세에서 치료사와의 신체 접촉 없이 만들어내는 물흐름을 따라 움직이는 것이다. '수영자'의 어깨 밑 수면에서 치료사가 거친 물(turbulence)을 만들고, 물흐름의 방향으로 이동하게 된다. '수영자'는 균형을 잡기 위한 움직임 없이 원하지 않는 움직임을 조절해야 한다(그림 12.9).

'수영자'가 누운 자세로 움직이는 동안 외부의 도움 없이 안정된 돌림 조절로 균형을 유지해야 한다. 고정된 자세에서의 균형과 움직이는 동안의 균형은 서로 다르다. 치료사에 의해 유발되는 거친 물흐름에 끌려 이동하더라도 몸통의 정렬과 엉덩관절 폄을 유지하여 균형 조절을 달성하는 과정이다.

10) 단순한 진행과 기본 수영 동작

단순한 진행은 간단한 팔, 다리, 몸통의 추진 움직임을 수행하는 것이다. 예를 들어, 수평으로 누운 자세에서 옆면과 박수치기, 노젓기, 다리로 발차기 등이다. '수영자'는 외부의 도움 없이 바로 누워 움직일 수 있다. 안정된 돌림 조절을 바탕으로 엉치뼈 부근의 양손을 대칭적으로 움직여 추진력을 느끼고 이동할 수 있다(그림 12.10).

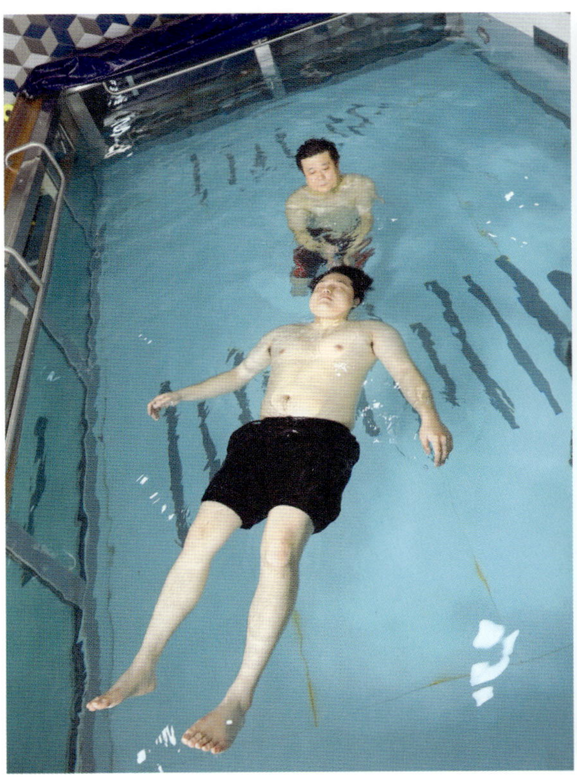

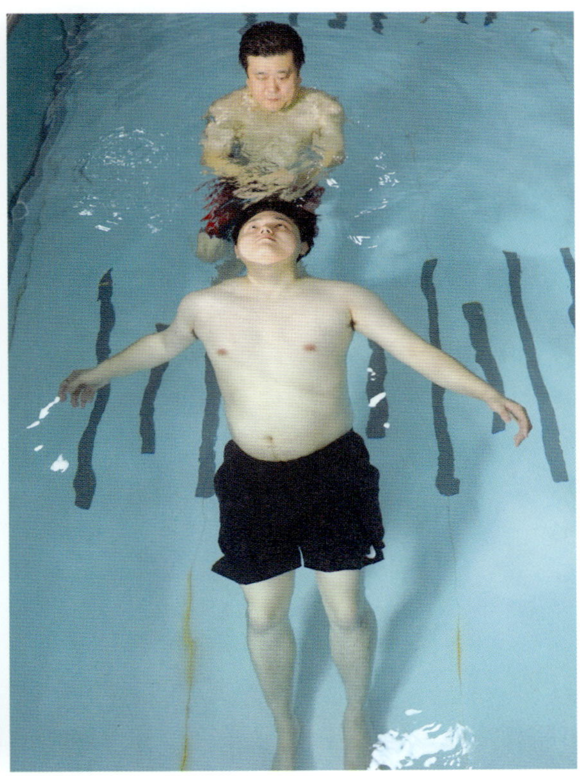

그림 12.9 거친 물흐름

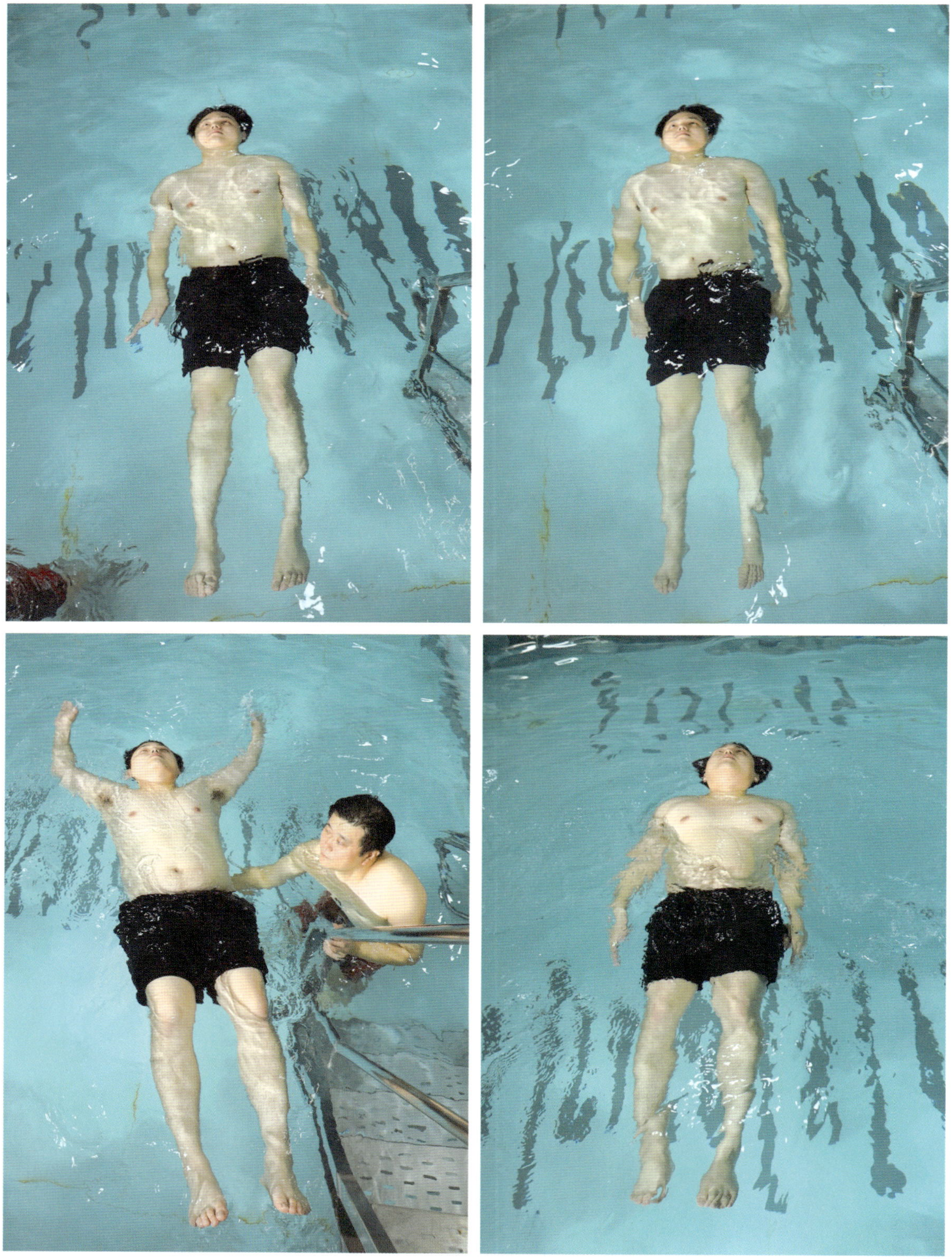

그림 12.10 단순한 진행과 기본 수영 동작

기본 수영 동작은 복잡한 협응이 요구되는 움직임으로, 수면 밖으로 팔을 가져오는 움직임과 수면 위 이동이 유발된다. 예를 들어, 수평으로 누운 자세에서 팔을 몸통 양옆에 두고, 수면 밑에서 어깨 수준까지 올린 후 다시 팔을 몸통 양옆으로 움직여 수면 위를 움직인다. 수영을 위한 영법을 제공하는 단계이며, 누운 자세, 엎드린 자세 등 다양한 자세를 이용하여 움직임이 수행된다.

5. 할리윅의 치료 적용

수중치료사는 신체구조와 기능을 개선하여 운동학습과 독립적 기능을 강화시키도록 치료적 상황에 맞게 할리윅 10단계 프로그램을 이용할 수 있다. 수영 또는 물에서의 독립적인 활동을 위해서 수중 활동에 참여하게 해 주는 할리윅 방법은 세계보건기구(World Health Organization, WHO)의 국제기능장애건강분류(International Classification of Functioning Disability and Health, ICF)에서 건강을 위해 요구되는 전인적인 접근과 밀접한 관련이 있다. 근력, 협응, 호흡 역량, 구강 조절, 관절가동범위, 조화된 움직임을 강화시킬 수 있고, 그룹 상황을 통해 사회기술, 의사소통, 학습능력, 심리적 안정, 자아존중감을 향상시킨다. 신체에 영향을 미치는 물의 성질은 신체뿐 아니라 감정적 · 사회적 기능을 증진시키는데 도움을 준다. 10단계 프로그램은 지상에서 수행하기 어려운 움직임이나 활동을 수중에서 시작하고 수행하도록 유도한다. 이와 같은 수중에서의 움직임은 운동학습, 감각 처리, 인지 학습의 개념을 인식하는 새로운 패턴을 촉진시키며, 일상생활에서 요구되는 활동을 조절하고 움직임 패턴을 조직화하는 능력을 향상시킨다. 최근의 연구들은 할리윅 치료를 뇌졸중, 뇌성마비, 소아마비 등의 신경손상 환자들을 대상으로 적용하여 자세 안정화, 보행능력, 균형, 지구력, 유연성, 삶의 질, 근력, 대근육 발달 등의 효과를 보여주고 있다. 수영이 개인의 삶을 통해 웰빙(well-being)을 증진시킨다면 치료적인 관점에서 수영은 건강을 유지하고 개선하는데 중요한 역할을 한다.

CHAPTER

13

와츠

Watsu

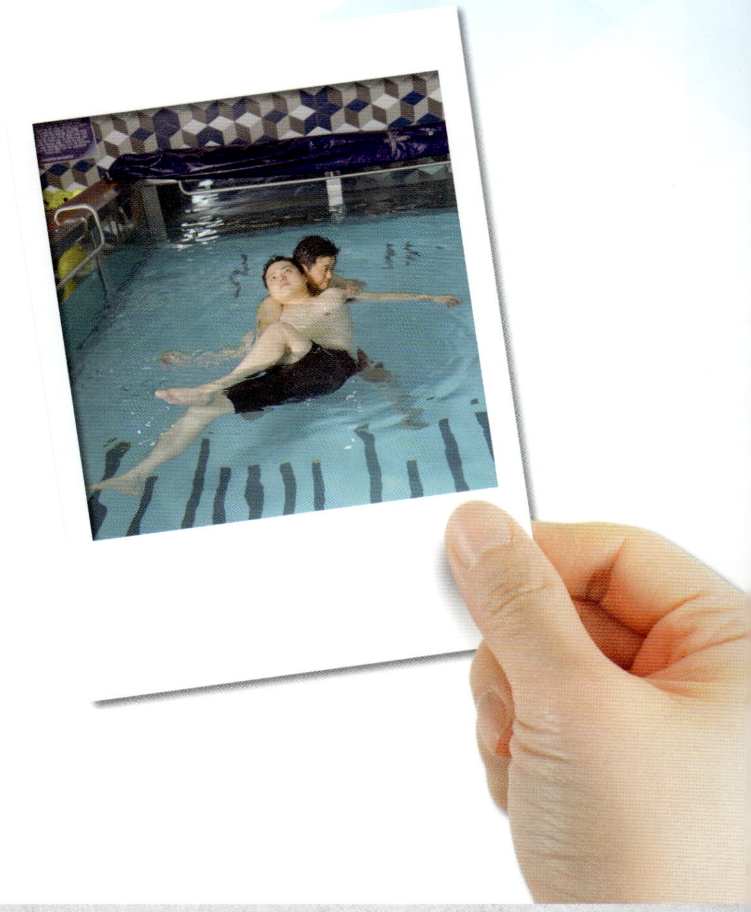

학습목표

1. 와츠의 개요와 치료효과를 설명할 수 있다.
2. 와츠의 기본 흐름 1단계를 설명할 수 있다.
3. 아이치의 개요와 움직임 패턴을 설명할 수 있다.

주요 키워드

1. 와츠의 치료자와 대상자
2. 와츠의 기본 흐름 1단계
3. 아이치의 움직임 패턴

1. 개요

와츠(watsu)는 water와 shiatsu의 합성어로 물속에서 하는 지압 마사지를 의미한다. 편안하고 따뜻한 물에서 치료자(provider 또는 giver)와 대상자(receiver)가 서로를 배려하는 마음을 바탕으로 가벼워진 몸을 물에 맡기며 물의 흐름을 온몸으로 느끼는 것이다. 지상에서 경험하지 못한 심신의 해방감, 편안한 감촉, 물과 일체감, 불안과 초조 등의 스트레스 해소를 체험하여 생활에서 발생하는 각종 중압감에 대처하는 능력을 갖추게 된다. 지상에서는 완전하게 이완하기 어려우나 물에서는 부력으로 몸 전체를 받쳐 주기 때문에 몸이 가벼워져 지상보다 관절 움직임을 유연하게 유도할 수 있다. 물의 온도는 수영장 주변 공기의 온도에 따라서 신체 표면 온도(94°F, 35℃)와 신체 내부 온도(98°F, 37℃) 사이를 유지해야 한다. 따뜻한 물의 효과는 피부 표면의 순환 증진, 통증 감소, 물렁조직의 유연성을 증가시켜 스트레칭을 통한 관절가동범위를 늘려준다. 수심은 치료자의 배꼽과 가슴 사이가 적당하며, 탈수를 피하기 위해 충분한 양의 수분을 섭취해야 한다. 와츠 수행을 통해 태내 양수 속에서 팔과 다리를 움직이는 최초의 운동을 수행했던 것과 같은 과거의 기억을 회상시켜 주며 여유로운 마음뿐만 아니라 사람과 함께 하는 즐거움을 만끽할 수 있다.

2. 역사

와츠는 1980년 Herold Dull이 일본에서 습득한 선마사지(Zen Shiatsu)의 원리와 스트레칭 방법을 미국 캘리포니아의 하빈온천장(Harbin Hot Spring)에서 적용하면서 시작되었다. 동양에서는 기 에너지(Chi energy)의 흐름을 확장시켜 주는 스트레칭이 침 치료보다 오랫동안 이어져 왔다. 초기 와츠는 급소와 급소를 연결해 주는 경락을 늘리는 스트레칭을 주요하게 사용하였고, 물을 이용해서 늘리는 범위를 증대시키는 효과를 얻을 수 있었다. 스트레칭은 근력 강화, 유연성을 증대시킨다. 신체 심부의 이완을 위해 따뜻한 물이 이상적이며, 부력에 의한 체중 감소로 지상에서 불가능했던 움직임을 가능하게 해 준다. 부드럽게 당기고 비틀어 주는 동작은 척수신경이 위치한 뻣뻣한 척추의 압력을 분산시켜 신경압박으로 발생된 기능이상을 완화시킬 수 있다. 와츠가 수행되는 동안 대상자는 감정의 범위(range of emotions)가 회복되고, 지속적인 물의 흐름을 통해 완화되어 최대 이완과 자유로움을 제공하며, 평정심과 유연한 사고로 일상에 임하는 삶의 자세를 변화시킨다(그림 13.1).

호흡과 관련된 선마사지의 원리는 수중에서 새로운 영역이다. 지상에서 호흡은 호흡시점에 유발되는 순서화된 반응 과정이다. 치료자의 팔에 보조를 받아 수중에 떠 있게 유지해 주는 와츠의 기본 움직임인 수중호흡운동(water breath dance) 동작은 날숨 때 가라앉고 들숨 때 뜬다. 와츠를 시작하는 단계에서 들숨과 날숨의 반복된 호흡패턴이 스트레칭과 수중동작 수행에 영향을 미친다. 와츠는 전 세계를 통해 물리치료사(physical therapists), 건강관리사(health care manager), 심리치료사(psychotherapist) 등이 이용하는 수중물리치료 방법이다.

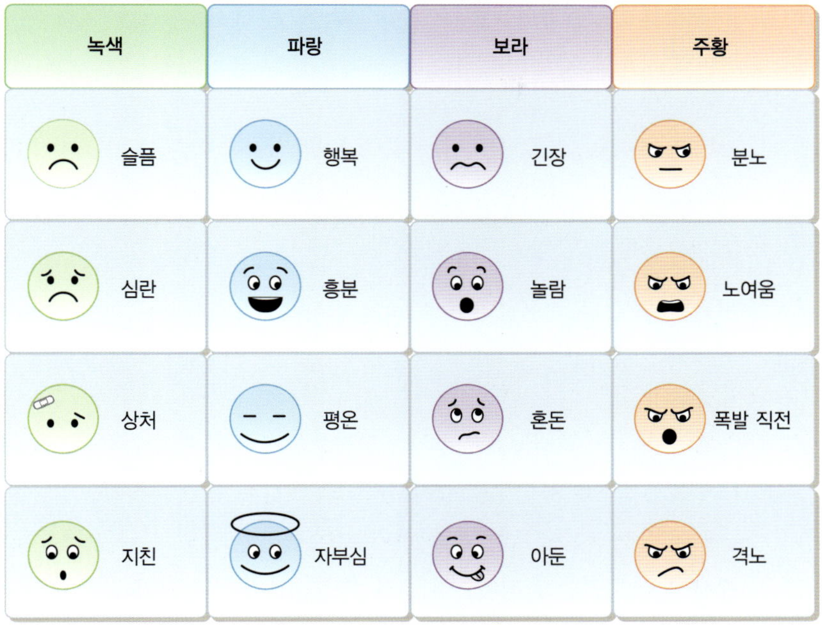

그림 13.1 색깔로 표시하는 감정의 범위

3. 질환에 따른 치료 효과

와츠는 따뜻한 물에서 우아하게 물의 흐름을 따라 움직이고 보조하는 수동 수중물리치료의 한 분야이다. 와츠는 자율신경계의 이상적인 변화로 이완을 증진시킨다. 교감신경 완화와 부교감신경 강화를 통해 신경근육계통에 유익한 효과를 제공한다. 와츠의 교감신경차단 효과로 인해 부교감신경계통을 강화시켜 신체의 생리학적 변화가 동반된다. 맥박수와 호흡수 감소, 뼈대 가로무늬근 활동 감소, 강직 감소, 근육 뻣뻣함 감소, 그물체활성계통(망상체활성화계, reticular activating system)의 활성화 감소, 깊은 호흡 증가, 말초혈관확장 증가, 내장근육 활동 증가, 면역계통 반응 증대 등은 부교감신경 강화에 따른 생리학적 변화이다.

1) 와츠의 기본 효과

(1) 치료 효과

따뜻한 물이 주는 진정 효과와 근육섬유를 늘려주어 근육, 힘줄, 인대, 관절주머니, 신경조직 등의 치유를 이끌어주는 스트레칭이 포함된 와츠의 치료 효과는 초기 관절가동범위와 근육이완 증가, 근육 뻣뻣함과 강직 및 통증의 감소이다. 지속적으로 와츠 수행을 통해 얻어지는 효과는 수면 양상, 소화, 면역계통 반응과 치유 증진, 신체와 감정적 통증 감소, 안정적 감정 조절 등의 변화를 이끌어 낼 수 있다. 병원, 치료실, 재활센터 등을 이용하는 외상성 뇌손상, 척수손상, 뇌졸중, 파킨슨병, 관절염, 뇌성마비, 만성 통증, 섬유근육통(fibromyalgia), 강직성척추염, 유방절제술 후, 등뼈 수술 후, 외상성 스트레스 장애 등을 겪는 환자들에게 효과적인 치료로 제공된다.

(2) 생리적 효과

와츠를 수행하는 동안 대상자의 심박수와 호흡수 감소, 깊은 호흡 증가, 근육긴장도가 감소하고 완전한 이완을 느낄 수 있다. 와츠를 통한 완전한 이완은 교감신경반응 감소, 부교감신경반응 증가를 통해 자율신경계의 균형을 유지시킨다. 수압을 통한 압박은 림프계통의 기능을 강화시키는 완전한 이완과 부종의 감소를 동반한다.

(3) 심리적 효과

많은 대상자들이 와츠 수행을 통해 스트레스 감소와 정신적 충격 해결의 심리적 효과(psychological effects)를 보여 주었다. 심리 재활을 위해 와츠는 이완을 촉진, 신체 각성 증진, 불안 감소를 통한 신경계통을 진정시켜 심리적 기능을 향상시키기 위해 이용되었다. 심리치료 영역에서도 정신적 충격의 완화를 돕기 위해 와츠가 종종 사용된다.

2) 정형외과적 · 류마티즘학적 적용

와츠는 따뜻한 물에 의한 이완과 부드러운 움직임의 효과가 뻣뻣한 근육긴장도 감소, 통증 완화, 물렁조직의 가동성 향상, 관절가동범위의 증진 등의 효과가 나타난다. 부력에 의한 물의 보조는 관절에 가해지는 압력을 이완시켜 주고 관절에 부하를 주지 않는 상태에서 몸통 및 팔과 다리의 모든 범위의 스트레칭을 가능하게 한다. 물렁조직기법(soft tissue techniques)과 관절운동기법(joint movement techniques)이 와츠 수행에 포함되어 반복된 몸통 돌림과 늘리기가 동반되는 율동적 흔들기 동작은 근육을 이완시키고 가동성을 향상시킨다. 따라서 와츠는 신체와 감정적 통증 및 근육의 경련과 보호 수축(muscle guarding)을 감소시키며 관절가동범위 증가와 이완을 증진시킨다.

3) 신경학적 적용

와츠는 강직과 경축을 포함하는 근육의 과긴장을 감소시킨다. 재활 과정에서 기능 향상과 삶의 질을 증가시키기 위해 이용되는 와츠는 관절가동범위 제한, 물렁조직 손상, 근육의 뻣뻣함, 통증과 같은 신경학적 손상 환자의 치료에 제공된다. 물렁조직의 가동성 향상, 근육 뻣뻣함 감소를 통해 환자들은 기능적 활동의 증진을 보이고, 따뜻한 물에서 몸통의 돌림과 늘리기가 동반되는 율동적 흔들기 동작은 비정상적인 근육의 긴장도를 감소시키는데 도움이 된다. 다양한 연구를 통해 와츠 적용이 기능적 활동의 변화를 보여주고 있으며, 섬유성 근육통증후군 치료와 뇌졸중 후 재활치료에 유용하다.

4. 기본/이동 흐름

와츠는 가슴 깊이의 따뜻한 물에서 1대1로 진행하는 수중물리치료법이다. 치료 동안 치료자는 대상자의 신체를 부드럽게 흔들고, 움직이고, 늘려주고 마사지를 제공한다. 치료 과정은 일반적으로 호흡 협응(breath coordination), 다양한 자세에서의 움직임 패턴(movement pattern), 마사지로 구성된다. 대상자의 상태와 필요에 따라 부드러운 흔들기, 율동적 스트레칭, 특수화된 치료기법 등의 다양한 움직임 패턴이 제공될 수 있다. 치료 시간은 1단계만 실시하는 짧은 시간 적용에서 모든 단계를 적용하는 1시간 이상 제공될 수 있으며, 치료자는 대상자의 상태를 관찰하여 근육긴장도, 호흡, 치료에 따른 적응 반응 등 미묘한 변화를 감지해야 한다. 기본 흐름(basic flow)의 1단계에는 수중호흡운동, 느린 오퍼링, 자유로운 척추, 한 다리 오퍼링, 두 다리 오퍼링, 아코디언, 돌림 아코디언, 가까운 다리 돌림, 먼 다리 돌림의 팔 위(over arm) 과정과 팔 호흡 주무르기, 손 고정, 주변으로 당기기, 흔들기의 다리 아래(under leg) 과정, 주변으로 밀기, 팔 다리 잠금, 넙다리 압박하기, 반대쪽 수행을 위한 오버그립 돌림, 반대쪽 수행의 머리 받침대(head cradle) 과정으로 구성된다(표 13.1).

기본 흐름 2단계는 수중호흡운동, 강한 오퍼링, 뒤집고 당기기, 어깨 위 쓸어내기, 척추 늘리기, 척추 당기기, 척추 출렁이기, 엉덩이 밀기의 팔 위 과정과 정적, 움직임 따르기, 해초(물에서 해초가 흔들리는 것과 같이 대상자를 오른쪽과 왼쪽으로 천천히 흔들어 주는 동작)의 자유롭게 출렁이기(free float) 과정으로 구성된다. 기본 흐름의 3단계는 가장자리 안장 앉기, 샌드위치, 머리 올리고 흔들기, 오른쪽에서 샌드위치의 안장

표 13.1 기본 흐름 1단계

과정	동작
팔 위 과정 (over arm)	• 수중호흡운동(water breath dance) • 느린 오퍼링(slow offering) • 자유로운 척추(free spine) • 한 다리 오퍼링(one leg offering) • 두 다리 오퍼링(two leg offering) • 아코디언(accordion) • 돌림 아코디언(rotating accordion) • 가까운 다리 돌림(near leg rotation) • 먼 다리 돌림(far leg rotation)
다리 아래 과정 (under leg)	• 팔 호흡 주무르기(arm breath squeeze) • 손 고정(hand hold) • 주변으로 당기기(pull around) • 흔들기(swing)
머리 받침대 과정 (head cradle)	• 주변으로 밀기(push around) • 팔 다리 잠금(arm leg rock) • 넙다리 압박하기(thigh press) • 반대쪽 수행을 위한 오버그립 돌림(overgrip rotation to second side) • 반대쪽 수행(second side)

앉기(saddle) 과정과 움직임 찾기, 심장 안정의 오른쪽 팔 위(over arm right) 과정으로 구성된다(표 13.2).

이동 흐름(transition flow)은 1단계의 팔 호흡 주무르기, 손 고정, 주변으로 당기기, 흔들기, 주변으로 밀기, 팔 다리 잠금, 넙다리 압박하기, 오버그립 돌림, 반대쪽 수행과 2단계의 강한 오퍼링, 뒤집고 당기기, 어깨 위 슬어내기, 척추 늘리기, 척추 당기기, 척추 출렁이기, 엉덩이 밀기 그리고 3단계의 안장 앉기, 샌드위치, 머리 올리고 흔들기 등이 포함된다. 와츠에는 기본/이동 흐름과 더불어 확장된 흐름(expanded flow), 진전된 흐름(advanced flow)의 단계로 과정을 나누어 기술적인 방법을 제시하고 있지만 이 책에서는 와츠의 가장 기본이며 주가 되는 기본 흐름 1단계에 대한 내용을 다루고자 한다.

1) 들어가기

들어가기(opening) 진행을 위해 수중물리치료가 시작되기 전에 치료자는 대상자에게 설문지, 의뢰지, 치료 요구, 기대, 건강 상태 등의 서류를 작성하도록 요구해야 한다. 대상자는 다리가 잠기지 않도록 넙다리 아래쪽이나 정강이 위쪽에 부력 보조기구를 착용할 수 있다. "벽에 등을 기댈 수 있고 가장 편안한 자세를 찾으세요. 다리를 벌려 넓은 지지면을 유지하면서 등이 곧게 펴지고 벽에 가장 지지가 잘 되는지를 느끼세요. 등에서 벽을 다시 느꼈을 때 와츠가 시작되고 끝나는 것을 알 수 있습니다. 다시 등을 곧게 펴는 것에 집중하고, 벽에서 앞으로 나오면 물이 지지하는 다른 종류의 도움을 느낄 수 있을 것입니다." 치료자와 대상자가 마주하며 호흡을 조절하고 "시작 자세(first position)"라고 불리는 똑바로 누운 자세로 대상자를 위치하도록 준비한다.

2) 시작 자세 방법

시작 자세 방법(first position techniques)에서 치료자는 팔 길이보다 거리를 멀리 두고 양다리를 편안하게 벌린 자세가 안정되게 유지될 수 있는 깊이에서 대상자 앞에 선다. "나를 보고 따라하세요. 호흡을 내쉬면서 물 안으로 몸을 낮추고 호흡을 들이쉬면서 자동으로 몸이 떠오르게 됩니다. 아무것도 하지 말고 물이 하도록 두세요. 호흡이 마칠 때에는 가라앉을 것이고, 시작하면 물이 떠오르게 될 겁니다." 서로 마주보며 호흡에 따라 가라앉고 떠오르기를 계속하면서 대상자가 벽에서 떨어지면 치료자의 손으로 대상자의 손을 잡아준다. 대상자가 물에 몸을 맡길 준비가 되었을 때 "호흡을 하면서 물에 뜨도록 유지하세요."라고 말하며 대상자의 오른쪽으로 이동한다. 치료자의 왼쪽 팔을 올려 대상자의 오른쪽 팔이 치료자의 등 뒤로 위치시키고, 치료자의 오른쪽 아래팔을 엉치뼈와 균형을 유지하고 있는 다리 사이의 균형점(balance point) 아래에 놓는다. 그리고 대상자는 호흡을 들이쉬면서 오른쪽 아래팔을 물 표면의 위로 올린다.

시작 자세는 대상자가 뒤통수에서 엉치까지 부드럽게 늘려진 자세를 유지하며, 치료자의 한 팔을 구부려 대상자 머리를 보조하는 똑바로 누운 자세이다. 치료자는 기마자세(horse stance)로 부드럽게 움직이거나 영웅자세(warrior stance)로 안정감을 갖고 여러 방향으로 움직이며 대상자를 흔들어 주거나 물 흐름과 같은 움직임을 유도한다. 와츠는 일반적으로 거친 물 흐름을 이용해 당기는 힘을 만들고, 몸통과 팔다리를 부드럽게 스트레칭시킨다. 천천히 흔들기, 팔과 다리 스트레칭, 몸통 돌림과 스트레칭, 다양한 진동과 파동 움직임이 시행된다. 한쪽 시행 후 반대쪽 시행을 반복하여 양쪽 균형을 맞춘다.

3) 기본 흐름 1단계

와츠 기본 흐름 1단계의 과정과 동작은 표 13.1과 같다.

(1) 수중호흡운동

대상자의 호흡에 따라 정적이며 부드러운 동작이 부력의 영향으로 인해 위와 아래로 조화롭게 동작한다(그림 13.2). 안정을 제공하는 팔 보조(arm support)는 머리를 앞으로 구부리게 뒤통수를 보조하고 손은 어깨에 떨어지게 위치한다. 반대 팔은 엎침하고 팔 위에 균형을 잡을 수 있는 엉치뼈와 넙다리 끝부분 사이의 균형점에 위치시킨다. 대상자가 호흡을 내쉬면 체중이 아래로 내려가는 무게를 느낄 수 있고, 호흡을 들이쉬어 물에 의해 올려지면 팔로 지지하고 있는 균형점과 머리를 올려준다. 호흡이 수차례 이어지면서 호흡에 따라 올라가고 내려가는 동작이 정지 없이 이어진다. 대상자가 물에 잘 떠 있다면 균형점을 지지하던 팔을 등 쪽으로 올릴 수 있고, 다리가 뻣뻣한 대상자라면 균형점을 지지하던 팔을 무릎으로 옮겨 이완을 유도할 수 있도록 부드럽게 올려준다.

(2) 느린 오퍼링

대상자가 호흡을 들이쉬면 "대상자의 발이 치료자의 발이 위치한 방향(foot–foot)"으로 향한다. 이 동작은 치료자가 호흡을 내쉬면서 "대상자의 머리가 치료자의 발이 위치한 방향(head–foot)"으로 이동하는

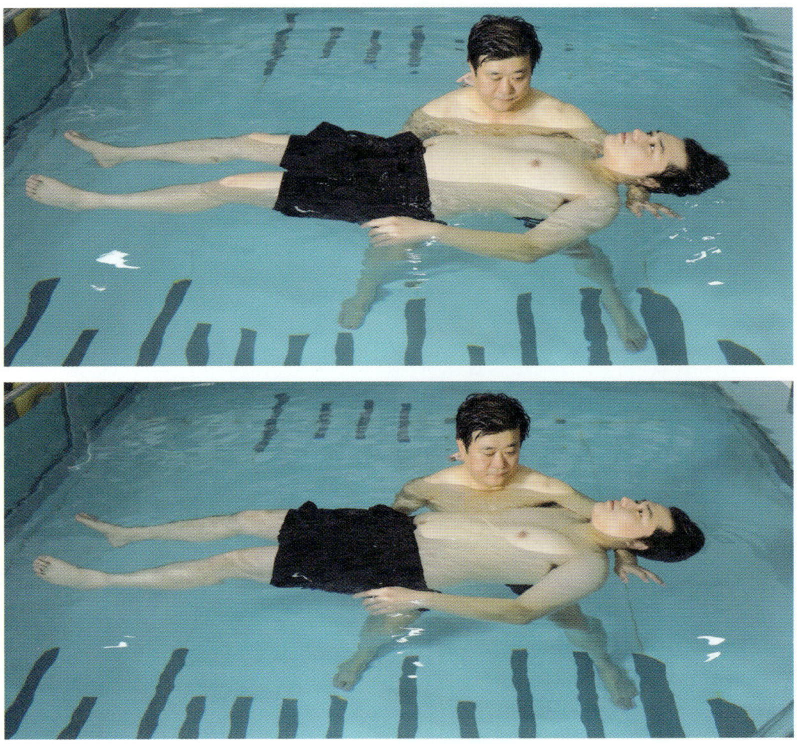

그림 13.2 수중호흡운동

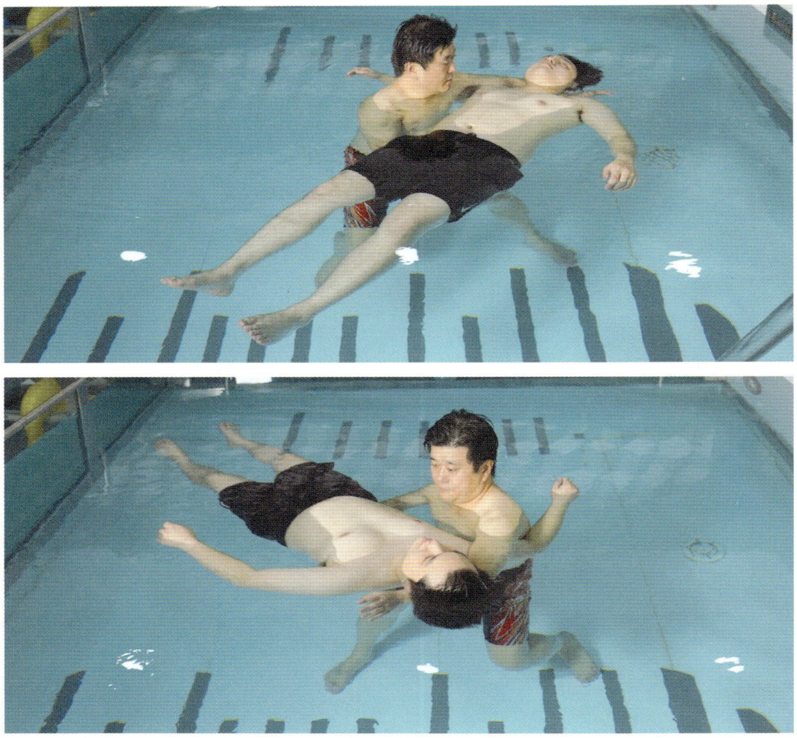

그림 13.3 느린 오퍼링

회전운동을 유발시킨다. 각 방향으로 지속하면서 뒤통수에서 머리 쪽으로, 엉치에서 발 쪽으로 교대로 부드럽게 당겨서 중심으로 향하는 힘을 따라 척추의 당김을 만들어 낸다. 대상자의 호흡과 무관한 동작이지만 수중호흡운동에 사용했던 호흡패턴은 지속적으로 유지한다. 대상자를 한 방향으로 당기고 난 후 대상자의 몸이 수면 위로 올라올 때까지 치료자는 호흡을 유지해야 하며, 대상자를 이동시키기 위한 준비가 되었을 때 호흡을 내쉬면서 다음 동작을 진행한다(그림 13.3).

(3) 자유로운 척추

최초 시작 자세에서 호흡을 내쉬면서 균형점에 위치시킨 팔을 밀어내고 호흡을 들이쉬면서 팔을 당긴다. 호흡리듬의 변화 없이 반복하여 팔을 밀어내는 범위가 짧아져 감지할 수 없을 때까지 계속하여 척추에 부드럽게 진동을 준다. 그리고 팔에 무게감을 느끼며 수중호흡운동을 시작한 후, 다음 오퍼링 동작을 준비한다(그림 13.4).

(4) 한 다리 오퍼링

느린 오퍼링에서 진행했던 방법으로 시작하고 대상자의 뒤통수를 머리 쪽으로 당기면서 반대 팔을 구부려 가까운 쪽 무릎 아래로 이동시킨다. 머리 쪽과 다리 쪽으로 교대로 부드럽게 당겨서 다리, 몸통, 척추를 스트레칭시키며 거친 물 흐름에 의해 당겨지는 복잡한 동작을 만들어 낸다. 반대 발이 바닥에 닿지 않도록 주의한다(그림 13.5).

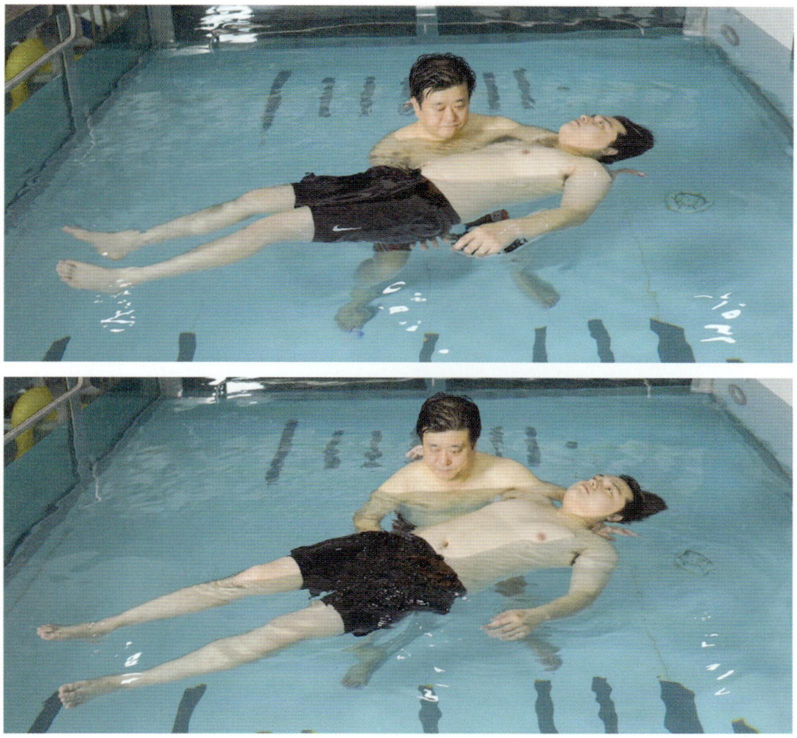

그림 13.4 자유로운 척추

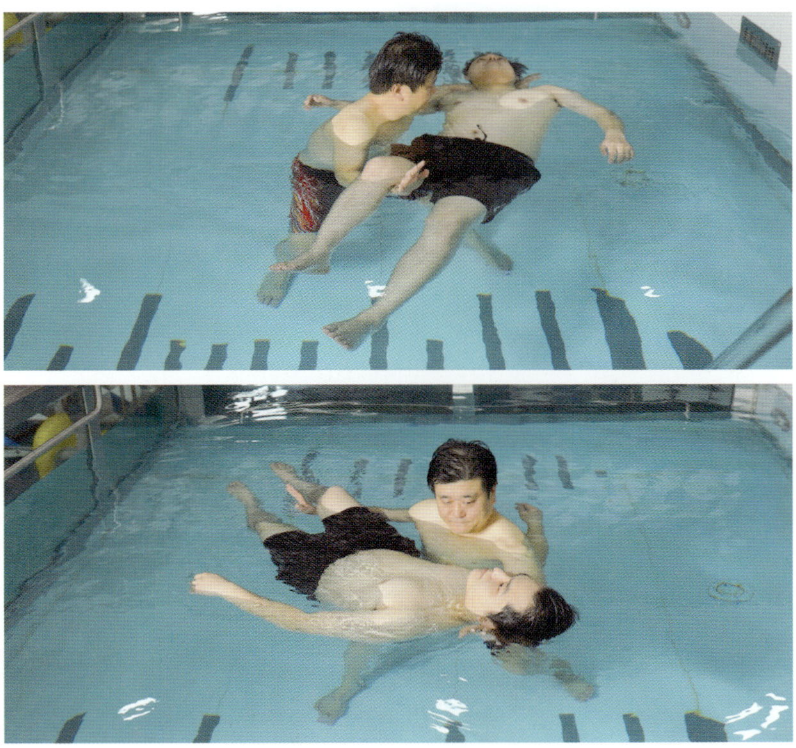

그림 13.5 한 다리 오퍼링

(5) 두 다리 오퍼링

한 다리 오퍼링에서 "대상자의 머리가 치료자의 발이 위치한 방향"으로 이동하면서 먼 쪽 무릎을 쓸어 담듯이 당겨 양무릎을 팔꿈치에 올려 놓고 오퍼링을 지속한다. 머리 쪽과 다리 쪽으로 교대로 부드럽게 당겨서 다리, 몸통, 척추를 스트레칭시키며 거친 물 흐름에 의해 당겨지는 복잡한 동작을 만들어 낸다. 마치는 동작은 최초 시작 자세에서 양 무릎을 팔꿈치에 올려 놓고 유지하는 자세이다(그림 13.6).

(6) 아코디언

치료자의 한 팔 위로 대상자의 양쪽 무릎을 올리고 다른 팔로 머리를 지지한 자세에서 대상자가 호흡을 들이쉴 때까지 기다린다. 대상자가 호흡을 내쉴 때 머리는 지지된 상태를 유지하면서 대상자의 엉덩이가 물에 잠기도록 양팔을 모아준다. 대상자가 호흡을 들이쉬면 머리와 무릎을 지지하며 모았던 양팔을 충분히 벌려준다. 호흡을 내쉬며 양팔을 모을 때는 무릎을 가슴으로 당겨 물 밖으로 다리가 나오지 않도록 유지하면서 엉덩이를 물에 잠기게 만들어 준다. 머리를 잠기지 않게 유지하면서 호흡 양상에 맞춰 두 무릎을 가슴 방향으로 모아주고 벌려준다. 무릎관절이나 엉덩관절이 뻣뻣하거나 고정되어 아코디언 동작에 제한을 받는다면 몸통을 수직 방향으로 세워 앞으로 이동된 체중을 이용해 엉덩관절을 구부리게 유도한다(그림 13.7).

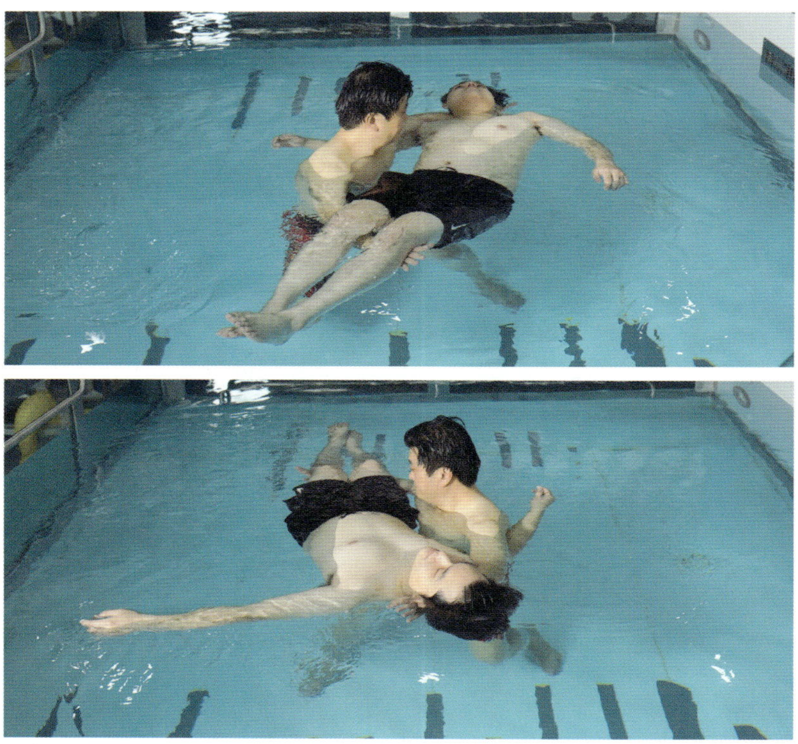

그림 13.6 두 다리 오퍼링

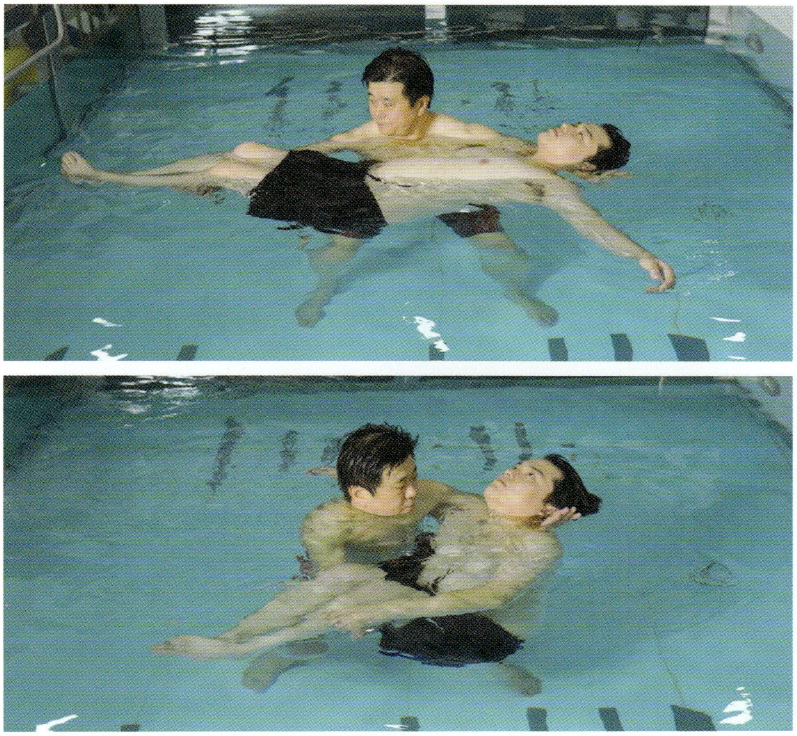

그림 13.7 아코디언

(7) 돌림 아코디언

대상자의 무릎을 가슴과 가까운 상태에서 잠시 유지한 후, 대상자의 머리 방향으로 40° 돌림되었을 때 대상자의 다리가 치료자로부터 멀어지는 방향으로 다리의 돌림을 만들어 대상자의 엉덩이가 치료자 쪽으로 향하는 움직임을 만들어 준다. 돌림을 만들어 준 다리가 치료자를 향하도록 당기면서 엉덩이는 치료자에게서 멀어진 방향으로 향하게 만들어 준다. 뒤통수 지지를 유지하면서 두 무릎을 가슴 방향으로 모아주고 벌려주는 움직임의 아코디언 동작에 나선 돌림 동작을 더해 준다. 치료자의 호흡 리듬에 맞춰 양다리를 치료자의 반대 쪽 어깨를 향해 돌림시켜 늘려줄 때, 양무릎으로 어깨를 누르지 않도록 견고하게 뒤통수 지지를 유지해야 한다(그림 13.8).

(8) 가까운 다리 돌림

돌림 아코디언의 치료자를 향하여 양다리를 당기도록 양팔을 벌리면서 먼 다리를 내려 놓는다. 치료자가 호흡을 내쉬면서 가까운 다리를 반대 어깨로 향해 돌림시키고, 호흡을 들이쉬면서 반대로 돌림해 준다. 이때 먼 다리는 뻗침되도록 물의 저항을 이용한다. 척추와 엉덩관절의 돌림 동작을 유도하기 위해 치료자에게 가까운 쪽 다리를 가슴 방향으로 모아주고 벌려주는 움직임이다(그림 13.9).

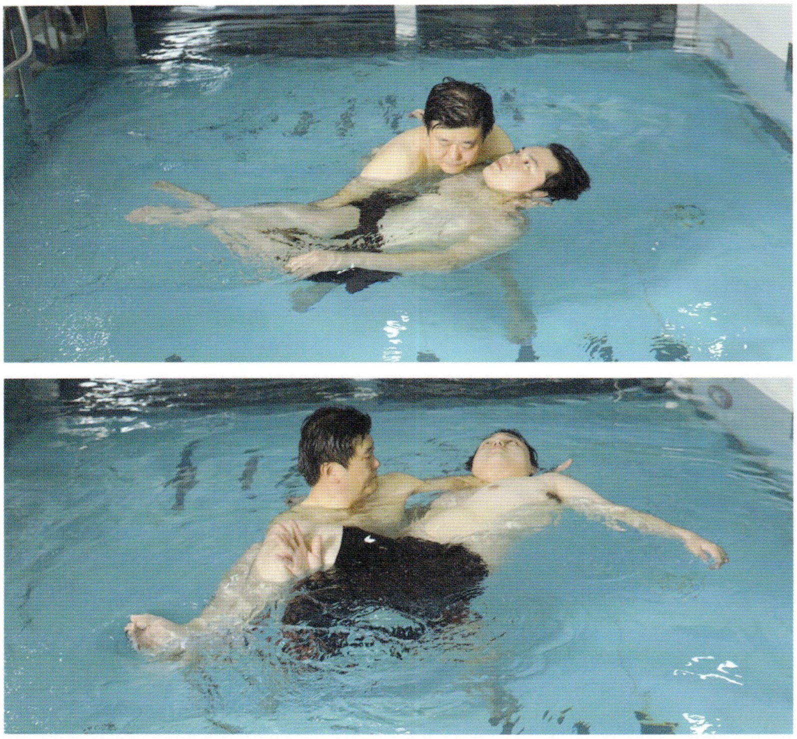

그림 13.8 돌림 아코디언

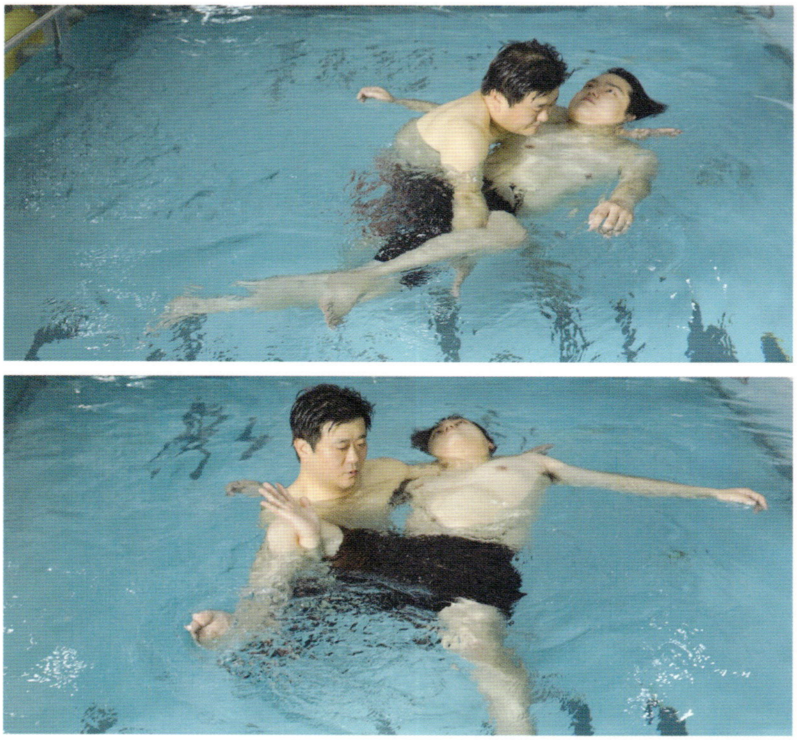

그림 13.9 가까운 다리 돌림

(9) 먼 다리 돌림

가까운 다리 돌림을 진행하는 과정에서 어깨를 향해 가까운 다리를 돌림하면서 가까운 다리를 지지하던 팔을 먼 다리로 바꿔준다. 호흡을 내쉬면서 먼 다리를 반대쪽 어깨를 향하도록 돌림시키고, 호흡을 들이쉬면서 반대로 돌림해 준다.

척추와 엉덩관절의 돌림 동작을 유도하기 위해 치료자에게 먼 쪽 다리를 가슴 방향으로 모아주고 벌려주는 움직임이다. 다음 동작을 준비하기 위해 치료자의 체중부하를 앞쪽으로 이동시키고, 대상자의 머리 방향으로 40~80°까지 돌림하여 움직임을 늘려준다(그림 13.10).

(10) 팔 호흡 주무르기

먼 다리 돌림을 마치면 치료자의 몸을 낮추고 먼 다리를 손으로 잡아 어깨 위에 올린다. 대상자의 먼 팔을 양손으로 잡은 후, 대상자에게 압박을 주지 않으면서 들숨에 "대상자의 머리가 치료자의 발이 위치한 방향"으로 체중을 이동해 주고, 날숨에 "대상자의 발이 치료자의 발이 위치한 방향"으로 체중을 이동해 준다. 호흡을 충분히 내쉴 때까지 양손을 잡은 대상자 먼 팔의 주무르기를 점진적으로 증가시킨다. 호흡을 들이쉬는 동작에 따라 체중을 앞으로 옮기고 머리를 지지하는 팔을 대상자의 먼 팔 어깨에 고정된 상태에서 나머지 팔을 대상자의 손으로 이동시킨다. 대상자의 먼 다리가 너무 무겁거나 유연성이 떨어지는 경우에는 부력 보조기구를 이용하여 팔 호흡 주무르기를 시행한다(그림 13.11).

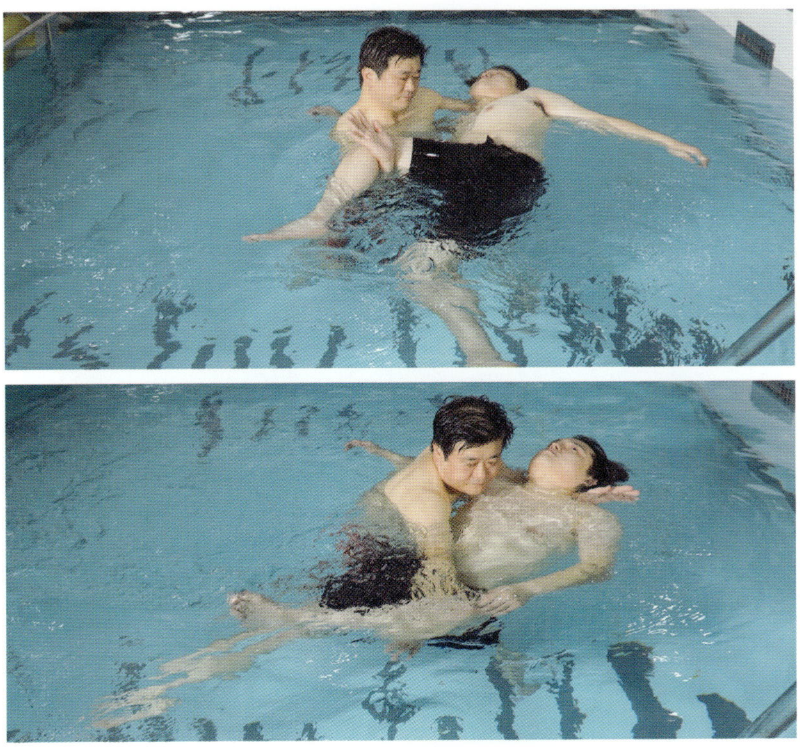

그림 13.10 먼 다리 돌림

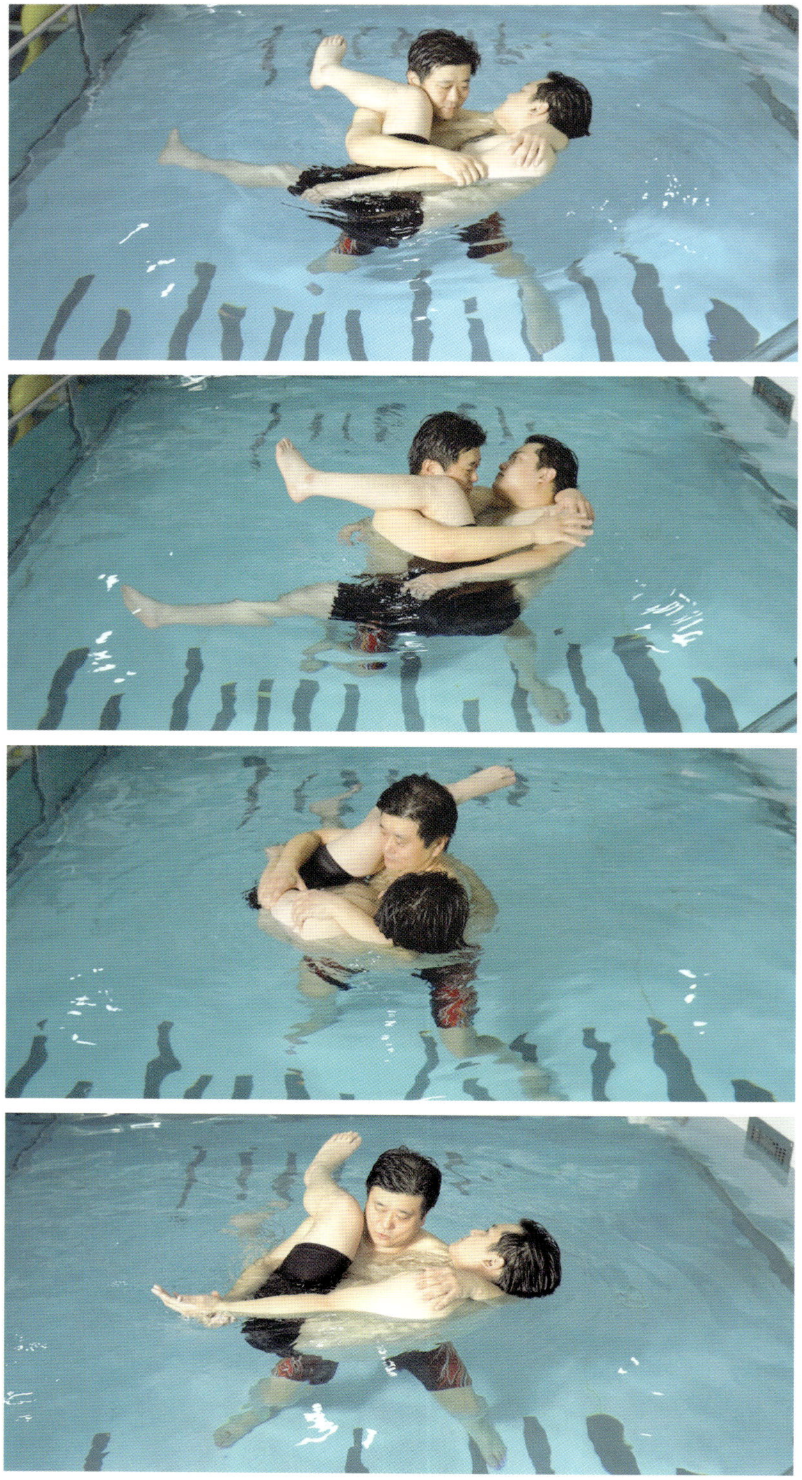

그림 13.11 팔 호흡 주무르기

(11) 손 고정

팔 호흡 주무르기에서 치료자의 팔이 손까지 이동되면 엄지손가락을 이용해 손의 중앙 부위에 압박을 준다(그림 13.12).

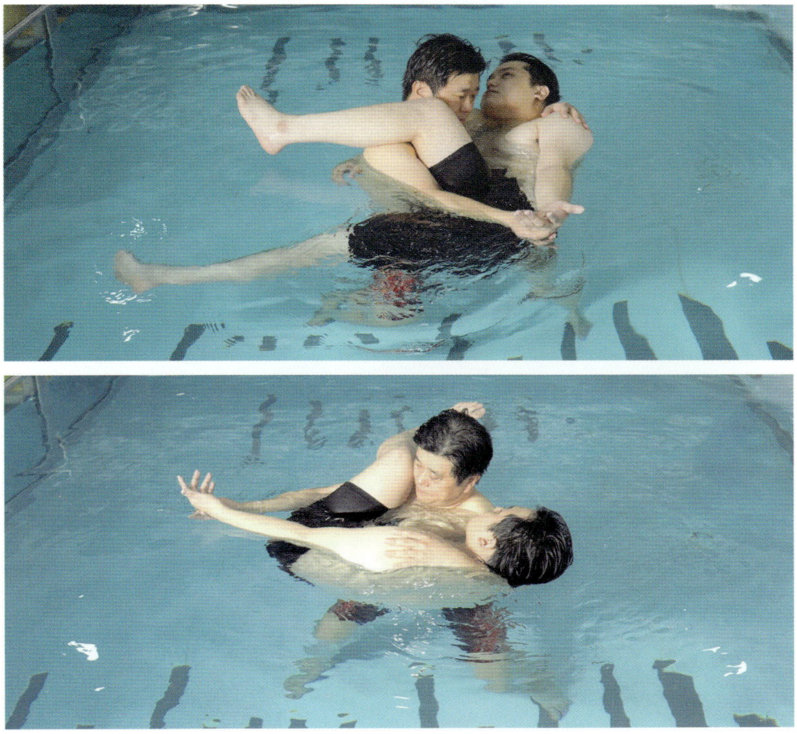

그림 13.12 손 고정

(12) 주변으로 당기기

대상자의 손목을 잡고 효과를 최대화하기 위해 대상자의 머리 방향으로 120°까지 가능한 한 멀리 치료자의 몸통을 돌려준다. 치료자의 한 손으로 대상자의 머리를 지지하면서 다른 팔로 대상자의 팔을 올리고 주변으로 당긴다. "대상자의 발이 치료자의 발이 위치한 방향"으로 중간쯤 이동하면서 손목을 잡고 있던 팔을 놓고, 어깨 위에 올렸던 대상자의 다리를 내리면서 무릎 뒤의 힘줄 사이를 치료자의 손바닥 날(heel of hand)로 잡는다(그림 13.13).

(13) 흔들기

한 손으로 대상자의 머리를 고정하고 다른 팔의 손바닥 날 위에 무릎 뒤를 고정한 상태에서 치료자의 몸을 낮추며, 대상자의 등을 편 자세로 다리 방향으로 80°까지 돌림한다. 날숨에 대상자가 치료자 정면으로 이동하고 들숨에 되돌아간다(그림 13.14).

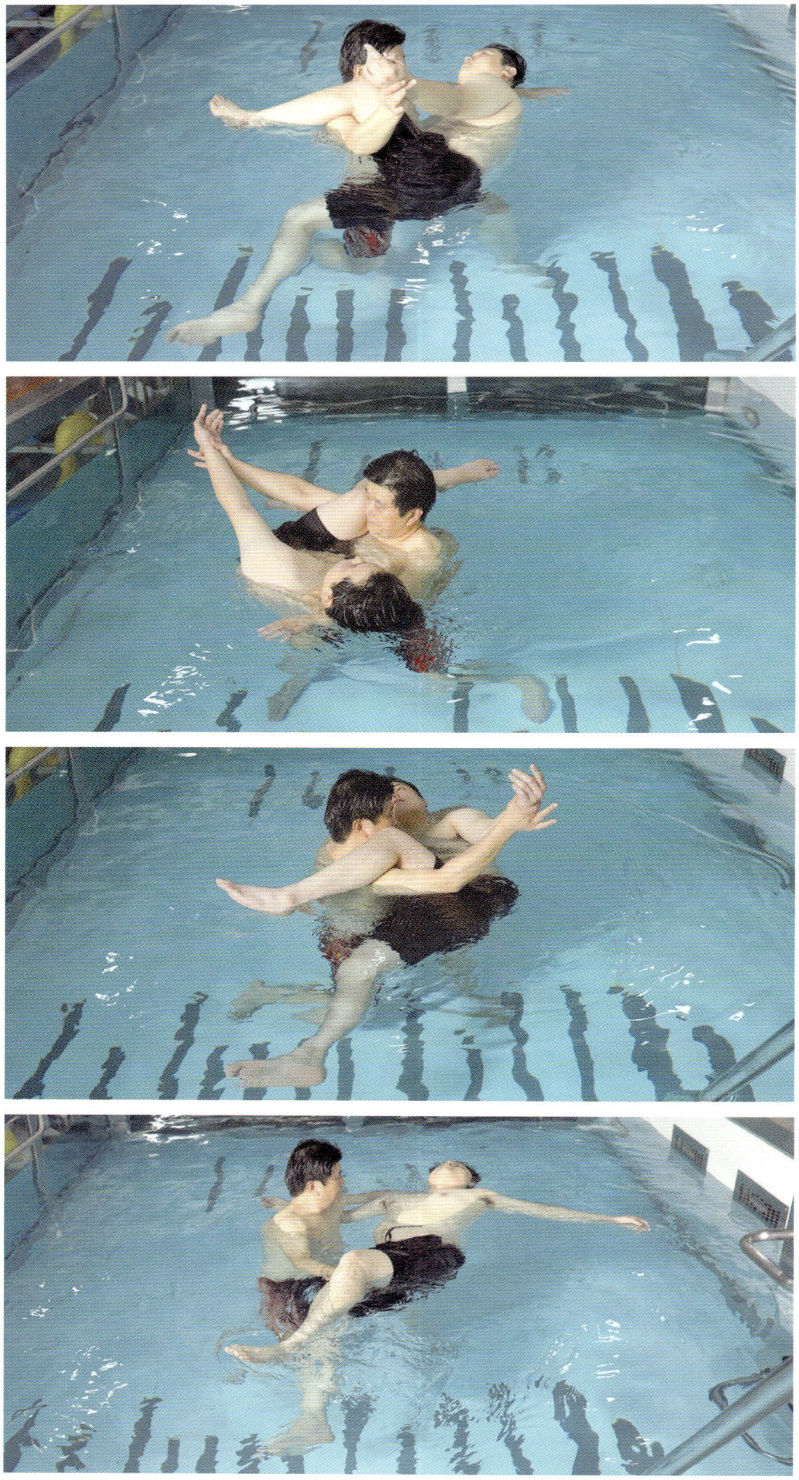

그림 13.13 주변으로 당기기

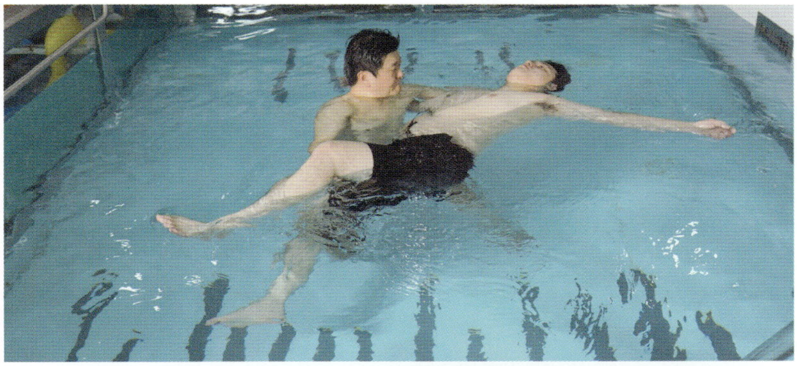

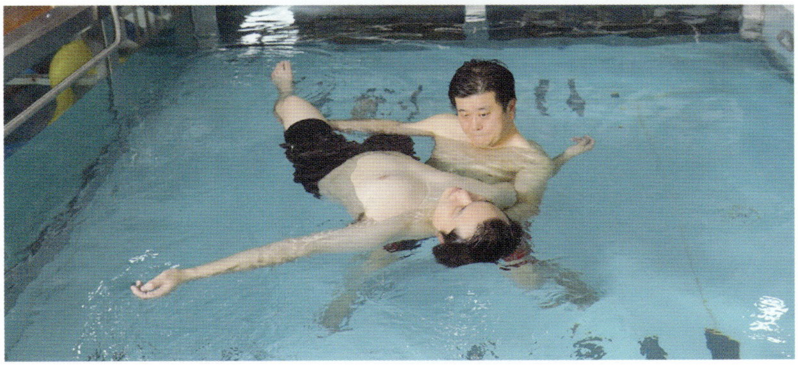

그림 13.14 흔들기

(14) 주변으로 밀기

대상자가 치료자의 정면으로 이동하는 흔들기가 진행될 때 대상자의 무릎을 가슴을 향해 밀어준다. 가슴으로 당겨주었던 치료자의 팔을 뻗은 채로 "대상자의 머리가 치료자의 발이 위치한 방향"으로 120°까지 돌려주면서 대상자의 무릎을 가슴을 향해 밀어주던 치료자의 팔 쪽 어깨 위로 올린다. 대상자의 머리는 치료자의 목에 의해 편안하게 지지된다(그림 13.15).

(15) 팔 다리 잠금

대상자의 머리가 어깨 위에 올려지면 치료자의 손바닥 날에 고정된 다리를 반대로 당기기가 시작된다. 치료자의 다른 손은 대상자의 팔에 위치시키고 뒤로 당겨준다. 날숨에 "대상자의 발이 치료자의 발이 위치한 방향"으로 돌려주는 동작과 더불어 가슴을 향해 다리를 당겨 날숨을 촉진시킨다. 들숨에 "대상자의 머리를 치료자의 발이 위치한 방향"으로 돌려주는 동작과 더불어 팔을 당겨준다. 치료자의 척추에 부하가 전달되지 않도록 유의하며 양방향 교대로 진행한다(그림 13.16).

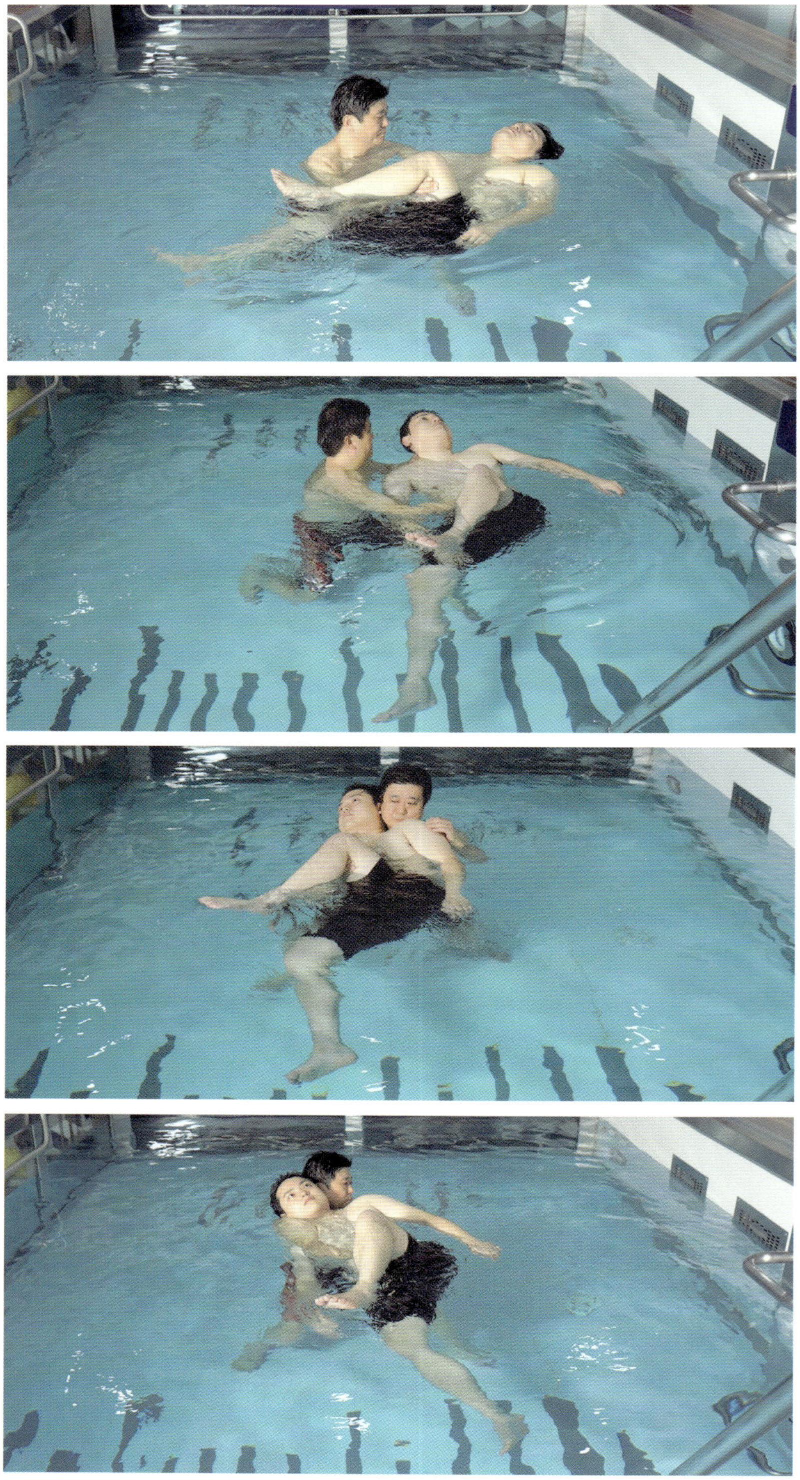

그림 13.15 주변으로 밀기

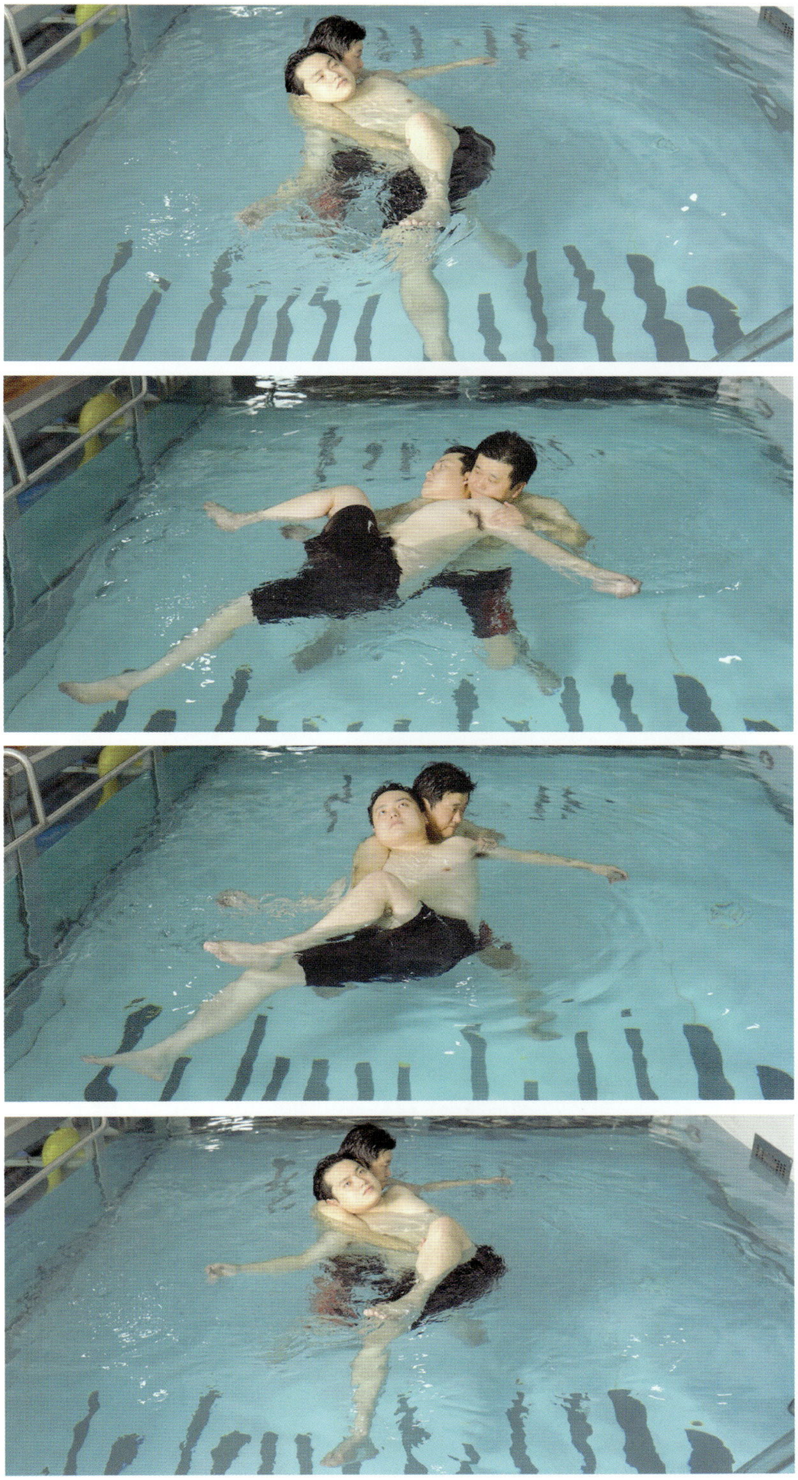

그림 13.16 팔 다리 잠금

(16) 넙다리 압박하기

다리를 가슴 쪽으로 당기면서 치료자 정면에 위치한다. 대상자의 머리가 위치한 어깨의 반대 손으로 대상자의 무릎을 잡고 있던 손의 손목을 잡는다. 준비가 되면 대상자의 등이 움직이지 않은 상태로 무릎을 가슴 방향으로 압박하고 고정한다(그림 13.17).

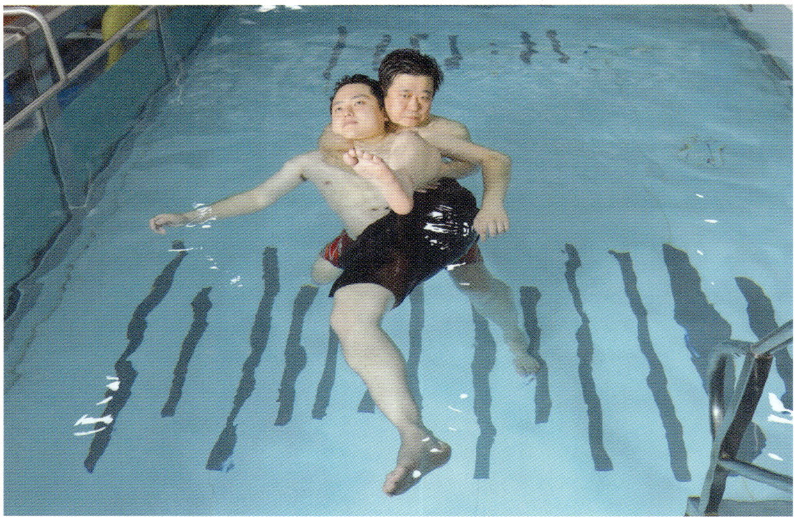

그림 13.17 넙다리 압박하기

(17) 반대쪽 수행을 위한 오버그립 돌림

대상자의 무릎을 잡고 있던 손을 빼서 팔꿈치에 대상자의 머리가 위치하도록 어깨에서 내려 놓는다. 무릎으로 옮겼던 손으로 무릎을 견고하게 지지한다. 이러한 오버그립 방법으로 다리를 압박하고 돌릴 수 있는 다양한 방법을 찾을 수 있다. 치료자 쪽에 놓인 대상자의 팔은 자세 이동에 따라 자유롭게 위치시킨다. 대상자의 팔로 인해 진행에 불편함이 예상된다면 다리로 대상자의 엉덩이를 지지하여 손을 이용해 대상자의 팔을 치료자 등 뒤로 옮길 수 있다(그림 13.18).

(18) 반대쪽 수행

반대 방향에서 수중호흡운동으로부터 오버그립 돌림까지 모든 과정을 수행한다(그림 13.19).

4) 기본 흐름 2단계와 3단계

기본 흐름 2단계에서는 팔 위 과정의 수중호흡운동, 강한 오퍼링, 뒤집고 당기기, 어깨 위 쓸어내기, 척추 늘리기, 척추 당기기, 척추 출렁이기, 엉덩이 밀기와 자유롭게 출렁이기 과정의 정적, 움직임 따르기, 해초 등의 동작이 진행된다(표 13.2). 기본 흐름 3단계에서는 안장 앉기 과정의 가장자리 안장 앉기, 샌

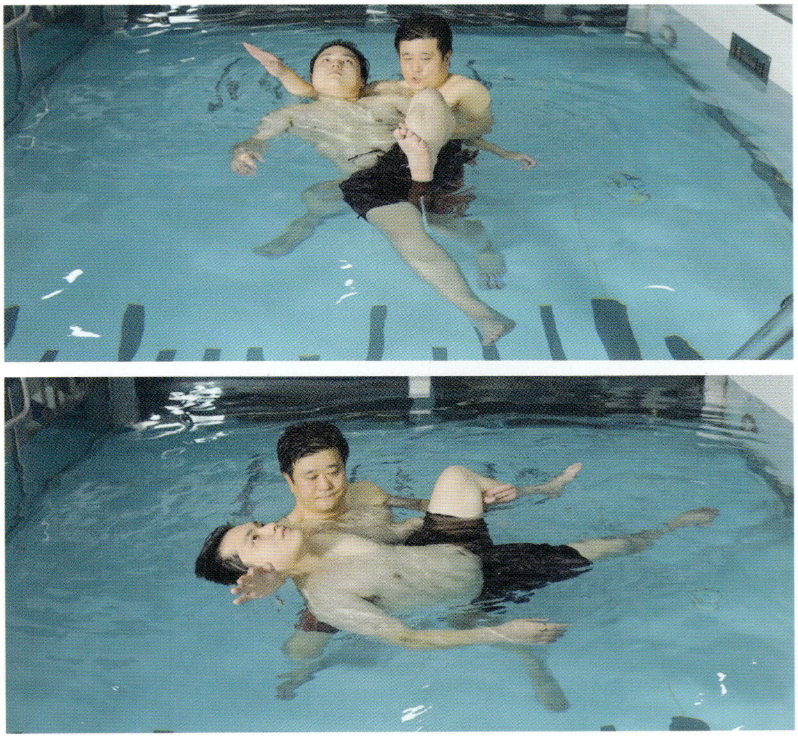

그림 13.18 반대쪽 수행을 위한 오버그립 돌림

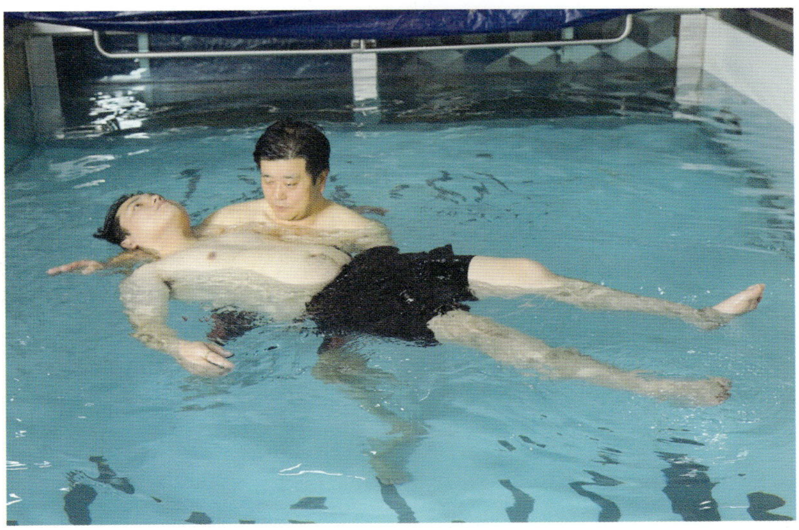

그림 13.19 반대쪽 수행

드위치, 머리 올리고 흔들기, 오른쪽에서 샌드위치와 오른쪽 팔 위 과정의 움직임 찾기, 심장 안정 등의 동작을 포함한다(표 13.2).

표 13.2 기본 흐름 2단계와 3단계

단계	과정	동작
2단계	팔 위 과정 (over arm)	• 수중호흡운동(water breath dance) • 강한 오퍼링(strong offering) • 뒤집고 당기기(turn to pull) • 어깨 위 쓸어내기(sweep under shoulder) • 척추 늘리기(lengthening spine) • 척추 당기기(spine pull) • 척추 출렁이기(undulating spine) • 엉덩이 밀기(hip push)
	자유롭게 출렁이기 과정 (free float)	• 정적(stillness) • 움직임 따르기(follow movement) • 해초(seaweed)
3단계	안장 앉기 과정 (saddle)	• 가장자리 안장 앉기(side saddle) • 샌드위치(sandwich) • 머리 올리고 흔들기(head move lift and wave) • 오른쪽에서 샌드위치(sandwich on right side)
	오른쪽 팔 위 과정 (over arm right)	• 움직임 찾기(explore movement) • 심장 안정(heart rock)

5) 완료

완료(completion)는 마무리를 위한 단계로 대상자의 등을 벽에 기댄다. 적절한 벽이 없다면 계단, 선반, 가장자리에서 마무리할 수 있다. 그것마저도 이용할 수 없다면 수영장의 가운데에서 타인의 도움을 받아 대상자를 세우고 혼자 서 있을 때까지 치료자의 두 손으로 가슴 중심부를 지지한다. 이와 같은 움직임 수행은 와츠 수행이 마무리되고 있다는 것을 알려주는 의미를 가진다. 대상자가 눈을 뜨면 치료자가 곁에서 머물러 있었다는 것을 알 수 있다.

(1) 벽으로 돌아가기

벽으로 돌아가기(wall return)는 대상자의 무릎 아래에 위치한 치료자의 오른쪽 아래팔을 최대한 가슴에 밀착시켜 벽으로 이동한다. 곧게 편 자세에서 대상자의 머리를 치료자의 왼쪽 가슴 위에 밀착시키고 척추의 중심을 가장자리 방향으로 천천히 이동한다. 대상자의 등을 벽에 평평하게 기댄 후 벽과 나란히 치료자의 왼쪽 무릎 위에 대상자의 엉덩이를 지지한다. 오른쪽 팔에서 먼 다리를 내리도록 밀어주고 가까운 다리를 치료자 방향으로 당겨 시작 자세에서 넓은 지지면을 가졌던 상태로 만들어 준다. 왼쪽 손으로 목과 뒤통수를 잡고 수직으로 당겨 머리가 기울어지지 않도록 잡아준다. 치료자의 무릎으로 대상자의 무릎을 지지하며 정면으로 이동하여 오른쪽 손을 가슴에 올린다. 왼쪽 손으로 뒷목 근육을 부드럽게 마사지한다(그림 13.20).

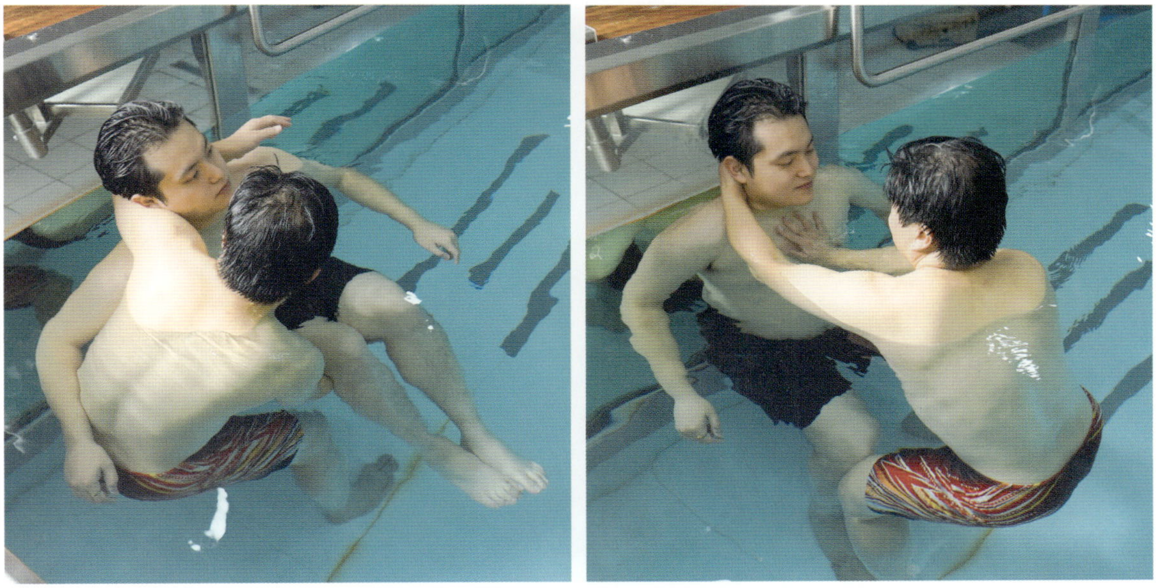

그림 13.20 벽으로 돌아가기

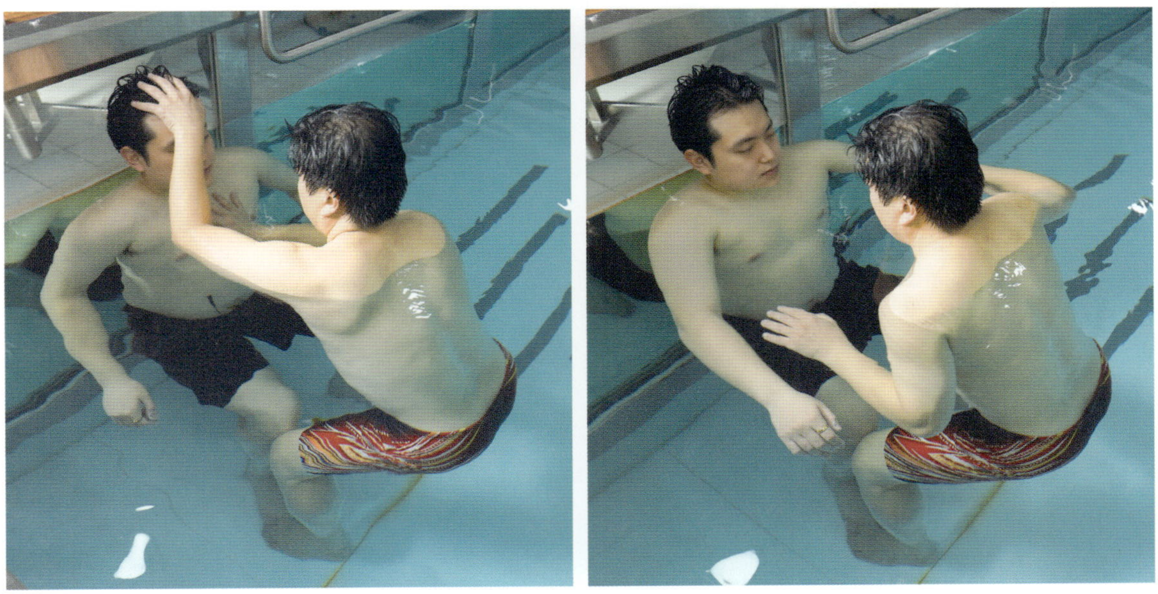

그림 13.21 들어올리기

(2) 들어올리기

들어올리기(lift off) 과정은 대상자가 스스로 머리를 지지할 수 있을 때 치료자의 왼쪽 손이 대상자의 목 뒤를 지나 머리의 보조를 중단하면서 시작된다. 오른쪽 손은 가슴 중심에 두며, 왼쪽 손바닥날로 대상자의 이마 중심부에 위치한 제 3의 눈(third eye)을 덮고 나머지 손가락을 펴서 왕관모양으로 감싼다. 양 손

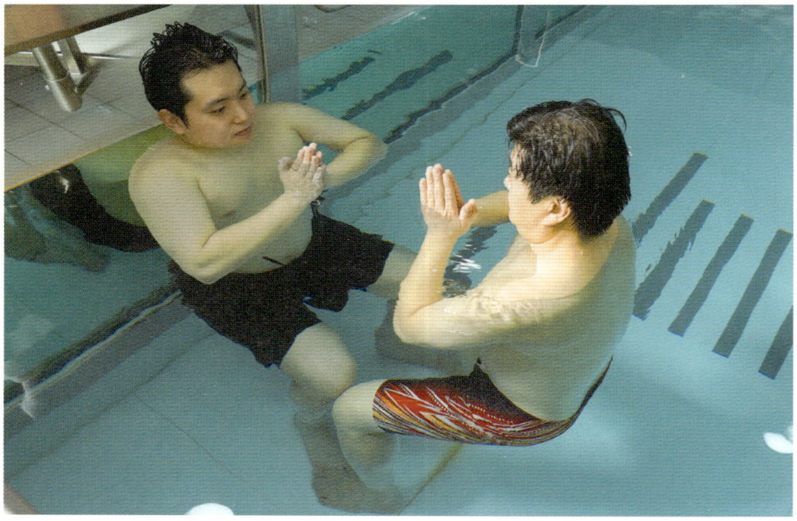

그림 13.22 존중의 공간

의 위치를 유지하면서 치료자의 등을 곧게 세워준다. 안정된 자세가 유지된다고 느낄 때, 양 손을 물 밖으로 들어 올리고 손가락을 곧게 편 자세로 대상자의 양팔이 수면 위로 올라오기를 기다린다. 치료자의 양손을 가슴 중심에 모으고 무릎과 발을 지지했던 다리는 뒤로 이동한다(그림 13.21).

(3) 존중의 공간

존중의 공간(honoring the space)은 치료자의 가슴 중심에 손을 모으고 몸을 낮춰 대상자와 접촉이 없음에도 교감을 나누고 있음을 느낀다. 대상자가 눈을 감고 있으면 그 상태를 유지하고, 눈을 뜰 때까지 존중의 공간은 지속된다(그림 13.22).

6) 주의점

모든 수중 활동과 같이 와츠 또한 위험요소를 가진다. 치료자는 뼈엉성증, 급성 류마티스관절염, 인대 불안정과 같이 손상과 상해를 줄 수 있는 부위는 안전을 위해 움직임을 분석하고 관찰해야 한다. 관절에 갑작스러운 부하를 주지 않는 느리고 부드러운 움직임이 제공되어야 한다. 어지럼, 구역질, 과도한 안뜰계통 자극에 의한 방향상실이 동반되는 멀미(motion sickness)가 나타날 수 있으므로 치료자는 과도한 자극에 의한 증상을 관찰해야 한다.

5. 아이치

1) 개요

수중 태극권(Tai Chi)이라고 알려진 아이치(Ai Chi)는 1993년 일본에서 시작되었다. 아이치는 깊은 호흡이 동반된 느리고 광범위한 협응 움직임을 유도하여 신체이완과 근력강화를 증진시키기 위한 프로그램이다. 일본의 Jun Konno에 의해 창시되어 아름다운 동양적 움직임을 치료에 접목시켰고, 건강을 지속하기 위해 몸의 균형을 유지하여, 인간이 가지고 있는 잠재적 치유능력을 인식하는데 도움을 주었다. 팔, 몸통, 다리의 협동운동이며, 와츠를 수행하기 위한 준비와 연습 단계로 이용되기도 하였다.

어깨 높이의 수중에서 점차 지지면을 좁히면서 팔에서부터 몸통과 다리 그리고 최종적으로 온몸으로 물 흐르듯이 진행하는 부드러운 움직임이 가로막호흡과 함께 수행된다. 물에서의 움직임은 둥글게 지속적이며, 부드럽고 천천히 움직이면서 자기 관찰이 이루어지게 되고, 지속적인 자기 평가를 통해 자동적인 운동패턴을 유도할 수 있다. 움직이는 동안 균등한 힘을 이용하여 물 흐르듯이 부드러워야 하며, 정신과 신체가 통합되는 운동을 수행한다. 온몸의 움직임은 신체정렬과 안정적 움직임을 가능하게 하며 유연성, 운동능력, 균형의 증가와 스트레스 감소 등의 효과를 제공한다.

다발성경화증 환자를 대상으로 한 무작위통제실험에서 아이치 적용은 통증, 뻣뻣함, 장애, 피로, 우울, 자율성(autonomy)의 향상을 보였고 균형, 기능적 동작, 팔과 다리의 근력, 피로에 긍정적 효과를 나타냈다. 파킨슨병 환자를 대상으로 한 연구에서도 아이치를 수행하지 않은 그룹에 비해 기능적 활동과 머리 조절의 향상을 보였다. 머리 조절과 깊은 호흡을 강조하는 아이치는 중심 안정화(core stability) 향상을 필요로 하는 치료에 효과적인 방법으로 사용될 수 있다.

2) 주의사항

아이치 방법을 모두 수행하기 위한 다섯 가지 주의사항은 다음과 같다.

- 몸은 어깨 높이의 물 깊이에 담근 상태를 유지한다.
- 숨을 들이쉬면서 손바닥을 위로 향하도록 한다.
- 숨을 내쉬면서 손바닥을 아래로 향하도록 한다.
- 등의 척추 배열이 일직선이 되도록 세운다.
- 팔다리를 천천히 크게 움직여 준다.

3) 움직임 패턴

아이치의 개인 수행 방법은 16가지 움직임 패턴을 포함하며, 분당 14~16회의 호흡수로 수행한다. 개인 수행 방법은 호흡운동(breathing movement, 5가지), 팔운동(upper limb movement, 3가지), 다리운동(lower limb movement, 5가지), 팔다리운동(total limb movement, 3가지)을 포함하는 16가지의 운동

■ 호흡운동

① 제자리(stationary)

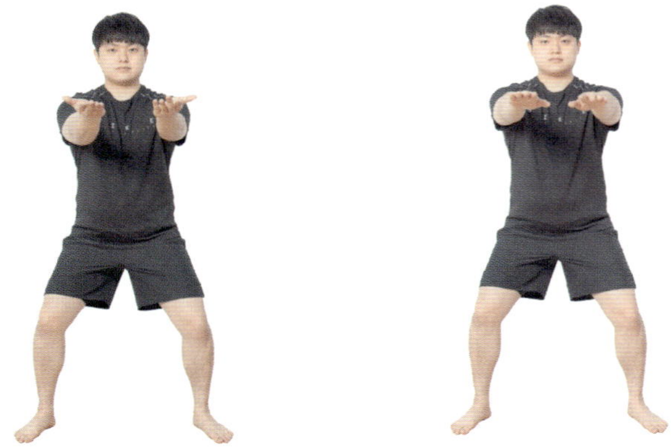

② 앞으로 올리고 내리기(front up–down)

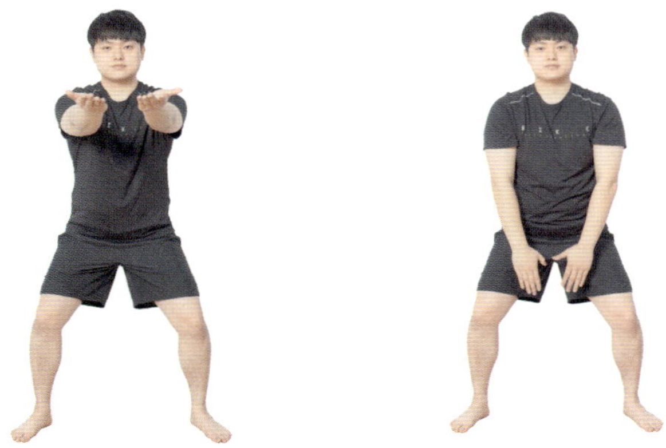

③ 옆으로 올리고 내리기(side up–down)

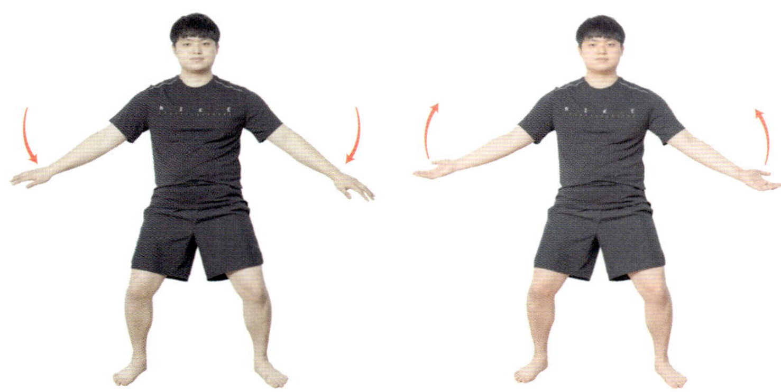

④ 수평으로 벌리고 모으기(horizontal)

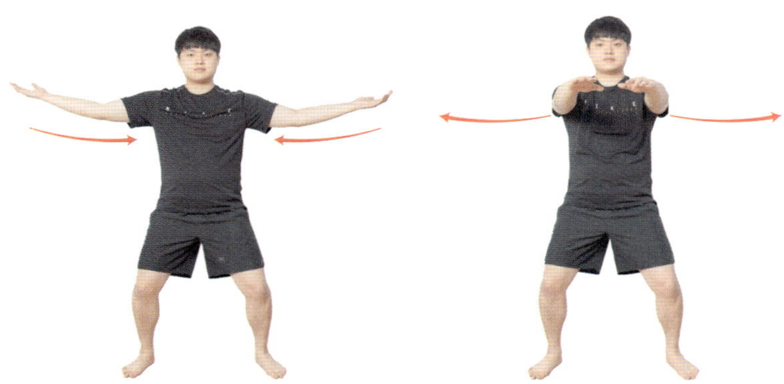

그림 13.23 아이치 개인 수행 방법

⑤ 깊게 엇갈려 벌리기(deep cross side)

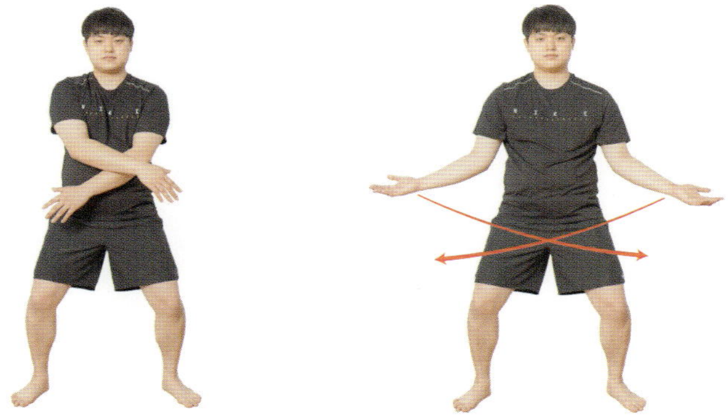

■ 팔운동

⑥ 앞으로 반 바퀴 돌며 흔들기(front half swing)

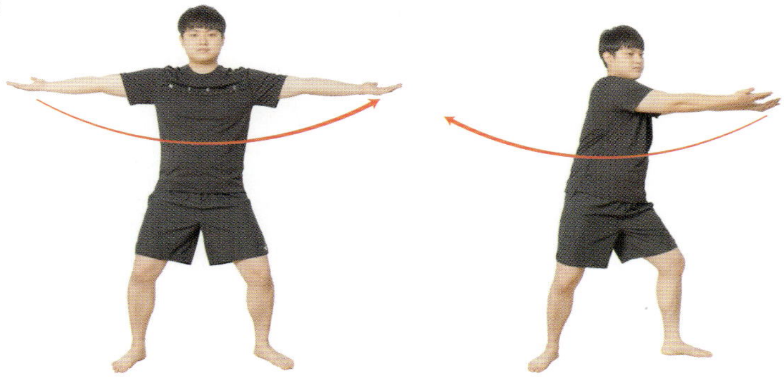

⑦ 뒤로 반 바퀴 돌며 흔들기(rear half swing)

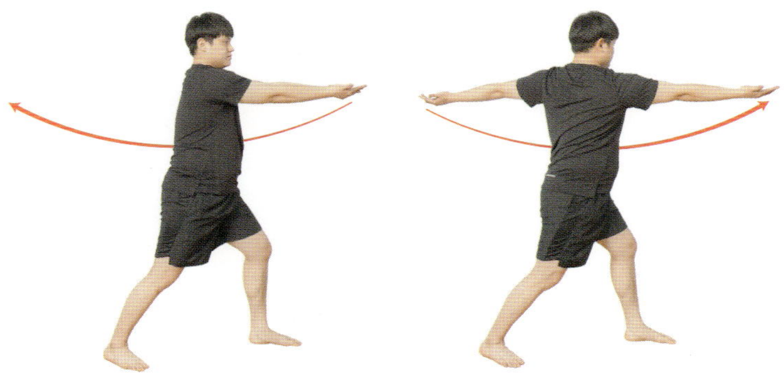

⑧ 한 바퀴 돌려 흔들기(full turn swing)

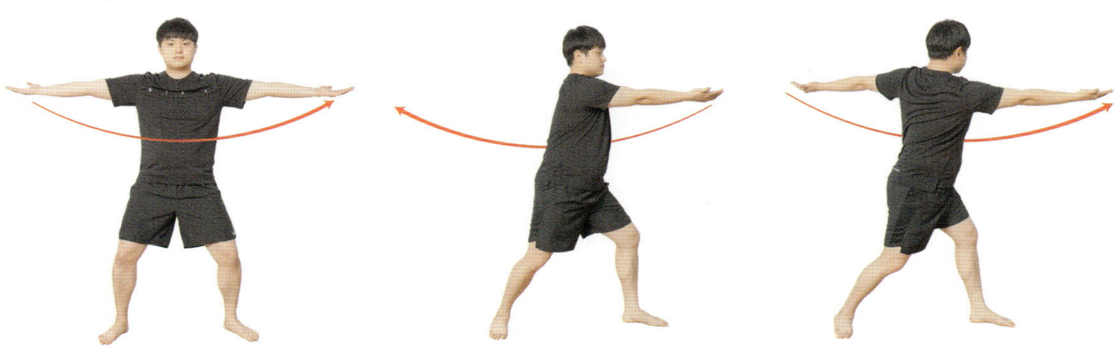

그림 13.23 아이치 개인 수행 방법 (계속)

■ 다리운동

⑨ 몸통 옆으로 흔들기(side trunk swing)

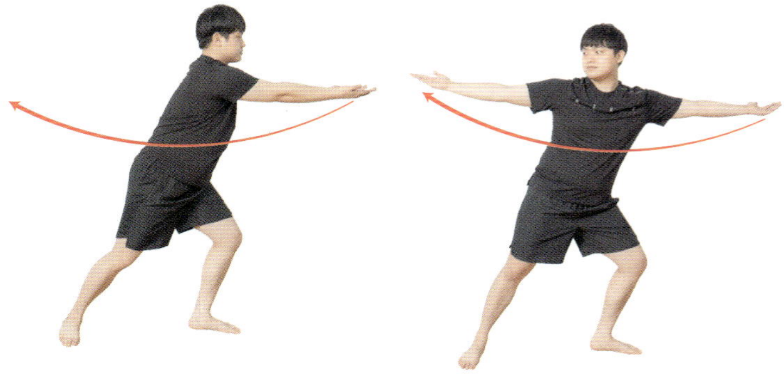

⑩ 몸통 앞뒤로 흔들기(front & back trunk swing)

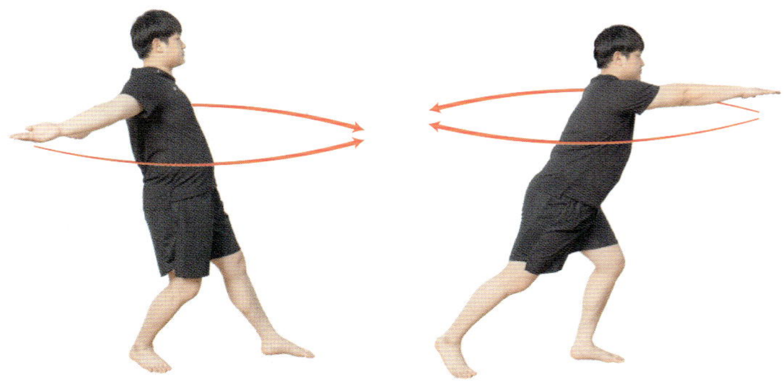

⑪ 다리 앞으로 반 들어 흔들기(half leg swing)

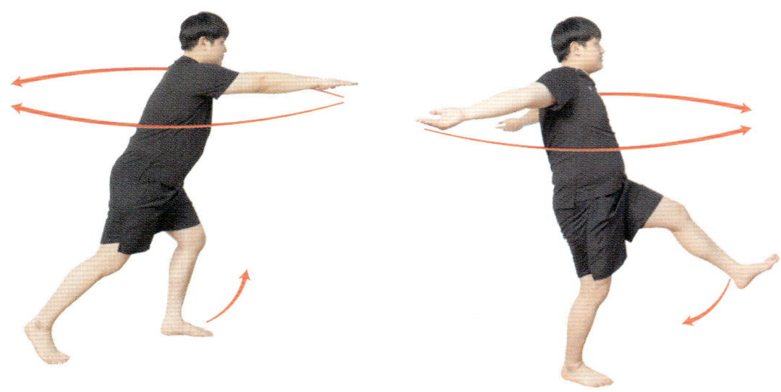

⑫ 다리 앞으로 높이 들어 흔들기(full leg swing)

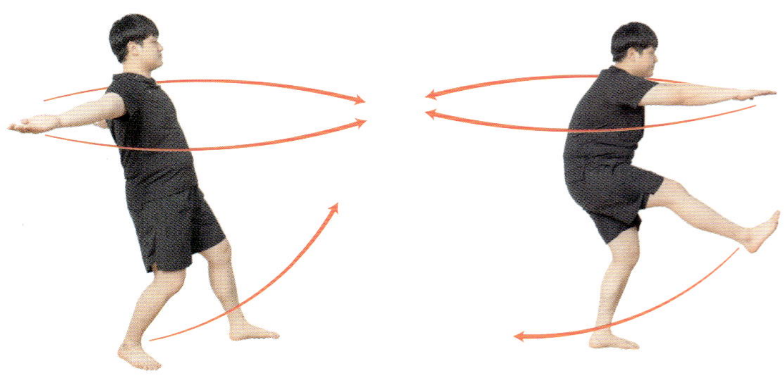

그림 13.23 아이치 개인 수행 방법 (계속)

⑬ 다리 앞뒤로 흔들기(rocking leg swing)

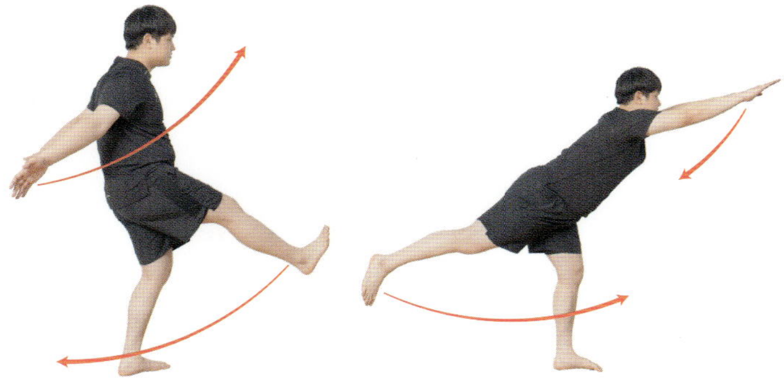

■ 팔다리운동

⑭ 팔다리 교차하며 걷기(cross-over walk)

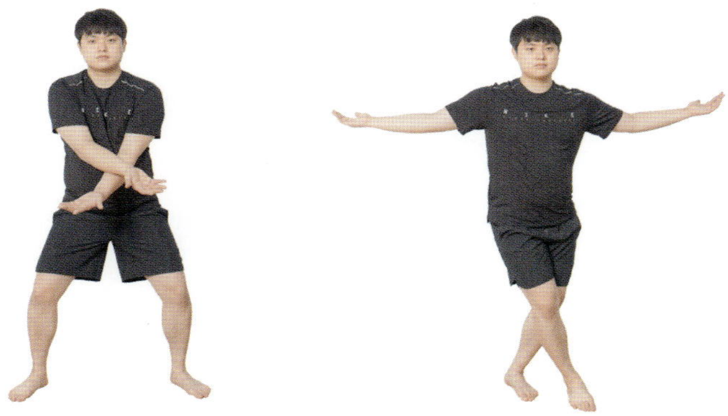

⑮ 팔다리 교차하여 걸으며 돌기(over-turn walk)

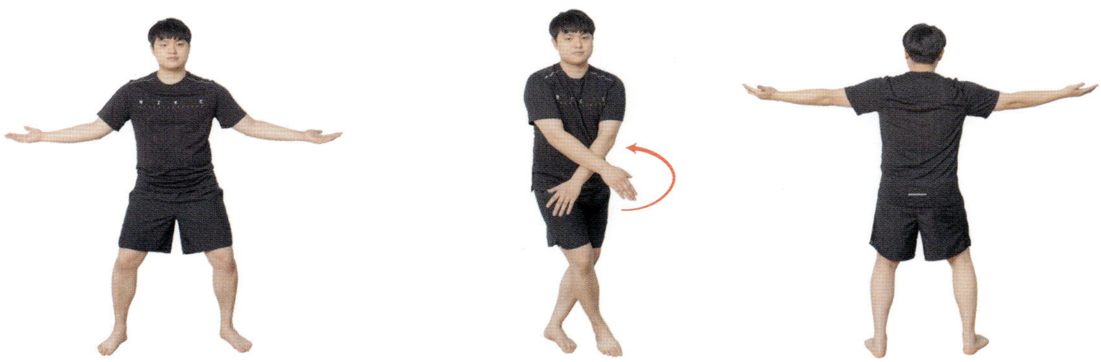

⑯ 제자리에서 돌기(stationary turn)

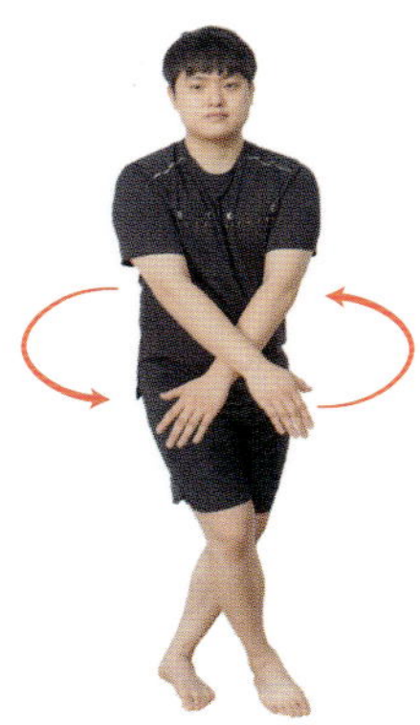

그림 13.23 아이치 개인 수행 방법 (계속)

이 있다. 개인 수행을 마치면 두 명이 짝을 이루어 뻗침운동을 수행할 수 있다. 아이치의 16가지 움직임 패턴은 다음과 같고 모든 자세는 어깨 깊이의 물에서 바로 선 자세로 실시한다(그림 13.23).

(1) 호흡운동

① 제자리(stationary): 어깨관절의 안쪽/바깥돌림 움직임

② 앞으로 올리고 내리기(front up-down): 어깨관절의 굽힘/폄 움직임

③ 옆으로 올리고 내리기(side up-down): 어깨관절의 어깨뼈면(scaption) 방향에서 모음/벌림 움직임

④ 수평으로 벌리고 모으기(horizontal): 어깨관절의 수평모음/수평벌림

⑤ 깊게 엇갈려 벌리기(deep cross side): 양팔을 교차되게 모으면서 어깨관절의 안쪽돌림, 벌리면서 어깨관절의 바깥돌림 움직임

(2) 팔운동

⑥ 앞으로 반 바퀴 돌며 흔들기(front half swing): 어깨관절의 수평모음/수평벌림을 순서대로 움직임

⑦ 뒤로 반 바퀴 돌며 흔들기(rear half swing): 몸통을 왼쪽(오른쪽)으로 돌림한 후 몸 뒤쪽으로 왼쪽(오른쪽) 어깨관절의 수평벌림/수평모음 움직임

⑧ 한 바퀴 돌려 흔들기(full turn swing): 몸통을 왼쪽(오른쪽)으로 돌림한 후, 오른쪽(왼쪽) 어깨관절의 수평모음 그리고 몸 뒤쪽으로 왼쪽(오른쪽) 어깨관절의 수평벌림/수평모음 동작을 순서대로 움직임

(3) 다리운동

⑨ 몸통 옆으로 흔들기(side trunk swing): 왼쪽(오른쪽) 다리에 체중을 옮긴 상태에서 몸통 돌림을 동반하는 오른쪽(왼쪽) 어깨관절의 수평모음/수평벌림 동작을 순서대로 움직임

⑩ 몸통 앞뒤로 흔들기(front & back trunk swing): 몸통을 왼쪽(오른쪽)으로 돌림한 후, 몸통을 구부리면서 양팔을 모으고 몸통을 펴면서 양팔을 벌리는 움직임

⑪ 다리 앞으로 반 들어 흔들기(half leg swing): 몸통을 왼쪽(오른쪽)으로 돌림한 후, 양팔을 벌리고 수평벌림하면서 돌림한 쪽 다리를 앞으로 올리고, 양팔 모으는 수평모음하면서 다리를 내리는 움직임

⑫ 다리 앞으로 높이 들어 흔들기(full leg swing): 몸통을 왼쪽(오른쪽)으로 돌림한 후 양팔을 수평모음하면서 돌림한 반대쪽 다리의 무릎을 펴고 앞으로 굽히는 움직임

⑬ 다리 앞뒤로 흔들기(rocking leg swing): 몸통을 왼쪽(오른쪽)으로 돌림한 후 양팔을 폄하면서 돌림한 반대쪽 다리를 무릎을 펴며 앞으로 올리고, 양팔을 굽힘하면서 돌림한 반대쪽 다리를 무릎을 펴며 뒤로 올리는 움직임

(4) 팔다리운동

⑭ 팔다리 교차하며 걷기(cross-over walk): 양팔을 몸 앞에 교차시켰다 펴면서 오른쪽(왼쪽) 다리를 왼

쪽(오른쪽) 다리 바깥으로 교차하는 움직임

⑮ 팔다리 교차하여 걸으며 돌기(over-turn walk): 양팔을 벌린 자세에서 몸 앞으로 교차시키면서 오른쪽(왼쪽) 다리가 왼쪽(오른쪽) 다리 바깥으로 교차하고, 교차된 양팔을 펴면서 왼쪽(오른쪽)으로 180° 회전하는 움직임

⑯ 제자리에서 돌기(stationary turn): 양팔과 다리를 몸 앞에 교차시켰다 펴면서 앞으로 나온 다리의 반대쪽으로 180° 회전하는 움직임

(5) 두 명 뻗침운동

두 명이 함께 하는 뻗침운동은 다음과 같다.

① 눈 마주치며 옆으로 기울이기(eye-contact side to side swing)

첫 번째 기본 자세는 양손을 잡고 팔을 옆으로 곧게 뻗은 자세에서 서로 마주보고 서서 눈을 맞춘다. 서로 눈맞춤을 유지하면서 잡은 손을 한 사람의 오른쪽으로 기울이고 왼쪽을 기울이는 동작을 3회 반복한다(그림 13.24).

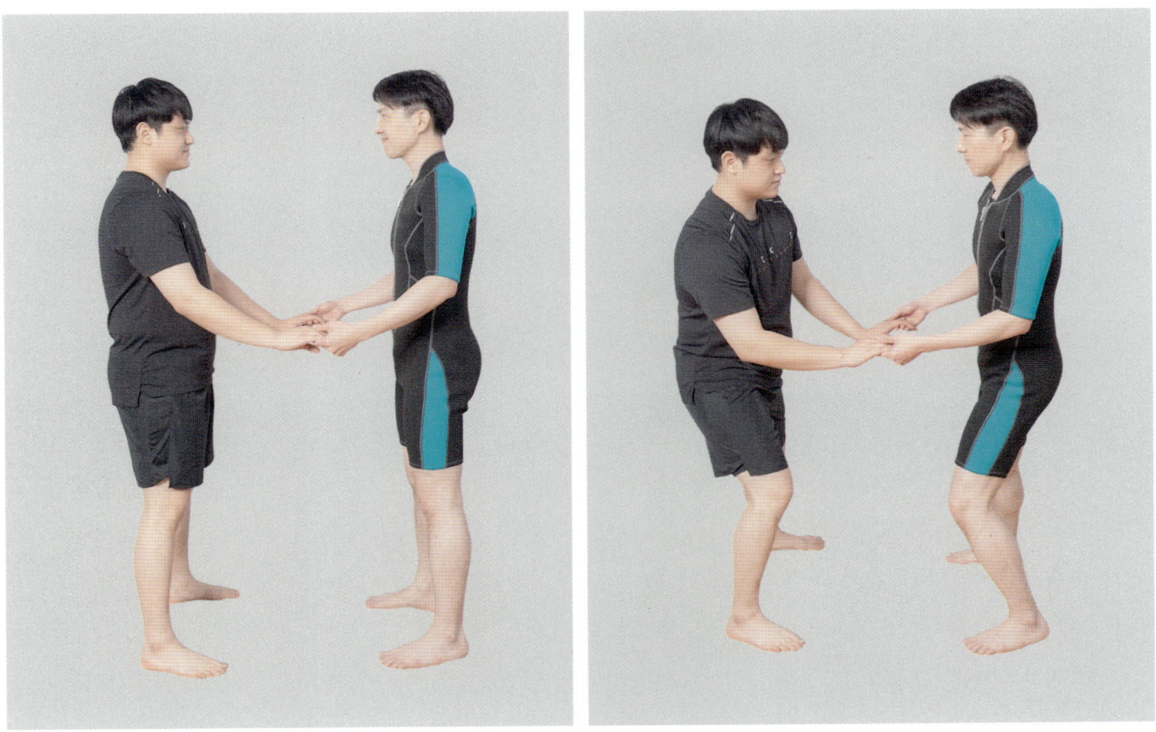

그림 13.24 눈 마주치며 옆으로 기울이기

② **다리 뻗어 교차하며 걷기**(cross-over walk & leg-stretch)

한 사람의 왼쪽 다리에 마주한 사람의 오른쪽 다리를 밀어서 중심을 지나 최대한 멀리 오른쪽으로 보내며 이동한다. 각자 체중을 지지하던 발을 이용해 기본 자세로 되돌아가기를 3회 반복한다(그림 13.25).

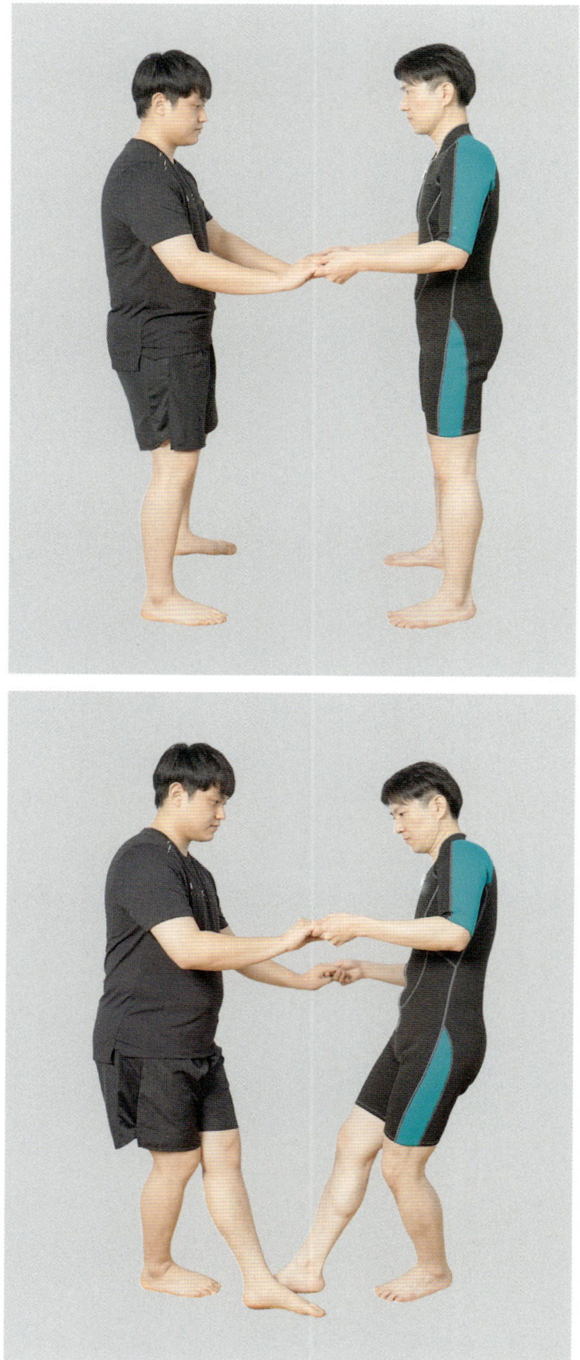

그림 13.25 다리 뻗어 교차하며 걷기

③ **교대로 팔과 어깨 뻗침**(alternate arm and shoulder stretch)

한 사람의 왼쪽 손과 마주한 사람의 오른쪽 손을 잡은 채로 몸의 중심을 가로질러 반대쪽으로 옮겨 팔과 어깨를 뻗침하는 동작을 양방향으로 3회 반복한다(그림 13.26).

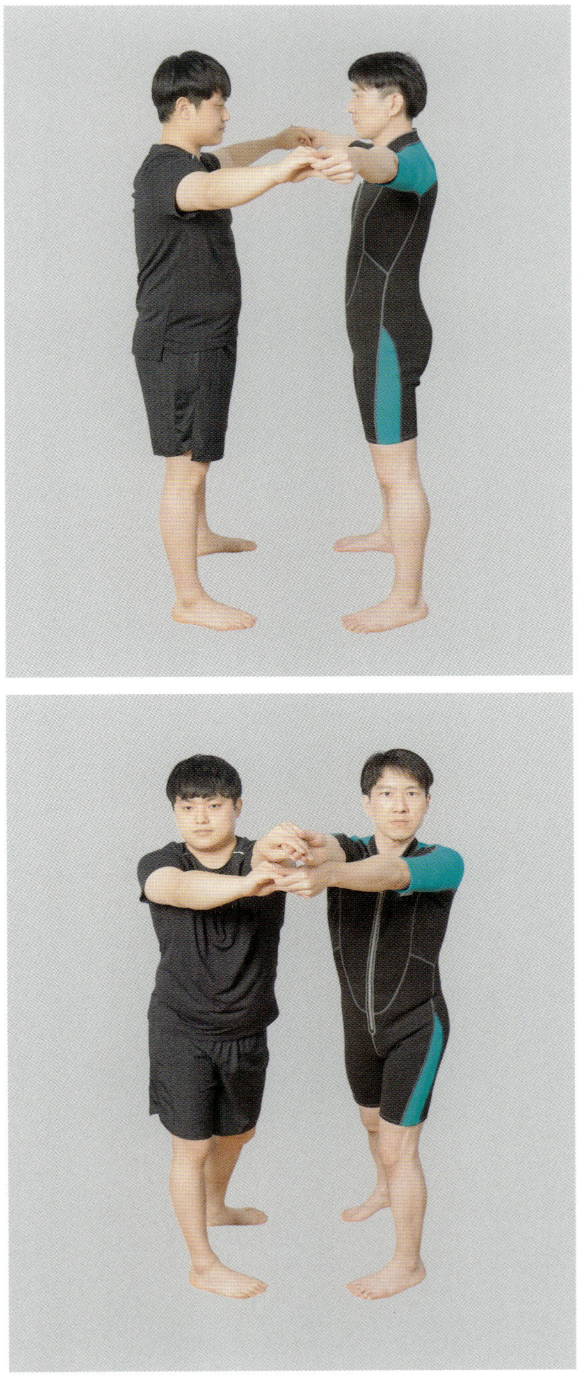

그림 13.26 교대로 팔과 어깨 뻗침

④ **오른쪽과 왼쪽 팔 벌려 뻗침**(open arm stretch, right & left)

기본 자세에서 한 사람의 왼쪽 팔과 다리를 몸의 중심을 가로질러 오른쪽으로 보낸 자세로 만들고, 숨을 깊게 들이쉬고 완전히 내쉬면서 바깥쪽에 있는 오른쪽 팔과 다리를 천천히, 크게 움직여서 등을 맞대고 양팔을 뻗은 자세로 만들어 준다. 반대 순서로 기본 자세로 되돌아가는 동작을 3회 반복한다(그림 13.27).

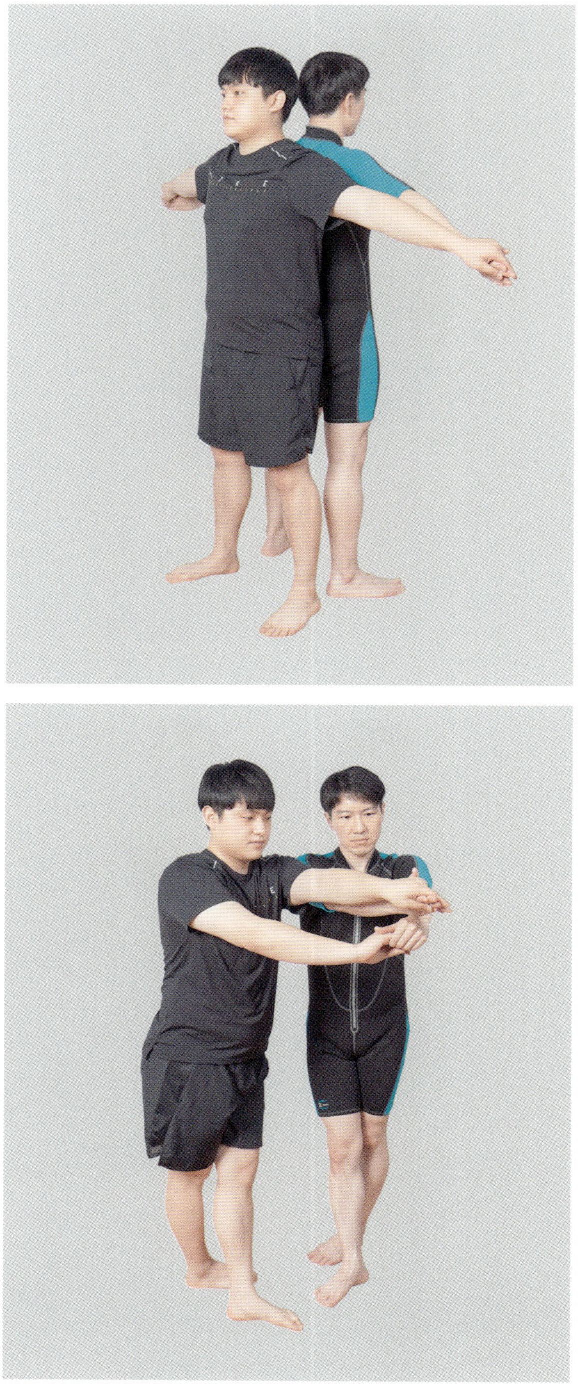

그림 13.27 오른쪽과 왼쪽 팔 벌려 뻗침

⑤ **팔 뻗침과 허리 비틀기**(arm stretch and waist twist)

기본 자세에서 두 걸음 뒤로 간 후, 양팔을 벌려 한 사람의 왼쪽 팔 앞쪽과 마주한 사람의 왼쪽 팔 앞쪽이 서로 만나도록 몸통을 돌림시킨다. 그리고 한 사람의 오른쪽 팔 앞쪽과 마주한 사람의 오른쪽 팔 앞쪽이 만나도록 시계 반대 방향으로 몸통을 돌림시킨다. 서로의 팔이 만나면 돌림 방향으로 밀어주어 뻗침을 유도하는 동작을 3회 반복한다(그림 13.28).

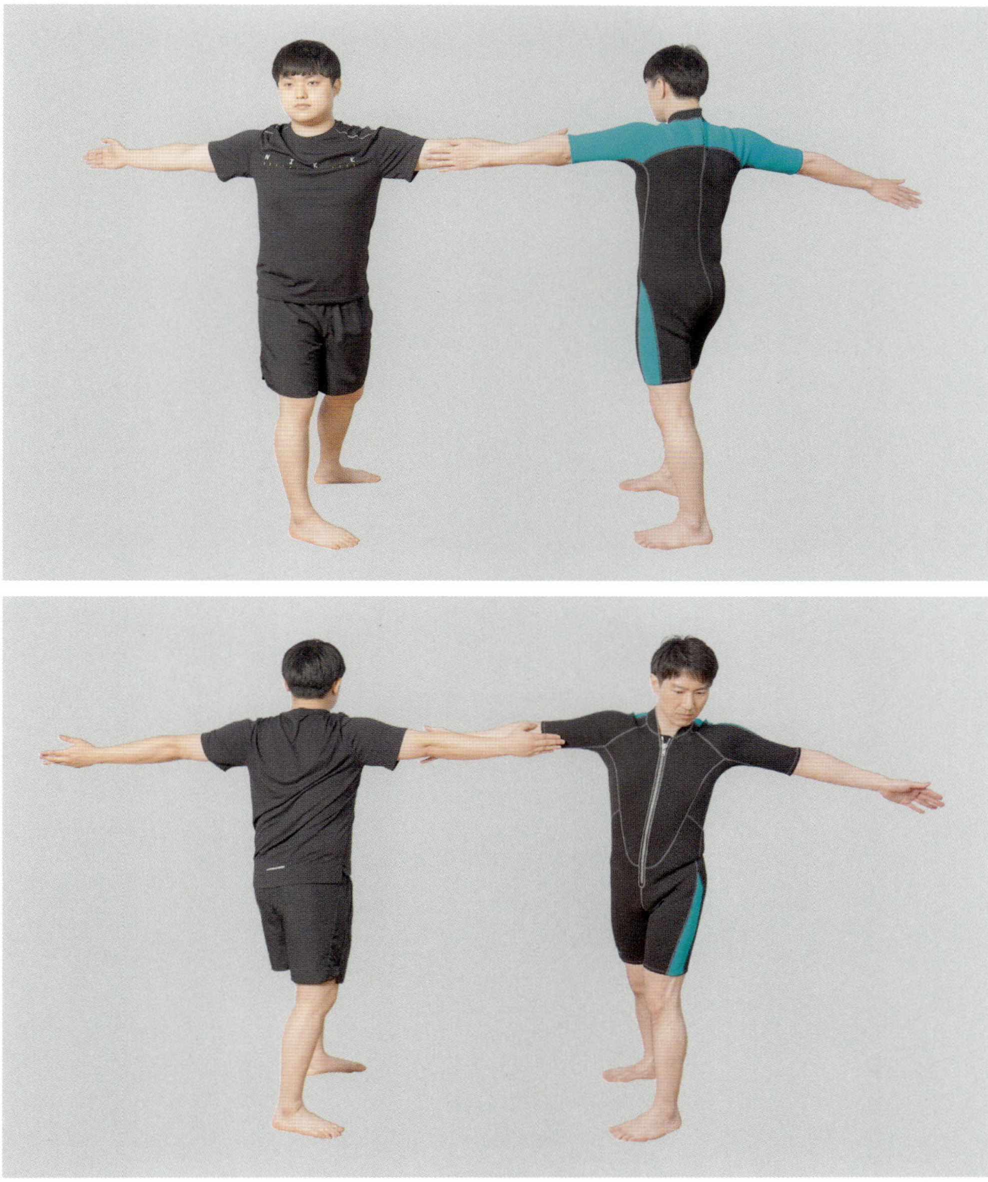

그림 13.28 팔 뻗침과 허리 비틀기

⑥ **등 뻗침과 허리 비틀기**(back stretch and waist twist)

기본 자세에서 두 걸음 뒤로 간 후, 양팔을 벌려 한 사람의 왼쪽 팔이 마주한 사람의 왼쪽 팔 뒤쪽과 등을 만나게 몸통을 돌림시킨다. 그리고 등과 어깨를 뒤쪽으로 뻗침시키도록 시계 반대 방향으로 몸통을 돌림시킨다. 방향을 바꾸어 동작을 3회 반복한다(그림 13.29).

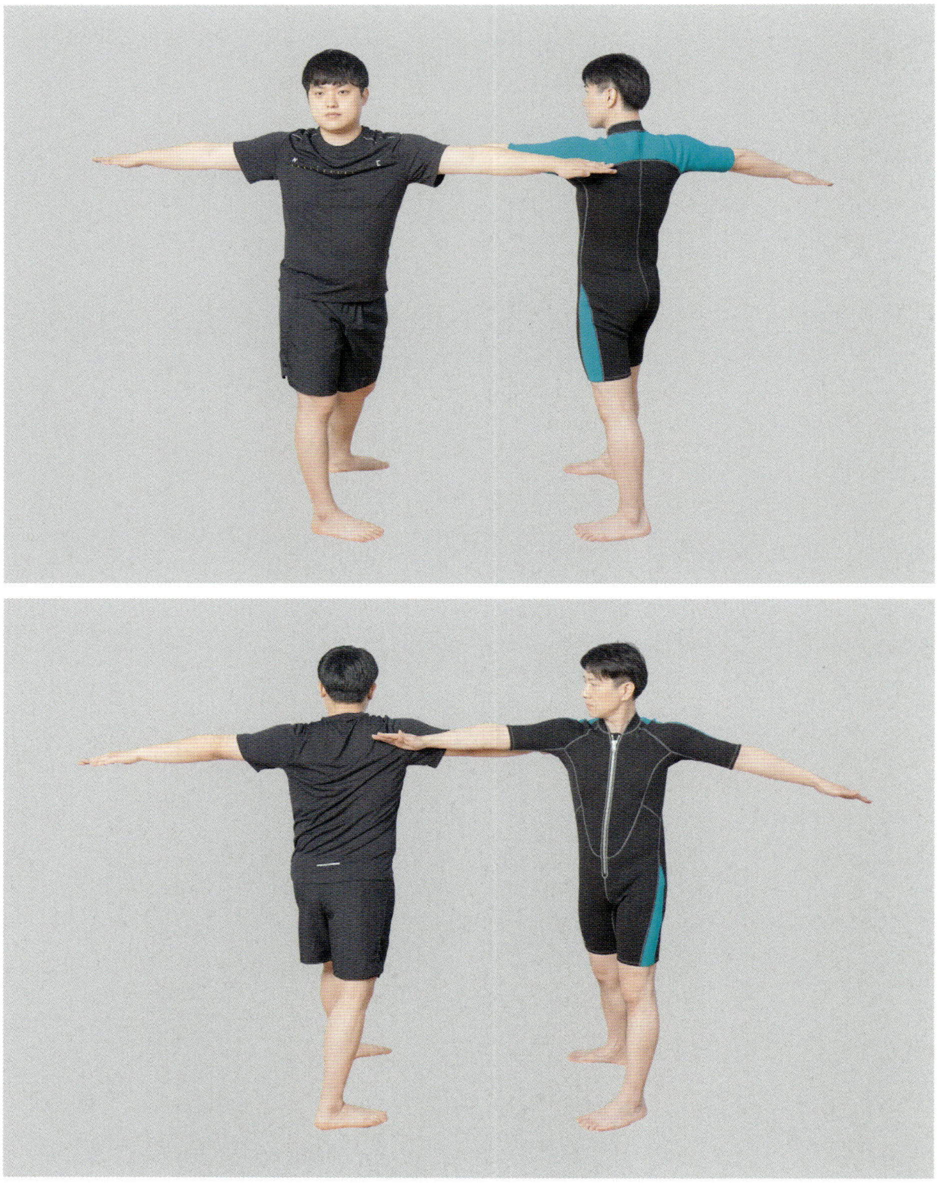

그림 13.29 등 뻗침과 허리 비틀기

⑦ 돌려서 뻗치기(rotation stretch)

기본 자세에서 두 걸음 뒤로 간 후, 한 사람의 오른쪽 손과 발이 마주한 사람의 오른쪽 손과 발에 접촉시키고, 발은 고정한다. 한 사람의 왼쪽 손과 마주한 사람의 왼쪽 손을 잡을 수 있도록 몸통을 돌림시킨다. 천천히 크게 움직이도록 몸통을 돌림하며, 팔이 멀어지는 동작에서 숨을 들이쉬고 몸통을 돌림하고, 팔이 마주하는 동작에서 숨을 내쉰다. 돌림 방향을 바꾸는 동작을 3회 반복하고, 한 사람의 왼쪽 손과 발이 마주한 사람의 왼쪽 손과 발에 접촉시킨 반대 자세로 3회 반복한다(그림 13.30).

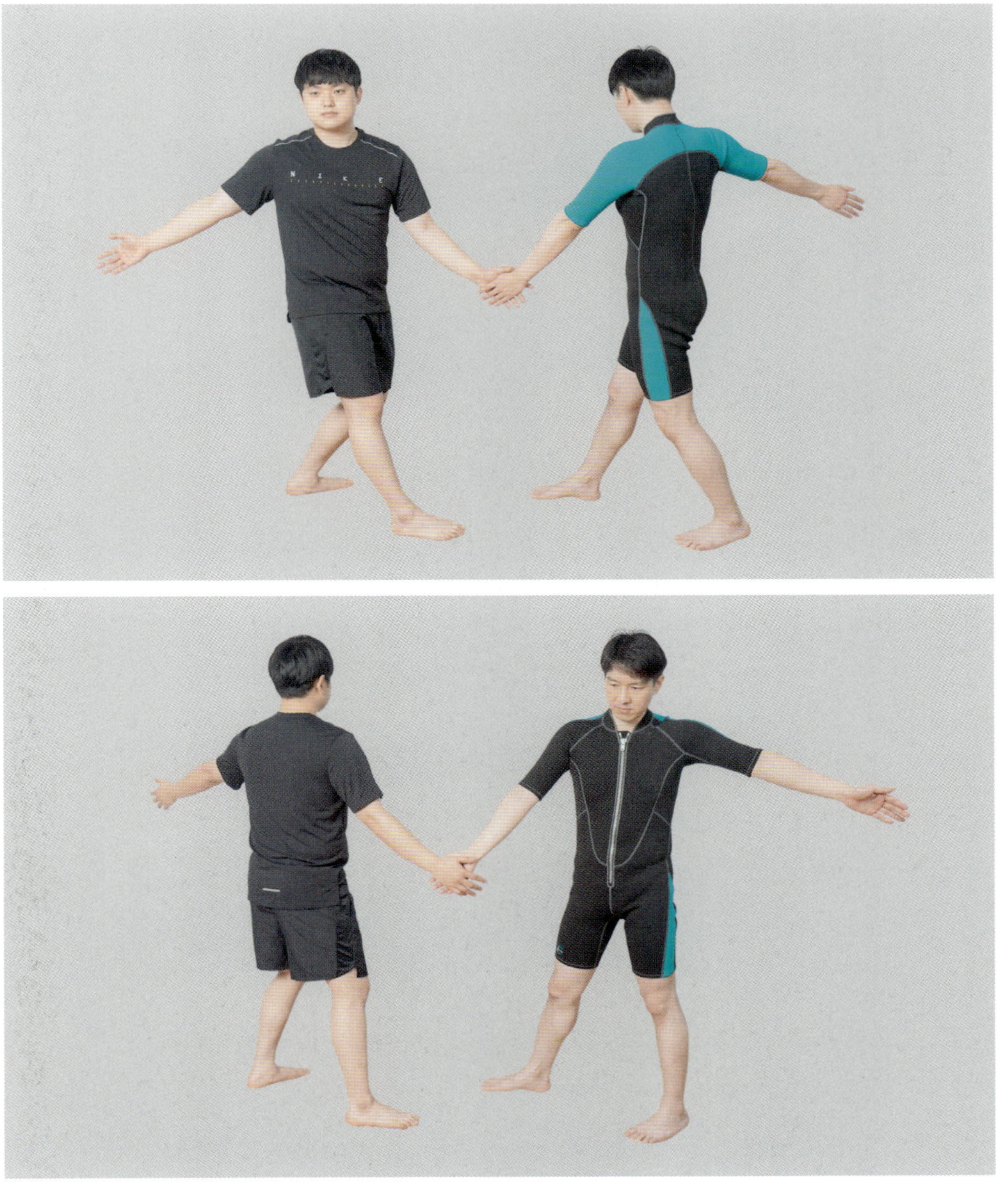

그림 13.30 돌려서 뻗치기

⑧ **교차된 팔 뻗침**(crossed arm stretch)

한 사람의 왼쪽(오른쪽) 손이 마주한 사람의 오른쪽(왼쪽) 손을 잡고 허리를 오른쪽 돌림시키며, 오른쪽 손으로 마주한 사람의 왼쪽 손을 잡아당겨 뻗침시킨다. 방향을 바꾸어 동작을 3회 반복한다. 마지막으로 한 사람의 오른쪽 돌림을 통해 당겨진 마주한 사람의 몸이 기울어져 왼쪽 팔에 머리가 놓이게 만들고, 한 사람의 오른쪽 팔로 마주한 사람의 다리를 받쳐주는 자세를 만들어 와츠의 기본 자세를 만들어 준다(그림 13.31).

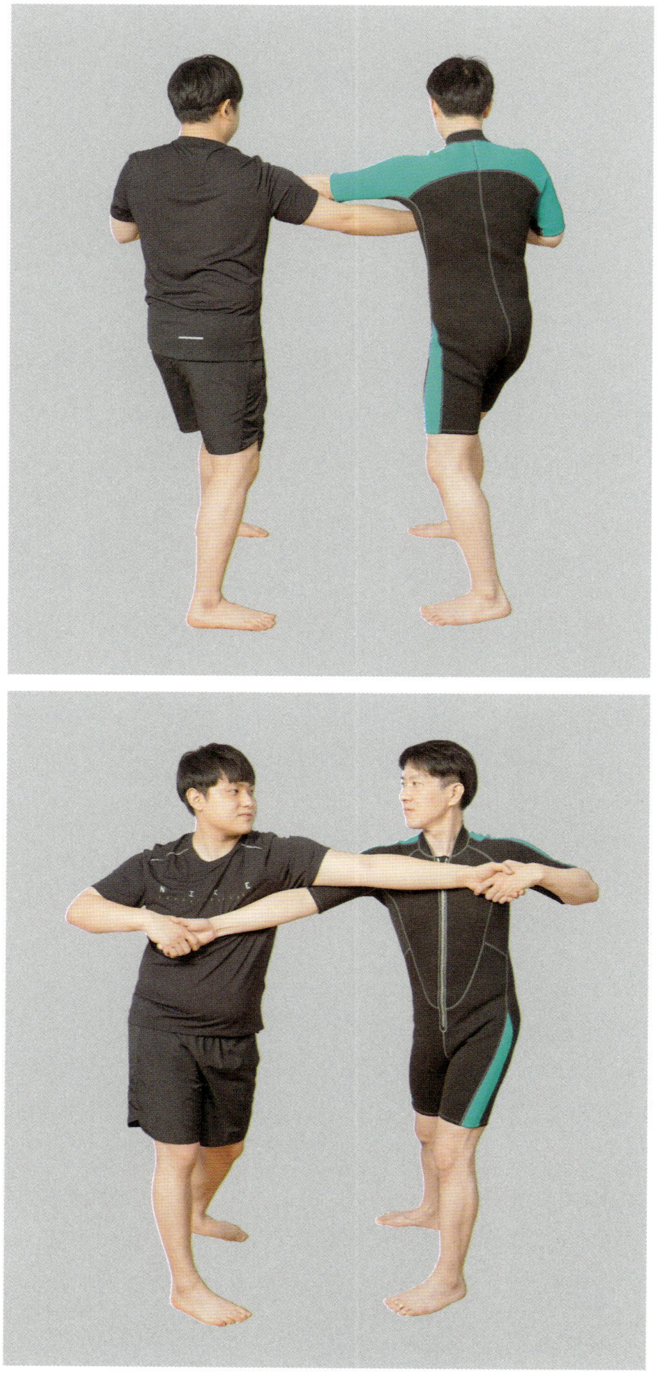

그림 13.31 교차된 팔 뻗침

CHAPTER

14

바드라가즈링

Bad Ragaz Ring

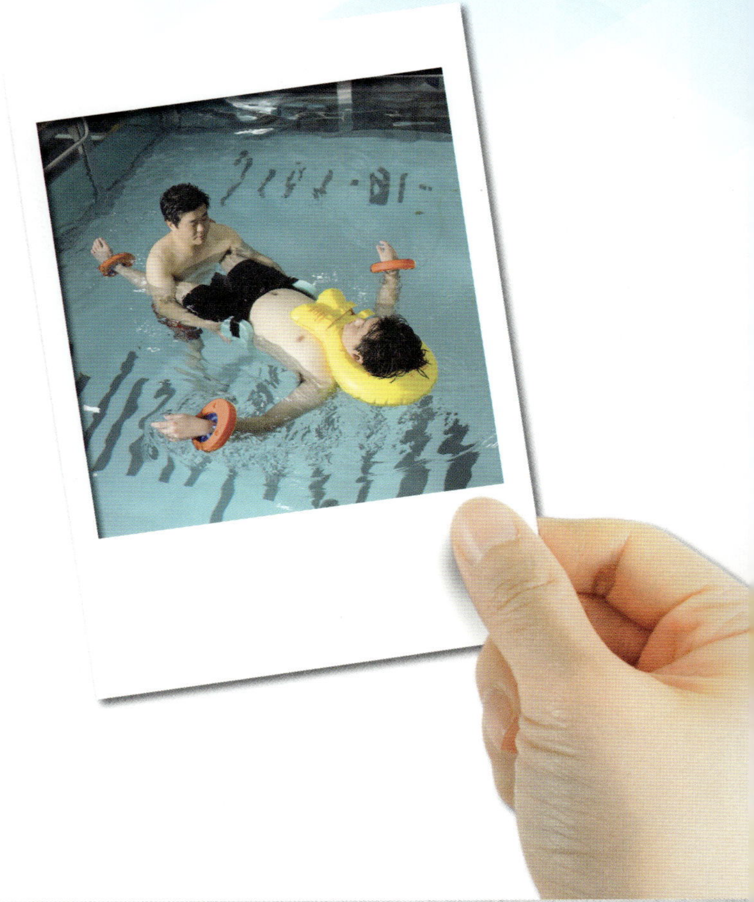

학습목표

1. 바드라가즈링의 개요와 치료 효과를 설명할 수 있다.
2. 바드라가즈링의 근육 활동 적용방법을 설명할 수 있다.
3. 바드라가즈링의 손 고정점 적용방법을 설명할 수 있다.

주요 키워드

1. 고유수용성신경근촉진법
2. 수동적, 등척성, 등장성, 등속성 기술
3. 치료사의 손 고정점과 부력보조

1. 개요

바드라가즈링은 개별 치료사와 환자를 기초로 수행하는 능동 수중물리치료이다. 치료사는 수중에서 수평 자세로 누워 물 위에 떠 있는 환자를 보조해 준다. 수면 위에 수평적인 자세로 3차원적인 공간을 활용하게 하는 것은 치료사에게 신체 장력의 방향을 확인할 수 있을 뿐만 아니라 최소한의 근육 변화를 구분할 수 있다. 바드라가즈링이 가지는 삼차원적인 성질은 중력의 영향을 받는 지상에서보다 우수한 치료가 가능하다. 물의 성질은 근육긴장도, 관절가동범위, 신경근육 반응 등의 미묘한 변화도 명확하게 발견할 수 있다. 유해한 협동작용이나 보상 움직임은 정확한 움직임 반응을 억제 혹은 촉진시키는 바드라가즈링을 적용하면 확인할 수 있다.

2. 역사

바드라가즈링은 스위스의 바드라가즈 지역 온천에서 오랜 시간 동안 발전해온 수중물리치료법이다. 근육이완, 척추 늘리기, 근긴장도와 관절가동범위를 증가시키기 위해 재활과 근력 증진 치료에 이용되었다. 스위스 바드라가즈의 온천수는 좁은 협곡의 바위에서 분출되어 나오는 파페르(Pfafers) 주변에서 1240년에 발견되었고 신체적 · 정신적 질병을 치료하기 위해 이용되었다. 협곡 위 고원에 위치한 파페르 수도원의 승려들은 협곡의 좁은 틈새를 통해 환자들을 큰 바구니에 태워 온천수가 흐르는 곳으로 내려 보냈다. 1630년대 대규모 목욕탕 건설을 위한 물길 개선으로 온천수 흐름의 방향이 바뀌었고, 1840년에는 바드라가즈 지역까지 관이 연결되었으며, 이 지역 온천수의 치유 효과가 확산되면서 건강휴양지로 개발되었다. 이후 바드라가즈링 방법은 1957년 부력 보조기구의 보조가 전통적 치료방법에 추가되었다. 부력 보조기구의 사용은 안정화 강화와 능동저항 및 고유수용성신경근촉진법(proprioceptive neuromuscular facilitation)과 결합하는 대근육패턴 움직임을 강조하였다. 그리고 1967년부터 바드라가즈링이라는 용어로 사용되고 있다.

3. 이론적 배경

1) 치료 원리

바드라가즈링은 환자에게 3차원적인 검사와 완전한 관절가동범위를 수행하기 위해 링 모양의 부력 보조장비를 이용하는 수중물리치료방법이다. 저항하기, 지속하기, 늘리기, 이완하기, 관절가동범위 증가와 긴장도 감소를 위해 다양한 패턴을 이용한 근육 재교육 등으로 구성된다. 치료사는 환자가 점진적으로 수동적에서 능동적으로 등척성 운동, 등속성 운동, 등장성 운동을 수행하도록 유도하기 위해 물의 물리적 특성을 이용한다. 이와 같은 방법은 정상운동패턴을 특징으로 가지는 고유수용성신경근촉진법의 기초를 포함한다.

2) 치료 지침

물의 부력, 거친 흐름, 수압은 이완운동과 지속적 안정화 프로그램을 통해 회복 과정을 촉진시키기 위해 이용된다. 마비와 기능 제한을 가진 환자들의 통증이 감소된 상태에서 움직임을 보조해 준다. 바드라가즈링은 팔, 다리, 몸통의 움직임 패턴으로 구조화되어 있으며, 팔과 다리, 몸통을 분리하여 한 방향(unilateral)이나 양방향(bilateral), 대칭적(symmetrical)이거나 비대칭적(asymmetrical)인 움직임으로 나눌 수 있다. 목, 팔, 몸통, 다리에 부력 보조기구를 착용하고 치료사에 의해 수행되며, 닫힌사슬운동(closed Kinetic chain exercises) 하에 따뜻한 물이 주는 심리적 효과와 안전하고 보조가 동반되어 나타나는 장점들을 이용하여 수행된다. 바드라가즈링의 치료방법으로는 등척성, 등장성, 등속성 방법 등이 있다.

(1) 방법론

바드라가즈링은 회복을 위해 다양한 형태로 근력강화와 움직임 활성화를 유도하는 저항운동 방법이다. 우선 잘 정의된 고유의 치료 프로그램이 존재하며, 일반적으로 수중에 적합한 치료로 이용된다. 종합적 수중물리치료 개념의 이상적인 분야이며 최상의 치료방법을 선택하여 기능적 제한과 치료의 목표를 분석한다. 근력, 동작, 안정성 또는 신체기능을 증진시키는 기초를 제공하여 류마티스관절염, 뼈관절염, 만성 염증 문제, 척추의 결손과 같은 류마티즘학, 정형외과학, 신경학적 질환이나 수술 후 적용이 가능하다. 치료방법은 초기와 말기에 영향을 주는 기능적 문제에 중점을 두고, 부차적인 효과에 의해 간접적으로 영향을 미친다. 경제적이고 효율적인 치료를 통해 환자의 능력을 최대화시키는 바드라가즈링은 고정화된 방법이 아닌 통증과 근육이완을 위해 제공되는 완전한 물리치료적 개념을 가진다. 다양한 치료방법을 이용하여 치료 목표를 달성할 수 있다.

(2) 치료 목표

바드라가즈링의 치료 목표는 이완, 근육의 긴장도와 뻣뻣함 감소, 관절가동범위 증가, 근육 재교육과 운동기술 향상, 근력 강화, 지구력과 협응 증대, 척추 늘리기와 압박 저하, 정상 대근육 움직임 회복, 동기 진작, 몸통 안정화 증대, 방사를 통한 강화, 감각수용체 자극, 체중 증대를 통한 다리기능 향상 등이다.

(3) 적응증과 금기증

바드라가즈링의 적응증은 움직임에 따른 통증, 관절가동범위 감소, 근육과 자세긴장도 증가, 근육 불균형과 약화, 협응 감소, 고유수용성 감각 결핍, 감각 상실, 근력과 지구력 감소, 체중부하 제한, 척주옆굽음증이나 앞굽음증과 같은 변형 등에 적용할 수 있다. 금기증과 주의사항은 척추관협착증, 귀 관련 문제,

민감한 안뜰자극, 운동수행 중 호흡 중단이 나타나는 호흡 제한, 똑바로 눕기 어려운 척주앞굽음증, 치료 과정에 통증 동반, 물에 대한 두려움 등이 있다. 허리통증으로 인해 누운 자세가 어려운 환자들은 치료사에 의해 적절한 자세를 인식하고 있어야 하며, 몸통 돌림이나 비트는 동작을 지양하여 치료 시 바른 배열과 자세 안정성을 유지하여 수행해야 한다.

(4) 치료시간 및 진행방법

최소 치료시간은 15분 이상이며 근력강화가 목적인 환자의 경우, 급속하게 피로가 발생될 수 있으므로 시간을 과도하게 늘리지 말아야 한다. 고강도 수축을 이용한 치료 시 각 치료 과정의 휴식시간은 1분 30초~3분이다. 유산소 지구력 치료 시 치료시간을 증가시킬 수 있다. 바드라가즈링에 의하면 국소 근육의 지구력 운동은 30분 이상 적용이 가능하다. 연속된 근육수축을 위한 운동은 각 치료 과정 사이에 1분을 유지하며, 최대하 수축으로 20분을 초과하지 말아야 한다.

운동 과정은 다음과 같이 실시한다. 넓고 점진적인 동작으로 움직이고, 몸 쪽에서 먼 쪽으로 변화하며 움직임의 속도를 증가시킨다. 지렛대를 길게 하는 방향으로 몸의 형태를 변화시킨다. 등척성 수축 결합 또는 반복 수축과 같은 방법을 도입하고, 저항용 벙어리장갑이나 다른 장비들을 이용하여 저항을 증가시킨다. 부력 보조기구인 링의 사용을 줄여 수면의 깊이를 더한다.

3) 고유수용성신경근육촉진법

고유수용성신경근육촉진법은 고유수용성 자극을 통해 신경근육계통의 반응기전을 증진시키는 방법이다. 피부와 근육, 관절에 위치하는 고유수용성 감각수용기들은 감각계통에 설정된 외부수용기와 내부수용기의 상호작용을 통해 팔과 다리의 정확한 위치를 전달해 준다. 환자들은 치료사가 제공하는 저항을 받고 균형을 위한 보조의 지속적인 증가 혹은 감소를 경험한다. 치료사의 저항은 움직임 수행 동안 지속된다.

물에 떠 있을 때는 안정된 평형 상태이다. 작은 움직임이 유발되면 중력 중심과 부력 중심의 상호작용으로 평형 상태가 변화되어 안정된 상태를 상실하게 된다. 바드라가즈링에서 상실된 균형은 안정된 보조(부력 보조기구)와 환자에게 움직임을 이끌어 주는 치료사의 손에 의해 조절된다. 뻗침반사(stretch reflex)가 있다면 부력 보조기구 없이 고정된 자세로 물에 자유롭게 떠 있기는 불가능하다. 따라서 고유수용성신경근육촉진법과는 달리 물에서 움직임의 시작을 위해 뻗침반사를 이용할 수 없다. 치료사의 손과 물의 마찰력에 의해 유발되는 물의 움직임은 저항 효과를 유발시킨다. 고유수용성신경근육촉진법의 모든 유형에서 마지막 움직임의 미세한 조절에 어려움이 있지만 바드라가즈링에서는 마지막 자세 유지가 가능하다.

4. 적용방법

치료방법을 적용하기 위해서는 자격이 필요하므로 치료사는 특별히 요구되는 치료방법과 정확한 개념에 대한 지식을 습득해야 한다. 치료를 시행하기 전에 환자가 마음의 준비를 할 수 있도록 지도해야 하며, 환자가 자세의 불편함을 느끼고 숨쉬기 또는 균형을 유지하기 어렵다면 치료를 방해하는 요인이 될 수 있다. 바드라가즈링에 의해 제공되는 근육 활동은 등척성 수축, 등장성 수축, 등속성 수축에 의해 발생된다. 수축의 형태는 물에서 환자의 움직임으로 발생되는 힘에 대응하는 다양한 저항을 이용한다. 이러한 저항을 이용하여 관절의 움직임을 유도하기 위한 최대 힘을 이끌어 낼 수 있다. 근육의 장력은 길이에 따라 조절되고 움직임 속도와 외적 지렛대에 의해 변화한다.

1) 부력 보조와 위치

부력 보조기구를 이용해 물에서 안전하고 안정되게 치료할 수 있도록 적절하게 위치시키는 방법을 지도해야 한다. 치료 적용 전 보조기구의 손상이나 파손 유무를 점검해야 하며, 부력 보조기구가 몸을 회전시킬 수 있으므로 목과 엉덩이는 우선 공기로 채워진 보조기구를 이용하여 한쪽이나 양쪽 발목을 지지할 수 있다. 위치와 팽창 정도에 따라 특수화된 부력 보조기구를 사용하여 움직임이 제한받지 않도록 착용한다.

목의 부력 보조기구는 척추의 배열을 중립에 위치시키고 치료사의 지시를 들을 수 있도록 조절되어야 한다. 목이 과도하게 굽혀지거나 펴지지 않으며, 어깨와 척추의 배열이 중립 자세를 유지하도록 조절한다. 팔과 손목 부력 보조기구는 몸 가까운 쪽 혹은 먼 쪽에 위치시킨다. 가까운 쪽은 어깨와 팔꿈치의 지지와 안정감, 작은 저항을 제공하며, 먼 쪽은 저항을 증가시키고 관절을 불안정하게 하지만 신체 회전력을 증가시킨다. 엉덩이 부력 보조기구는 허리를 피해 중력 중심 위치(S2)에 지지한다. 허리앞굽음을 피하고 골반의 중립 자세를 유지하며, 수평 유지와 회전력을 완화시킬 수 있도록 위치를 조절해야 한다. 무릎과 발목 부력 보조기구는 팔과 손목 부력 보조기구에서와 같이 가까운 쪽과 먼 쪽에 따라 영향을 미치며, 허리통증 환자에게 통증을 유발하지 않고 골반을 중립 자세로 유지하도록 조절되어야 한다. 발목의 부력 보조기구는 공기를 최소화하여 발이 너무 높이 올라와 불편함을 느끼지 않도록 조절한다. 치료사는 치료하는 동안 환자를 고정시키기 위해 안정된 상태를 유지하고 과도한 움직임을 피해야 한다. 따라서 물의 깊이는 치료사의 8~11번 등척추뼈 정도가 되어야 한다.

2) 수동적 기술

수동적 기술(passive techniques)은 근육 활동을 위한 치료를 시작하기 전에 수동 동작(passive motion)을 수행하여 이완, 근긴장 완화, 척추견인을 유도해야 한다. 수동 동작은 움직임을 통해 발생되는 저항을 느끼고 준비하는 과정이다. 이러한 이완은 상호 억제(mutual inhibition)의 신경생리학적 현상에 의해 발생된다(그림 14.1).

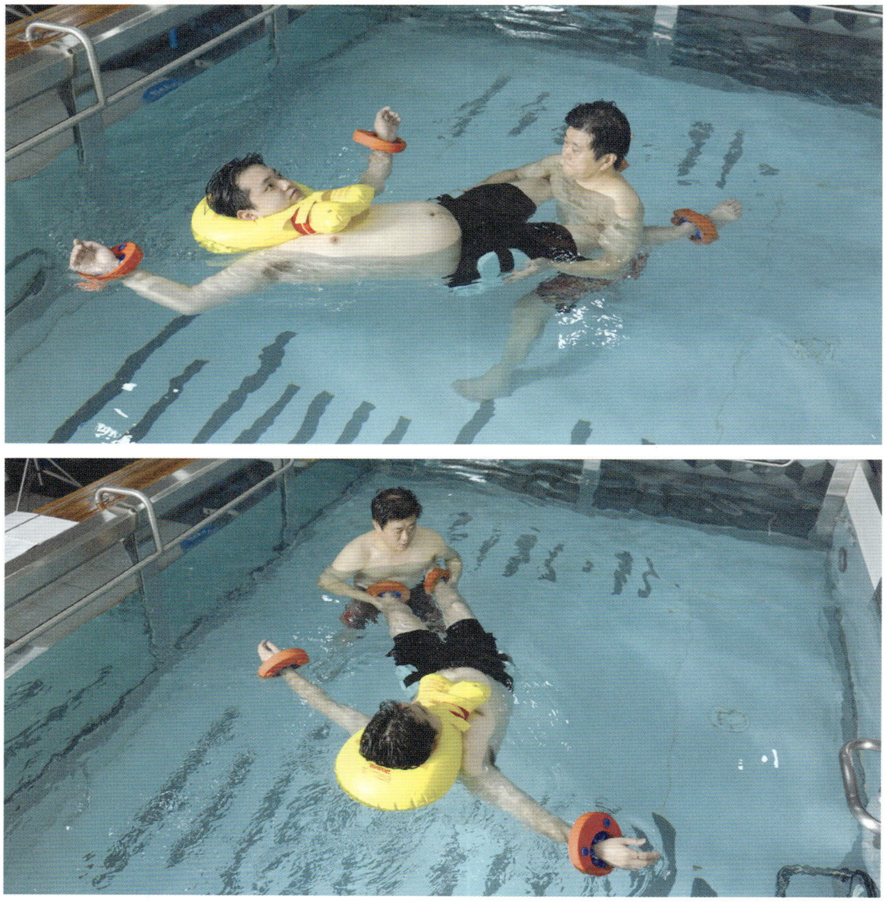

그림 14.1 수동적 기술

환자의 몸통을 천천히 수동적으로 부드럽고 강하게 흔들어 주거나 구르기, 골반경사, 8자 모양 등으로 만들어 주는 동작을 통해 근육을 늘리고 이완하며, 근육긴장도를 낮춰주는 움직임을 제공한다. 치료사는 환자에게 '이완하고 물이 이끄는 방향으로 움직이세요.'라고 설명해 준다.

3) 등척성 기술

등척성 기술(isometric techniques)은 안정을 위해 수중에서 치료가 수행되는 동안 환자가 한 자세를 유지하고 있어야 한다. 치료사에 의해 유도된 수중 움직임은 유체역학에 의한 힘의 저항으로 발생하여 자세 변화를 유발시킨다. 하지만 환자는 일정하게 자세를 유지하기 위해 지속적으로 근긴장도의 변화를 발생시켜 특정한 자세를 유지할 수 있다. 치료사는 환자에게 '물에서 움직임이 발생하더라도 고정된 자세를 유지하고 호흡을 유지하면서 물이 이끄는 방향으로 움직이지 말아야 합니다.'라고 설명해 준다(그림 14.2).

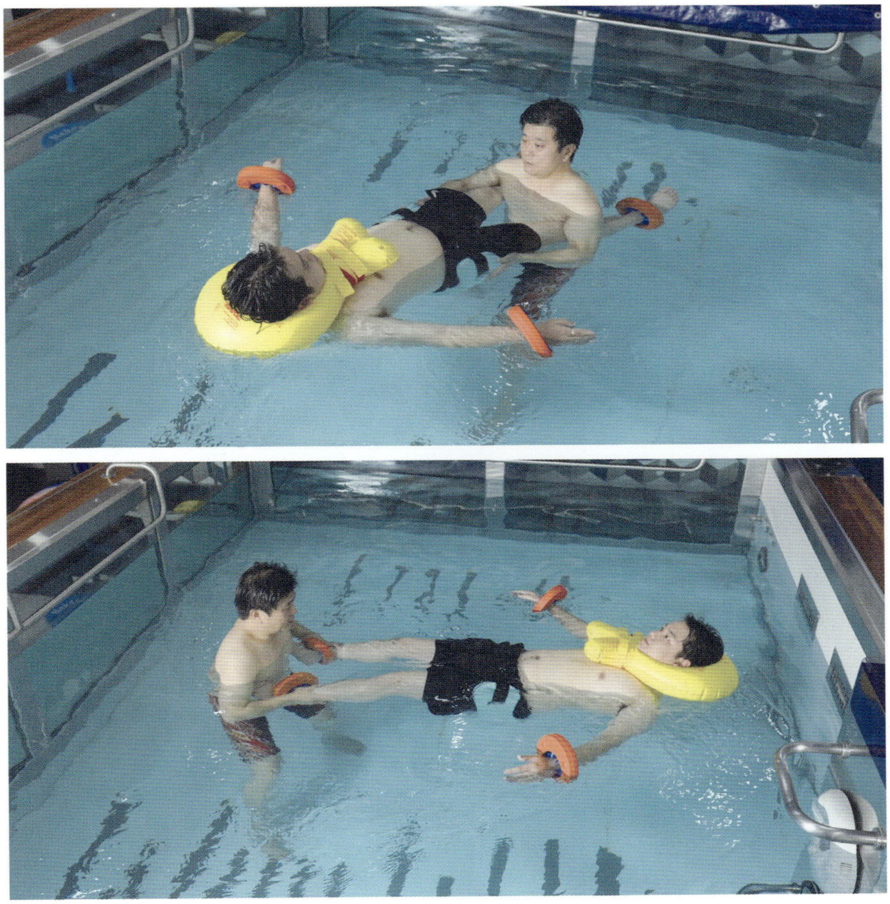

그림 14.2 등척성 기술

4) 등장성 기술

등장성 수축은 동심성 수축과 편심성 수축으로 구분된다. 등장성 기술(isotonic techniques)은 치료사가 환자에게 움직임과 방향을 안내하고, 환자가 그 방향으로 움직임을 완료한 후 근육의 긴장 상태를 유지시킨다. 치료사는 환자가 움직임을 완료한 방향으로 수중 움직임을 유도하여 저항을 발생시키고, 환자는 완료된 동작을 유지하고 있지만 물의 저항에 의해 동심성 혹은 편심성 수축이 발생된다(그림 14.3).

환자는 치료사가 제공하는 점진적으로 증가된 저항에 대해 조절할 수 있다. 치료사는 수중에서 제공하는 움직임의 방향에 따라 환자에게 안정감뿐만 아니라 움직임을 유도할 수 있다. 치료사는 환자에게 '움직이고자 하는 방향을 바라보고 그 방향으로 구부리거나 펴서 자세를 완성하여 고정하세요.'라고 설명해 준다. 환자가 이동하고자 하는 방향의 반대로 치료사가 움직인다면 물은 운동을 보조하여 움직임을 촉진하도록 도와줄 것이고, 반대로 환자가 이동하고자 하는 방향으로 치료사가 움직인다면 물은 운동에 저항으로 작용할 것이다.

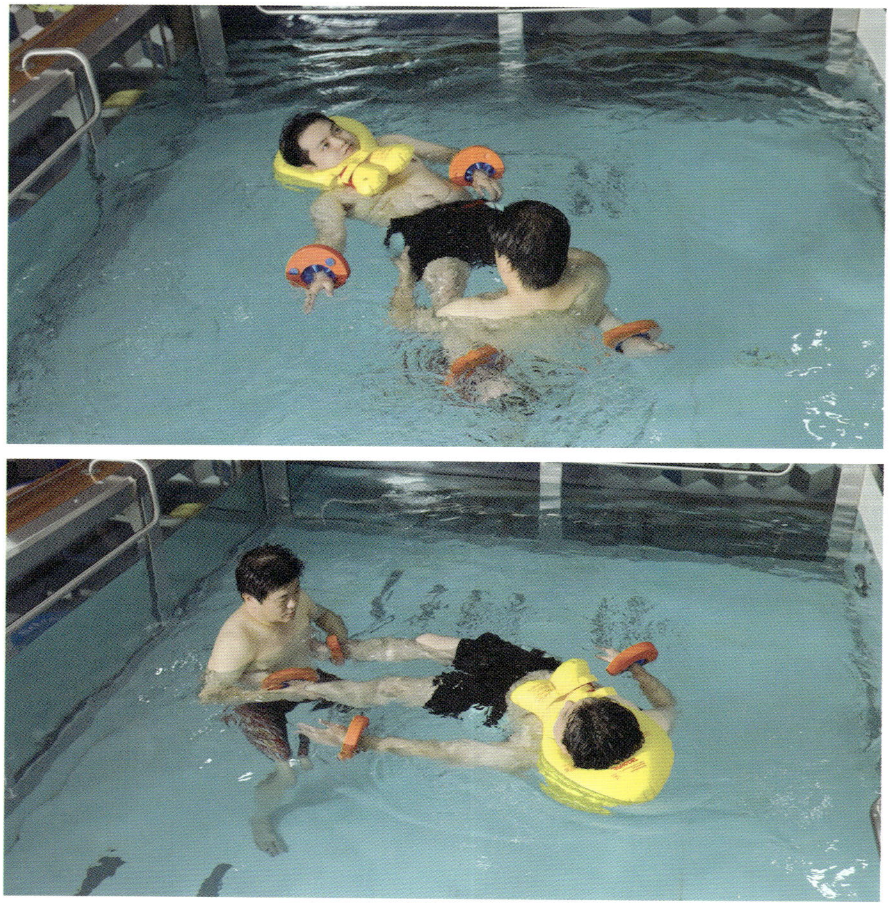

그림 14.3 등장성 기술

5) 등속성 기술

등속성 기술(isokinetic techniques)은 일정한 속도를 유지하기 위해 힘에 따른 저항의 정도를 변화시키는 방법이다. 치료사는 환자가 움직이는 동안 고정된 자세를 유지하고, 환자가 일정한 속도를 유지할 수 있도록 움직임에 의해 발생되는 물의 저항과 치료사의 저항을 조절한다(그림 14.4).

환자가 치료사에게서 가까워지거나 멀어지며 움직이는 동안 치료사는 환자의 신체를 고정하여 안정화시킨다. 치료사는 환자가 움직이는 속도에 따라 저항을 결정한다. 치료사는 환자에게 '움직이고자 하는 방향을 바라보고 치료사가 제공하는 저항에 반대 방향으로 당기거나 밀어서 자세를 고정하는 동작을 교차하면서 해 보세요.'라고 설명해 준다.

6) 치료사의 손 고정점

치료 활동은 치료사의 손이 위치한 곳에서 발생되며, 움직임 반응을 유발시키기 위해 손을 정확한 위치에 두어야 한다. 고정 부위는 짧은 레버암에서 긴 레버암의 길이에 따른다.

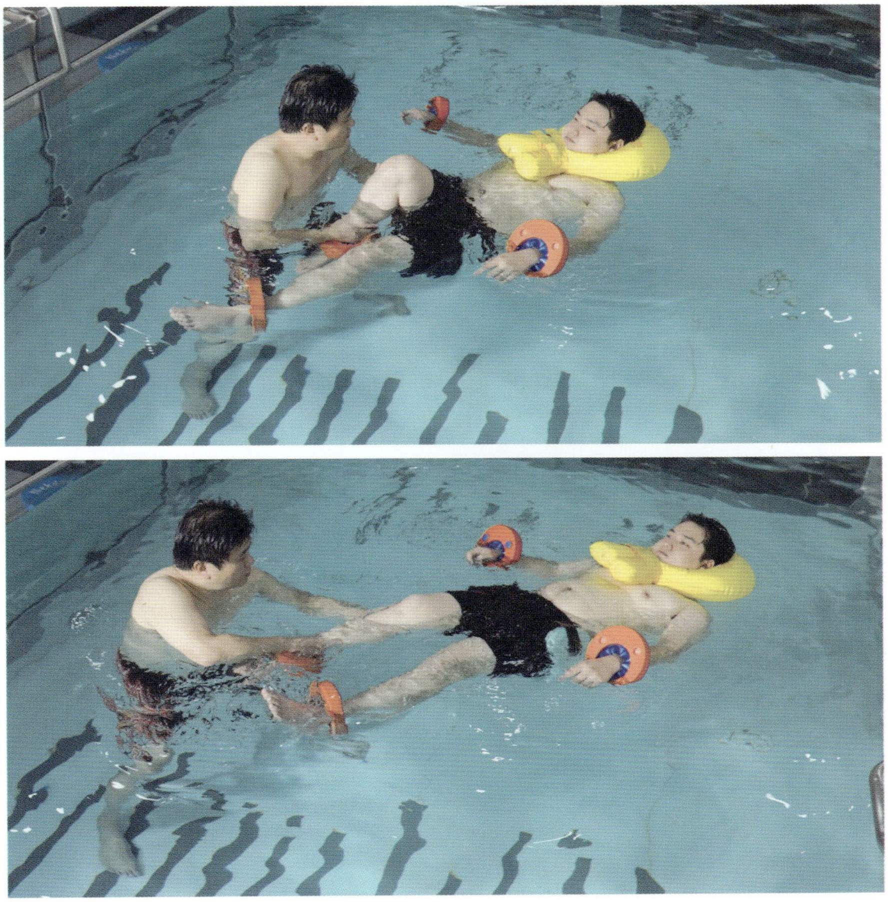

그림 14.4 등속성 기술

(1) 어깨뼈와 아래앞엉덩뼈가시 고정

- 자세: 목, 손목, 골반, 발목에 부력 보조 지지를 받으며, 똑바로 누워 있는 환자의 머리 쪽에 치료사가 위치한다.
- 고정: 한 손은 어깨뼈 위의 등에 놓고 손가락을 벌려 척추를 향해 안쪽으로 펴 준다. 다른 손은 반대쪽을 따라 내려가서 아래앞엉덩뼈가시 가쪽에 위치시킨다. 두 발은 활을 당기는 궁수 자세와 같은 거리를 유지한다.
- 구두 지시: 수행방법은 치료방법에 따라 다르게 진행됩니다.
- 동작: 등쪽 손을 치료사 방향으로 당기고 아래앞엉덩뼈가시를 물 표면으로 밀어주면서 양방향으로 늘려주는 움직임을 수행한다. 물 표면에서 아래앞엉덩뼈가시를 올려주면서 돌림을 추가할 수 있다. 돌림 동반 여부와 관계없이 능동적 가쪽 굽힘 동작이 저항이나 보조 움직임으로 작용될 수 있다(그림 14.5).

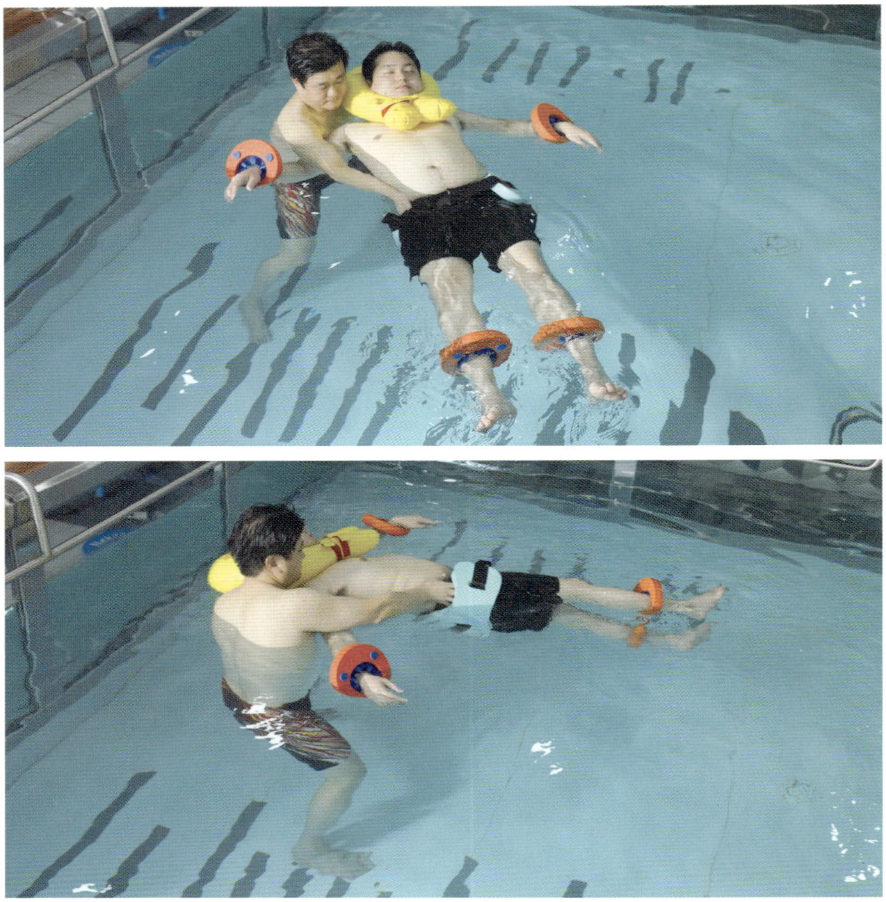

그림 14.5 어깨뼈와 아래앞엉덩뼈가시 고정

(2) 등 고정

- 자세: 손목과 발목에 부력 보조가 필요할 수도 있으며, 목과 골반에 부력 보조 지지를 받으며 누운 환자의 머리 쪽에 치료사가 위치한다.
- 고정: 치료사의 양손을 환자의 등쪽에 위치시키고 겨드랑이에는 엄지손가락, 어깨뼈의 안쪽 가장자리를 향하도록 손가락을 넓게 편다.
- 구두 지시: 이완하고 물에 몸을 맡기세요.
- 동작: 환자의 한쪽 어깨를 치료사를 향해 가쪽으로 당겨서 양방향으로 움직일 수 있고, 환자의 당겨진 쪽이 늘려진다. 늘려진 쪽을 올리고 반대 쪽을 내려서 돌림을 추가할 수 있다. 이 방법은 떨기(shaking)와 흔들기(swaying)로 이용된다(그림 14.6).

(3) 팔꿈치/겨드랑이 고정

- 자세: 목, 손목, 골반, 무릎, 발목에 부력 보조 지지를 받으며 양손을 머리에 뒤로 굽히고 누운 환자의 머리쪽에 치료사가 위치한다.

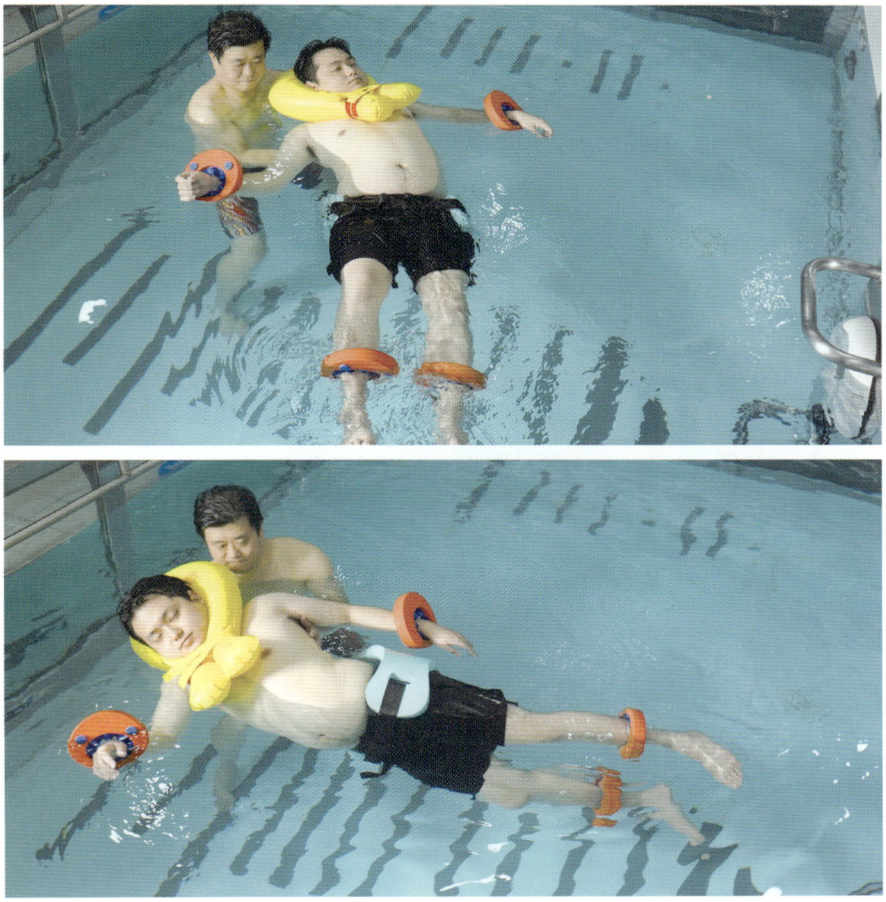

그림 14.6 등 고정

- 고정: 치료사의 한손은 환자의 팔꿈치에서 2~3인치 몸쪽에 위치시키고, 다른 손은 환자의 반대쪽 겨드랑이에 위치시킨다(겨드랑이에 엄지손가락, 손가락은 어깨뼈와 갈비뼈를 향하도록 넓게 편다).
- 구두 지시: 양손을 뒤통수에 대고 수행방법은 치료방법에 따라 다르게 진행됩니다.
- 동작: 환자는 돌림 동반 여부에 관계없이 또는 안정된 상태로 양방향으로 움직일 수 있다. 팔꿈치가 고정된 쪽에서 동작이 수행되며, 겨드랑이에 고정된 손은 안정된 움직임을 유도한다. 물의 저항이나 보조 치료방법이 제공될 수 있다(그림 14.7).

(4) 팔꿈치 고정

- 자세: 목, 손목, 골반, 무릎이나 발목에 부력 보조 지지를 받으며 양손을 머리 뒤에 두고 누운 환자의 머리 쪽에 치료사가 위치한다.
- 고정: 치료사의 양손은 환자의 팔꿈치에서 2~3인치 몸 쪽에 위치시키고, 동작이 수행되는 오른쪽이나 왼쪽 방향에 따라 반대쪽 팔꿈치의 위치가 몸 쪽에서 먼 쪽으로 옮길 수 있다. 동작이 수행되는 쪽 팔꿈치를 접촉하여 환자의 피부수용체를 자극할 수 있다.

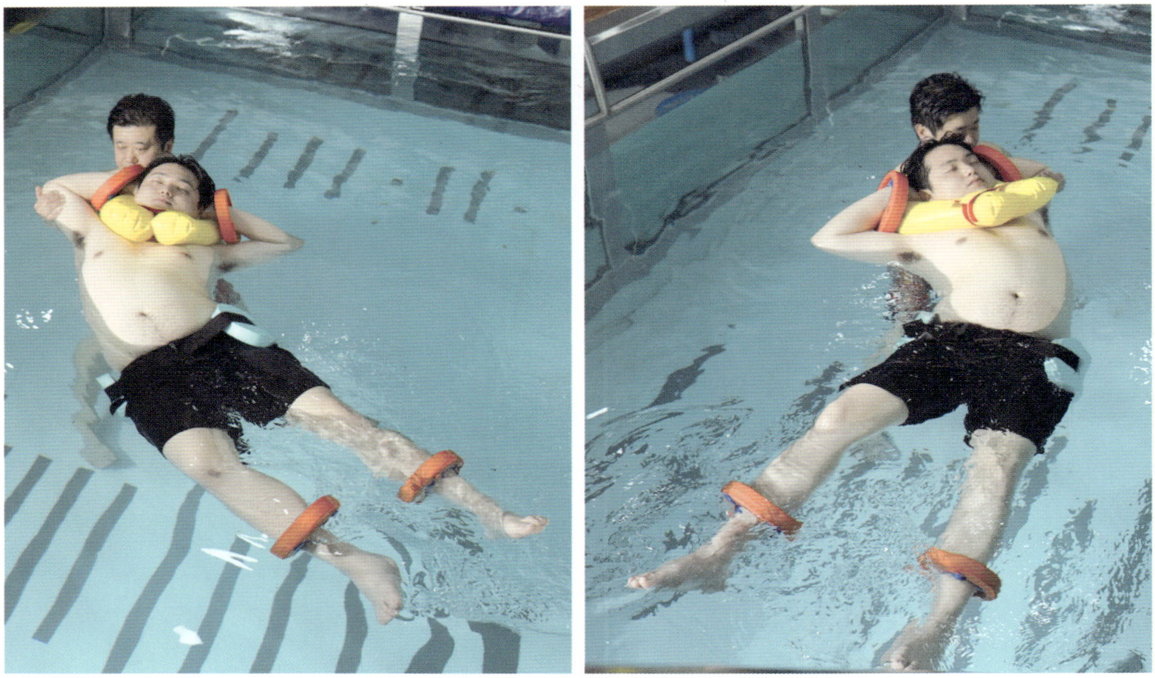

그림 14.7 팔꿈치/겨드랑이 고정

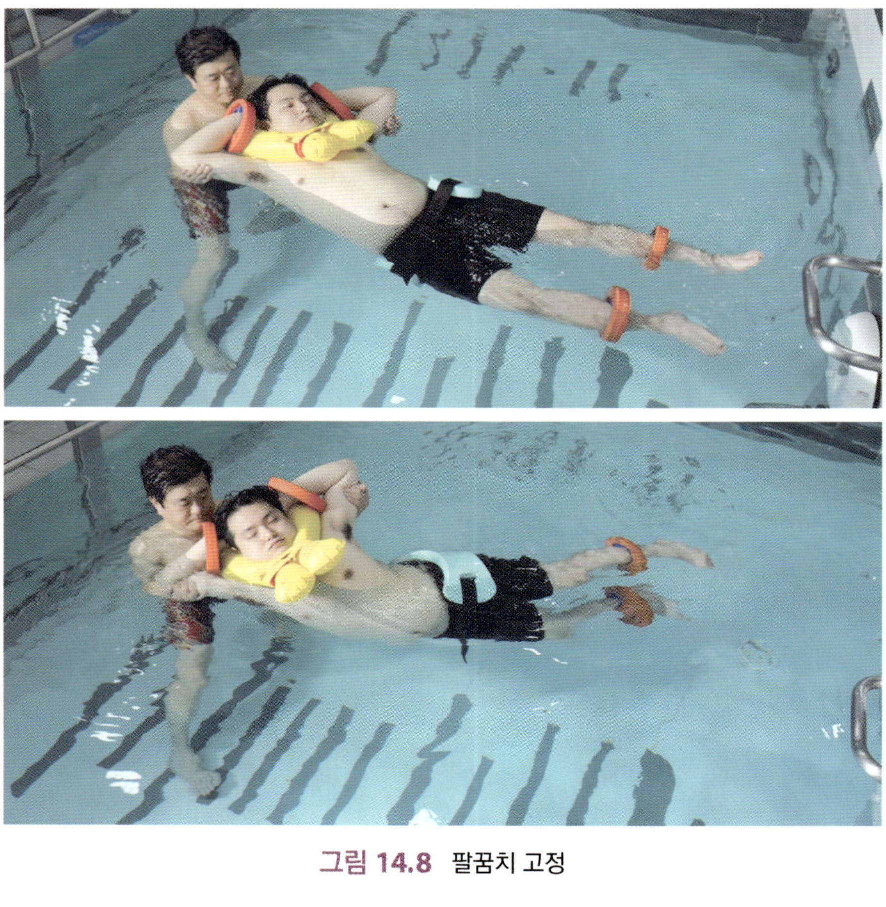

그림 14.8 팔꿈치 고정

- 구두 지시: 양손을 뒤통수에 대고 수행방법은 치료방법에 따라 다르게 진행됩니다.
- 동작: 이것은 바드라가즈링에서 가장 긴 지렛대 자세이다. 환자는 수동적으로 또는 능동적으로 근육을 수축할 수 있다. 치료사는 근육을 늘려주기 위해 교대로 팔꿈치를 당겨 양방향으로 환자를 움직이고 가볍게 돌림을 추가할 수 있다. 이 자세의 긴 지렛대는 저항을 증가시킬 뿐만 아니라 더 많은 근육군이 작용하도록 이용할 수 있다(그림 14.8).

(5) 골반 고정

- 자세: 손목과 발목에 부력 보조가 필요할 수도 있으며, 목과 골반에 부력 보조 지지를 받으며 누운 환자의 넙다리 사이에 치료사가 위치하며 안정을 위해 보폭을 넓게 선다.
- 고정: 치료사는 양손을 환자의 골반 가쪽에 위치시킨다. 치료사의 팔꿈치와 아래팔을 환자의 넙다리 가쪽에 밀착시켜 움직임 조절을 원활하게 할 수 있다. 치료사의 손을 앞 또는 뒤로 움직여 돌림을 유도시킬 수 있다.
- 구두 지시: 이완하시고 똑바로 누워 호흡하세요. 앞으로 수행방법은 치료방법에 따라 다르게 진행됩니다.

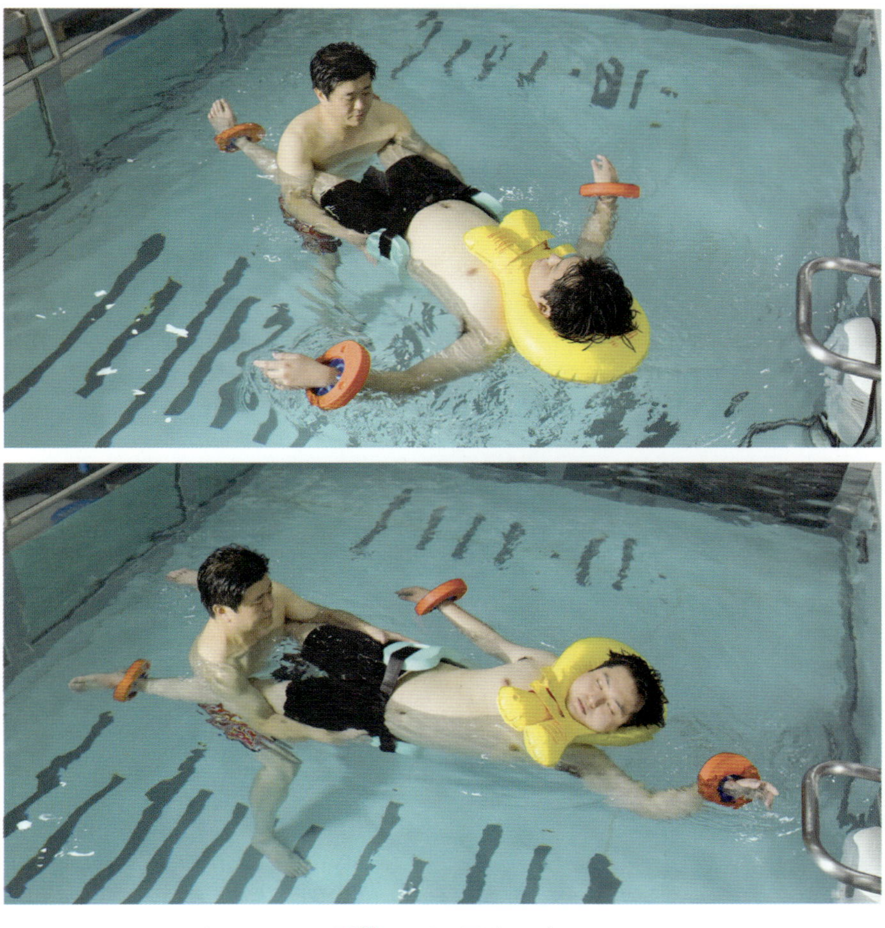

그림 14.9 골반 고정

- 동작: 골반 고정에 의해 진행되는 모든 치료는 돌림 동반 여부와 관계없이 물의 저항이나 보조가 동반되어 수행된다. 가쪽굽힘과 몸통 늘리기를 위해 부드럽게 한쪽으로 환자를 움직이고 이완된 상태를 보조하기 위해 흔들기 동작이 수행될 수 있다. 척추를 돌리며 폄을 위해 환자의 왼쪽 골반을 수면 아래로 2~4인치 눌러주고, 오른쪽 골반을 수면 위로 당기며 왼쪽으로 움직인다. 척추 돌리며 굽힘을 수행하기 위해 척추를 돌리며 폄에서 골반을 돌림시키는 것과 같은 방법으로 수행 후 오른쪽을 움직인다(그림 14.9).

(6) 무릎 고정

- 자세: 목, 손목, 골반, 발목에 부력 보조 지지를 받으며 누운 환자의 종아리 사이에 치료사가 위치한다.
- 고정: 치료사의 양손을 환자의 먼 쪽 넙다리의 앞가쪽에 위치시키고 안정과 조절을 높이기 위해 팔꿈치를 종아리에 밀착시킨다. 치료사는 엉덩관절과 무릎관절의 일부분을 굽히거나 엉덩관절을 바깥돌림시킬 수 있다.

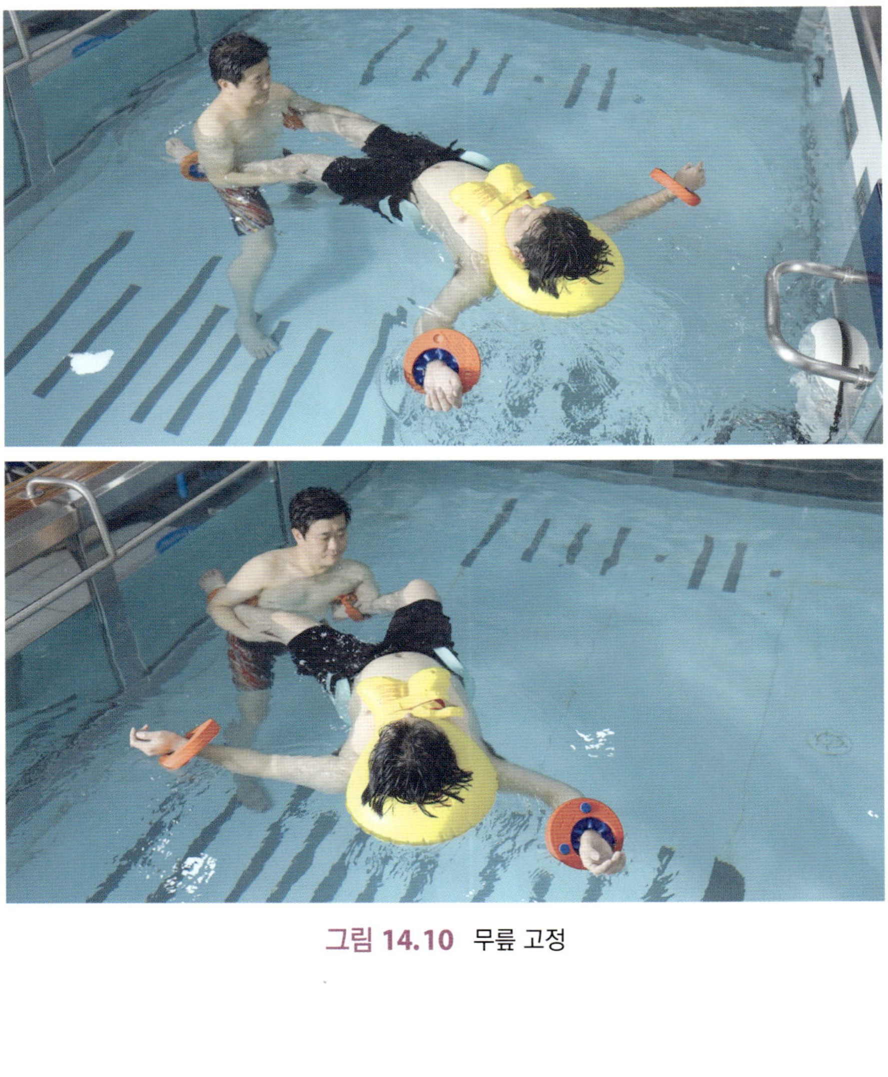

그림 14.10 무릎 고정

- 구두 지시: 이완하고 물에 몸을 맡기세요.
- 동작: 환자가 수면을 가로질러 한쪽으로 움직이면 몸이 늘려진다. 무릎 고정은 저항을 증가시키는 긴 지렛대 역할을 하며 늘리는 길이를 증가시킨다(그림 14.10).

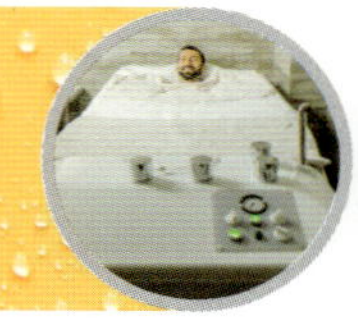
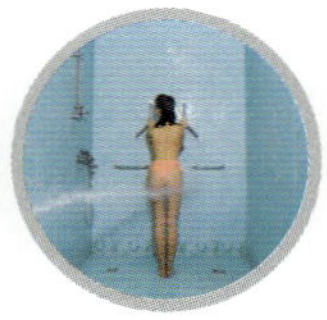
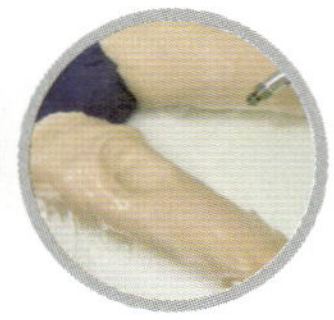

섭씨(℃)와 화씨(℉)의 온도 변환

■ 섭씨(C)에서 화씨(F)로 변환하기

$(C \times 1.8) + 32 = F$

섭씨(℃)	화씨(℉)
0	32.0
1	33.8
2	35.6
3	37.4
4	39.2
5	41.0
6	42.8
7	44.6
8	46.4
9	48.2
10	50.0
11	51.8
12	53.6
13	55.4
14	57.2
15	59.0
16	60.8
17	62.6
18	64.4
19	66.2
20	68.0
21	69.8
22	71.6
23	73.4
24	75.2
25	77.0

섭씨(℃)	화씨(℉)
26	78.8
27	80.6
28	82.4
29	84.2
30	86.0
31	87.8
32	89.6
33	91.4
34	93.2
35	95.0
36	96.8
37	98.6
38	100.4
39	102.2
40	104.0
41	105.8
42	107.6
43	109.4
44	111.2
45	113.0
46	114.8
47	116.6
48	118.4
49	120.2
50	122.0

■ 화씨(F)에서 섭씨(C)로 변환하기

(F − 32) ÷ 1.8 = C

화씨(℉)	섭씨(℃)
32	0
33	0.6
34	1.1
35	1.7
36	2.2
37	2.8
38	3.3
39	3.9
40	4.4
41	5.0
42	5.6
43	6.1
44	6.6
45	7.2
46	7.8
47	8.3
48	8.9
49	9.4
50	10.0
51	10.6
52	11.1
53	11.7
54	12.2
55	12.8
56	13.3
57	13.9
58	14.4
59	15.0
60	15.5
61	16.1
62	16.7

화씨(℉)	섭씨(℃)
63	17.2
64	17.8
65	18.3
66	18.9
67	19.4
68	20.0
69	20.6
70	21.1
71	21.7
72	22.2
73	22.7
74	23.3
75	23.9
76	24.4
77	25.0
78	25.6
79	26.1
80	26.7
81	27.2
82	27.8
83	28.3
84	28.9
85	29.4
86	30.0
87	30.6
88	31.1
89	31.7
90	32.2
91	32.8
92	33.3
93	33.9

화씨(℉)	섭씨(℃)
94	34.4
95	35.0
96	35.5
97	36.1
98	36.7
99	37.2
100	37.8
101	38.3
102	38.8
103	39.4
104	40.0
105	40.5
106	41.1
107	41.7
108	42.2
109	42.8
110	43.3
111	43.9
112	44.4
113	45.0
114	45.6
115	46.1
116	46.7
117	47.2
118	47.8
119	48.3
120	48.9
121	49.4
122	50.0
123	50.5

참고문헌

- 강대길 외(2002). 의학생리학. 정담.
- 강치중 외(2013). 일반물리학. 북스힐.
- 고은경 외(2012). 최신 수치료학. 하늘뜨락.
- 김용권 외(2011). 최신 수치료. 영문출판사.
- 김지홍(2010). 체액의 수분 및 나트륨 균형. 대한 소아신장학 회지, 14권 2호, 111-119.
- 남형천 외(2016). 물리치료사를 위한 물리학. 현문사.
- 대한수중물리치료학회, 수치료편찬위원회(2014). 임상수치료학. 범문에듀케이션.
- 민경옥(1993). 온열 및 수치료. 대학서림.
- 민경옥 외(2012). 최신수치료. 하늘뜨락.
- 박종철 외(2016). 수치료의 이론과 실제. 현문사.
- 배성수 외(2005) 물리치료학개론. 대학서림.
- 보건 · 의학물리학 교재편찬위원회(2009). 보건의학계열을 위한 물리학. 북스힐
- 수치료학 편찬위원회(2020). 수치료학의 이론과 실제. 현문사.
- 이승주 외(2018). 수치료중재학. 현문사.
- 이승주 외(2005). 수치료학. 현문사.
- 이승주 외(2010). 수치료학. 현문사.
- Alter, J. (1986). *Stretch and strengthen*. Houghton Mifflin.
- Arnheim, D. D. (1993). Modern Principles of Athletic Training. St. Louis, Times Mirror. *Mosby College Publishing.*
- Ballington, S. J., & Naidoo, R. (2018). The carry-over effect of an aquatic-based intervention in children with cerebral palsy. *African Journal of Disability (Online), 29;7*(0):361.
- Baruch, S. (1908). *The principles and practice of hydrotherapy: A guide to the application of water in disease for students and practitioners of medicine.* William Wood.
- Bayraktar, D., Guclu-Gunduz, A., Yazici, G., Lambeck, J., Batur-Caglayan, H. Z., Irkec, C., & Nazliel, B. (2013). Effects of Ai-Chi on balance, functional mobility, strength and fatigue in patients with multiple sclerosis: a pilot study. *NeuroRehabilitation, 33*(3), 431-437.
- Becker, B. E. (2009). Aquatic therapy: scientific foundations and clinical rehabilitation applications. *Pm&r, 1*(9), 859-872.
- Becker, B., & Cole, A. (2011). Comprehensive aquatic therapy. Pullman.
- Brody, L. T., & Geigle, P. R. (2009). *Aquatic exercise for rehabilitation and training.* Human Kinetics.
- Charness A. (1983). Physiological and Psychological Values of Pool Therapy. Aquatics for the Physically Disabled.

- Cugusi, L., Manca, A., Bergamin, M., Di Blasio, A., Monticone, M., Deriu, F., & Mercuro, G. (2019). Aquatic exercise improves motor impairments in people with Parkinson's disease, with similar or greater benefits than land–based exercise: a systematic review. *Journal of physiotherapy, 65*(2), 65–74.
- Duffield, M. H. (1969). Exercise in water. Bailliere Tindall.
- Dulcy, F. H. (1988). Benefits of Aquatic Therapy. *The Akwâ Letter, 2*(4).
- Dull, H. (2004). *Watsu: freeing the body in water.* Trafford Publishing.
- Garcia, M. K., Joares, E. C., Silva, M. A., Bissolotti, R. R., Oliveira, S., & Battistella, L. R. (2012). The Halliwick Concept, inclusion and participation through aquatic functional activities. *CEP, 19*(3), 194–150.
- Golland, A. (1981). Basic hydrotherapy. *Physiotherapy, 67,* 258–262.
- Gregson, W., Black, M. A., Jones, H., Milson, J., Morton, J., Dawson, B., ... & Green, D. J. (2011). Influence of cold water immersion on limb and cutaneous blood flow at rest. *The American journal of sports medicine, 39*(6), 1316–1323.
- Gresswell, A. (2015). The Halliwick Concept: an approach to teaching swimming. *Palaestra*, 29(1), 27–32.
- Hall, J., Bisson, D., & O'Hare, P. (1990). The physiology of immersion. *Physiotherapy, 76*(9), 517–521.
- Haralson, K. M. (1985). Therapeutic pool programs. *Clinical Management, 5*(2), 10–13.
- Hardy, J. T. (2003). *Climate change: causes, effects, and solutions.* John Wiley & Sons.
- Hertling, D., & Kessler, R. M. (1983). *Management of common musculoskeletal disorders: physical therapy principles and methods*. Harper & Row.
- Hinman, R. S., Heywood, S. E., & Day, A. R. (2007). Aquatic physical therapy for hip and knee osteoarthritis: results of a single–blind randomized controlled trial. *Physical therapy, 87*(1), 32–43.
- Jacotson E. (1962). Progressive Relaxation, 4th ed. University of Chicago Press.
- Kamioka, H., Tsutani, K., Okuizumi, H., Mutoh, Y., Ohta, M., Handa, S., ... & Honda, T. (2010). Effectiveness of aquatic exercise and balneotherapy: a summary of systematic reviews based on randomized controlled trials of water immersion therapies. *Journal of epidemiology, 20*(1):2–12.
- Kelly, B. T., Roskin, L. A., Kirkendall, D. T., & Speer, K. P. (2000). Shoulder muscle activation during aquatic and dry land exercises in nonimpaired subjects. *Journal of Orthopaedic & Sports Physical Therapy, 30*(4), 204–210.
- Kisner, C., & Colby, L. A. (1990). The Wrist and Hand. *Therapeutic Exercise: Foundations and Techniques, 2nd ed. Kisner, Carolyn, and Lynn Allen Colby, eds. Philadelphia: FA Davis.*
- Koury, J. M. (1996). *Aquatic therapy programming: Guidelines for orthopedic rehabilitation.* Human Kinetics Publishers.
- Krejci, V., & Koch, p. (1976). Muscle and Tendon injuries in Athletes. Year Book Medical Publishers.
- Kruel, L. F. M., Beilke, D. D., Kanitz, A. C., Alberton, C. L., Antunes, A. H., Pantoja, P. D., ... & Pinto, S. S. (2013). Cardiorespiratory responses to stationary running in water and on land. *Journal of sports science & medicine, 12*(3), 594–600.

- Noh, D. K., Lim, J. Y., Shin, H. I., & Paik, N. J. (2008). The effect of aquatic therapy on postural balance and muscle strength in stroke survivors—a randomized controlled pilot trial. *Clinical rehabilitation, 22*(10–11), 966–976.
- Martínez, P. Y. O., López, J. A. H., & Valenzuela, A. G. M. (2015). Hydrokinesitherapy program using the Halliwick method on strength endurance and flexibility in a person with poliomyelitis sequelae. *Nutricion hospitalaria, 31*(3), 1452–1454.
- Montagna, J. C., Santos, B. C., Battistuzzo, C. R., & Loureiro, A. P. C. (2014). Effects of aquatic physiotherapy on the improvement of balance and corporal symmetry in stroke survivors. *International journal of clinical and experimental medicine, 7*(4), 1182–1187.
- Skinner, A. T., & Thomson, A. M. (Eds.). (1983). *Duffield's exercise in water.* Bailliere Tindall.
- So, B. C., Ng, J. K. F., & Au, K. C. (2019). A 4–week community aquatic physiotherapy program with Ai Chi or Bad Ragaz Ring Method improves disability and trunk muscle endurance in adults with chronic low back pain: A pilot study. *Journal of back and musculoskeletal rehabilitation, 32*(5), 755–767.
- Soladoye, A. O., Owoyele, B. V., Olatunji, L. A., & Adelusi, S. A. (2003). Cardiovascular responses to breath–holding with or without face immersion in young adults. *Bioscience Research Journal, 15*(1), 59–63.
- Stan, A. E. (2016). Applications Of Bad Ragaz Method In Aquatic Programs Of Rehabilitation. *Marathon, 8*(1), 110–117.
- Suomi, R., & Collier, D. (2003). Effects of arthritis exercise programs on functional fitness and perceived activities of daily living measures in older adults with arthritis. *Archives of physical medicine and rehabilitation, 84*(11), 1589–1594.
- Thum, J. S., Parsons, G., Whittle, T., & Astorino, T. A. (2017). High–intensity interval training elicits higher enjoyment than moderate intensity continuous exercise. *PloS one, 12*(1), e0166299.
- Thomson, A. M., Skinner, A. T., & Piercy, J. (1991). *Tidy's physiotherapy.* Butterworth–Heinemann.
- Tripp, F., & Krakow, K. (2014). Effects of an aquatic therapy approach (Halliwick–Therapy) on functional mobility in subacute stroke patients: a randomized controlled trial. *Clinical rehabilitation, 28*(5), 432–439.
- Wang, T. J., Belza, B., Elaine Thompson, F., Whitney, J. D., & Bennett, K. (2007). Effects of aquatic exercise on flexibility, strength and aerobic fitness in adults with osteoarthritis of the hip or knee. *Journal of advanced nursing, 57*(2), 141–152.

참고 사이트

- https://en.wikipedia.org/wiki/Ai_Chi
- https://en.wikipedia.org/wiki/Watsu
- https://www.halliwick.org/wp-content/uploads/2011/11/Halliwick-Jan2010-Patrick-hastings.pdf
- https://www.watsu.com/waba/Action.Lasso?-Database=wregistry&-Table=idnumber&-Response=11applications.htm&-Token.3=english&-Random

찾아보기

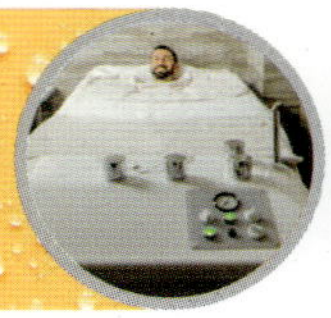
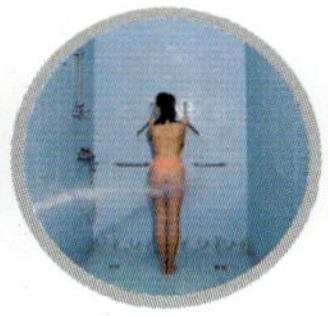
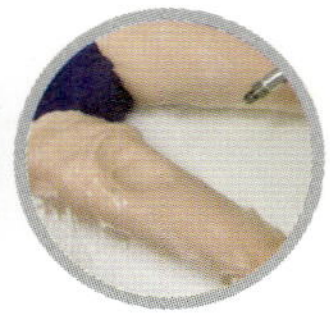

ㄱ

가까운 다리 돌림 239
가로축돌림조절 216
강우 분무욕 185
거친 물흐름 225
경심 204
계면활성제 20
고무장갑욕 155
고삼투성 팽창 55
고온습포 119
고온압착습포 120
고유수용성 신경근육촉진법 270
관주욕 192
교대욕 163
국소 한랭욕 166
굴절 19
균형은 안정 224
균형 조절 215
기본 흐름 1단계 235
기본 흐름 2단계 233
기본 흐름의 3단계 233

ㄴ

난류 205
냉증기 스프레이 99
넙다리 압박하기 248
뉴턴의 운동법칙 204
느린 오퍼링 235

ㄷ

다리 아래 과정 233
다리운동 256, 258
단순한 진행과 기본 수영 동작 225
대뇌부종 74
대류 37
돌림 아코디언 239
동상 71
두 다리 오퍼링 238
두 명 뻗침운동 259
들어가기 234
들어올리기 251
등삼투성 팽창 55
등속성 기술 274
등장성 기술 273
등척성 기술 272

ㄹ

러시안욕 126

ㅁ

머리 받침대 과정 233
먼 다리 돌림 241
미온욕 137
밀어 올리기 223

ㅂ

바드라가즈링 7, 199, 267, 268
반대쪽 수행 248
반대쪽 수행을 위한 오버그립 돌림 248
반사 61
반신욕 161
발욕 152
베르누이 정리 24
벽으로 돌아가기 250
복사 38
복합적돌림조절 222
부력 보조기구 271
부분 침수욕 150
분리 216
분무 마사지 178
비중 18
비키식 압주욕 178
빛 굴절 205

ㅅ

사우나 128
삼투 53
삼투압 54
생체역학 206
세로축돌림조절 221
세정 191
세포내액 52
세포바깥액 52
소금 마찰 186
소용돌이욕 168
손 고정 243
손 고정점 274
수건 마찰 189
수동적 기술 271
수분 중독 71
수소결합 14
수온 206
수중물리치료 198
수중 압주욕 183
수중트레드밀 203
수중호흡운동 235
스코틀랜드식 압주욕 181
스토크스 정리 24
시상축돌림조절 218
시작 자세 방법 234

ㅇ

아르키메데스의 부력 204
아르키메데스의 원리 21
아이치 253
아코디언 238
안장 앉기 233
알코올 마찰 190
압주욕 178

얼음마사지 94

얼음침수욕 96

엉덩이욕 156

에이스식 압주욕 180

연속 방정식 23

열 25

열 경련 68

열 과민증 70

열발생 34

열사병 69

열상 70

열 쇠약 69

열역학 법칙 31

열 탈진 68

온도 26, 206

온도 조절 41

와류욕 168

와츠 8, 200, 229

완료 250

완전 침수욕 132

용질 52

움직임 215

유선형 흐름 205

유속치료 176

유체역학 206

이동 흐름 234

ㅈ

자극 효과 64

자유로운 척추 236

자유롭게 출렁이기 233

저삼투성 축소 56

저삼투성 팽창 56

전도 36

전신 교대욕 145

전신 극저온 냉각치료 100

점성 19, 205

정수압 205

정신적 적응 215, 216

존중의 공간 252

종아리욕 152

좌욕 156

주변으로 당기기 243

주변으로 밀기 245

중력 207

중온욕 139

증기욕 122

증발 40

지속탕욕 141

진전된 흐름 234

진정 효과 64

ㅊ

침수 210

ㅋ

케니팩 118

ㅌ

터키욕 124

ㅍ

파라팽고 버터글리아 115
파라핀욕 112
파스칼의 원리 21
팔다리운동 256, 258
팔 다리 잠금 245
팔욕 150
팔운동 256, 258
팔 위 과정 233
팔 호흡 주무르기 241
표면장력 19

ㅎ

한 다리 오퍼링 236
한랭과민성 검사 80
한랭압박 검사 79
한랭압박기 97
한랭치료 86
한랭팩 93
할리윅 7, 200, 213
할리윅 개념 214
핫팩 107
항력 24
행동적 조절 42
허바드 탱크 171
호흡운동 253, 258
화상 70
확장된 흐름 234
흔들기 243
히스타민 71

A

ablution 191
affusion 192
Ai Chi 253
aix douche 180
aquatic physical therapy 198
arm bath 150

B

Bad Ragaz Ring 199
biomechanical 206
burning 70

C

CCU 97

cerebral edema 74

cold compression unit 97

cold therapy 86

completion 250

continuous tub bath 141

contrast bath 163

D

douches 178

F

Finnish bath or sauna 128

fluidotherapy 176

fomentation 119

foot bath 152

frostbite 71

full immersion bath 132

G

general contrast bath 145

Gibbons-Landis 검사 78

H

half bath 161

Halliwick 200

Halliwick concept 214

heat exhaustiom 68

heat exhaustion 68

heat intolerance 70

heat prostration 69

heat stroke 69

Herold Dull 230

histamin 71

hot compress 120

hot pack 107

Hubbard tank 171

hydrocollator pack 107

hydrodynamic 206

hydrostatic pressure 205

hyperthermalgesia 70

hyposmotic contraction 56

hyposmotic expansion 56

I

ice bath 96

ice massage 94

ice pack 93

immersion 210

J

James McMillan 214

K

Kenny pack 118

L

leg bath 152

light refraction 205

M

medicated steam bath 122

metacenter 204

N

neutral bath 139

O

osmosis 53

osmotic pressure 54

P

parafango battaglia 115

paraffin bath 112

partial immersion bath 150

R

rain spray 185

reflex 61

rubber glove bath 155

Russian bath 126

S

salt rub 186

scalding 70

Scotch douche 181

sitz hip bath 156

spray massage 178

streamline flow 205

T

tepid bath 137

towel rub 189

turbulence 205

Turkish bath 124

U

underwater douche 183

V

vapo coolant sprays 99

vichy douche) 178

viscosity 205

W

water intoxication 71

Watsu 200

whirlpool bath 168

whole body cryotherapy 100

기타

10 point program 215

10단계 프로그램 215